QUALIDADE & SEGURANÇA DO PACIENTE
Gestão de Riscos

QUALIDADE & SEGURANÇA DO PACIENTE
Gestão de Riscos

Sylvia Lemos Hinrichsen

Professora da Faculdade de Ciências Médicas da
Universidade de Pernambuco (UPE)

Professora-Associada do Departamento de Medicina Tropical da
Universidade Federal de Pernambuco (UFPE)

Coordenadora do Núcleo de Ensino, Pesquisa e
Assistência em Infectologia (NEPAI)/UFPE

Coordenadora da Disciplina Biossegurança e
Controle de Infecções Risco Sanitário Hospitalar/UFPE

Consultora em Qualidade e Segurança do Paciente-Gestão de Riscos/Acreditação

Mestrado & Doutorado em Medicina Tropical/UFPE

*Fellow's Leadership Partners of America/Kellog's Foundation –
Leadership Program at North/Central/South Americas*

*Master Business Administration (MBA) em
Auditoria/Facinter-Fatec International-Uniter Grupo Educacional*

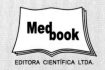

EDITORA CIENTÍFICA LTDA.

Qualidade & Segurança do Paciente – Gestão de Riscos
Direitos exclusivos para a língua portuguesa
Copyright © 2012 by
MEDBOOK – Editora Científica Ltda.

Apesar de terem envidado o máximo de esforço para localizar os detentores dos direitos autorais de qualquer material utilizado, os autores e editores desta obra estão dispostos a acertos posteriores caso, inadvertidamente, a identificação de algum deles tenha sido omitida.

CIP-BRASIL. CATALOGAÇÃO-NA-FONTE
SINDICATO NACIONAL DOS EDITORES DE LIVROS, RJ

H555q

Hinrichsen, Sylvia Lemos
   Qualidade & segurança do paciente : gestão de riscos / Sylvia Lemos Hinrichsen. - Rio de Janeiro : MedBook, 2012.
   352p.

   Inclui bibliografia
   ISBN 978-85-99977-77-4

   1. Hospitais - Administração. 2. Serviços de saúde - Administração. I. Título.

12-2768.   CDD: 362.11
                    CDU: 614.2

27.04.12 07.05.12   035055

Editoração Eletrônica: REDB – Produções Gráficas e Editorial Ltda.
Projeto gráfico da capa: Bruno Lemos Hinrichsen
Imagem da Capa: *Nouveau recueil d'ostéologie et de myologie* (1779). Gamelin. Jacques (1738-1803). The Metropolitan Museum of Art, New York City.

Reservados todos os direitos. É proibida a duplicação ou reprodução deste volume, no todo ou em parte, sob quaisquer formas ou por quaisquer meios (eletrônico, mecânico, gravação, fotocópia, distribuição na Web, ou outros), sem permissão expressa da Editora.

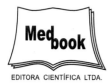

Rua Mariz e Barros 711 – Maracanã
20270-004 – Rio de Janeiro – RJ
Telefones: (21) 2502-4438 e 2569-2524
contato@medbookeditora.com.br – medbook@superig.com.br
www.medbookeditora.com.br

Agradeço a todas as pessoas que me ajudaram nessa caminhada de quebra de paradigmas. Pessoas que estiveram ao meu lado sempre buscando novas oportunidades de melhorias para a segurança do paciente, "um alguém que se entrega a outro alguém" em busca de saúde e qualidade de vida.
A meus alunos, parceiros de sonhos...

"Comece fazendo o que é necessário, depois o que é possível e de repente você estará fazendo o impossível".
São Francisco de Assis

A Paulo e Bruno...

PREFÁCIO

"Qualidade em saúde:
uma percepção, um diferencial".

Hoje, em quase todas as instituições de saúde, fala-se sobre qualidade e segurança do paciente. Muitas, até, há alguns anos trabalhando arduamente e focadas em uma assistência sem riscos e/ou com estes minimizados, já possuem os seus certificados de excelência, e podem afirmar que são acreditadas.

A assistência dada a um paciente, desde o seu internamento até a sua alta ou óbito, não deve ser segmentada, mas, sim, integrada e multifatorial, especialmente quando se quer introduzir a qualidade e a segurança do paciente como diferencial.

Todas as ações-pesquisas resultantes de uma metodologia que busque qualidade sinalizam para a necessidade de se estabelecer um competente programa de gerenciamento assistencial em todas as operações da instituição, de forma única entre as diversas equipes, com foco na saúde total e com garantia ao acesso e à continuidade do diagnóstico e tratamento.

A partir de processos escritos (política, programa, planos de ação, fichas, fluxogramas, manuais e indicadores), de forma preventiva, passa-se a eliminar os "problemas-surpresa" de não conformidades, reduzindo-se, assim, os riscos e o retrabalho.

Criar uma estratégia deliberada de deflagrar uma revolução cultural – "qualidade como diferencial, como hábito diário" – que se torne parte da estrutura da instituição de saúde, como um todo, é o único caminho para se conseguir uma certificação de excelência.

Para o estabelecimento de um programa de qualidade são necessários fundamentos que garantam a integridade de sistemas, obtidos por meio da participação e reconhecimento da governança na gestão da qualidade profissional, que deverá estar interfaceada e desenhada por todos da equipe mediante planos de ações originais/criativos que auxiliem nas mudanças de substituir os "velhos hábitos".

Sabe-se que 20% das pessoas não querem mudanças, 5% querem e 75% ficam observando as tendências para fazer as suas escolhas. Mas, se as lideranças querem a mudança e dão testemunhos dessa vontade, todos sinalizam para elas e, pode-se, em pouco tempo, chegar aos 100% – o que será ideal. Mas, se existir, nem que seja uma, que não queira, fica-se paralisado esperando ver o que vai acontecer e assim, a mudança não acontece.

Levam-se cerca de quatro a cinco anos para que as pessoas compreendam a necessidade de mudar e aprendam a confiar numa nova política/programa de melhoria permanente. Sabe-se, também, que não é fácil, numa primeira instância, se ter "tempo" para novos aprendizados, mas, que à medida que os minutos passam, a tendência é mudar, pois a mudança incorpora-se dentro de cada um e começa a fazer parte dos sonhos e desejos individuais. Uma mudança sustentável tem que primeiro acontecer dentro da pessoa, para depois ser acompanhada pelos outros, e assim conseguir fazer a diferença.

A estratégia de um projeto educativo utilizando-se recursos da *internet/e-learing* e ou do "corpo a corpo", pode vir a ser uma interessante ferramenta de aprendizado mas que precisa ser apoiada de forma incondicional por todos os atores do processo, sabendo que será vital reconhecer as não conformidades como "oportunidades de melhorias" sem personagens definidos e/ou culpados, mas como um caminho para o amadurecimento institucional, onde o foco sempre será o paciente.

Para dar segurança ao doente e tratá-lo com respeito, amor e com qualidade, é preciso evitar os riscos diários a que ele está exposto, sistematizando processos que garantam uma assistência segura.

Este livro procura compartilhar experiências para aqueles que buscam a qualidade como um referencial e acreditam que mudanças são possíveis...

Boa leitura.

Sylvia Lemos Hinrichsen

SUMÁRIO

Apresentação de José Ribamar Branco xi

Apresentação de Augusto Gitirana Gomes Ferreira xiii

1. Fazendo Mudanças... 1

2. Gestão em Saúde 23

3. Sistematização de Processos: Criando uma Cultura de
Qualidade e Segurança Organizacional 47

4. Biossegurança – Gestão de Riscos – Controle de Infecções ... 67

5. Ciência dos *Bundles* 131

6. Qualidade e Segurança do Paciente: Riscos Clínicos e
Não Clínicos 155

7. Políticas e Protocolos 171

8. Ferramentas de Gestão 241

9. Estilos de Gerência 269

10. Como Inovar? 295

11. Comentários Finais 313

Epílogo 329

Índice Remissivo 331

APRESENTAÇÃO

*"Líderes são responsáveis por tudo na organização,
especialmente tudo que dá errado."*
Paul O'Neill

O sistema de saúde passa por uma grave crise no Brasil e no Mundo, pois há um grande abismo entre as melhores evidências científicas e as práticas à beira do leito. O desafio é criar um sistema altamente confiável, no qual a assistência à saúde seja de qualidade para os pacientes.

O atual estágio da segurança do paciente ao redor do mundo é uma fonte de profunda preocupação. Os dados disponíveis a cerca do tema mostram a dimensão e a natureza dos erros e eventos adversos na assistência à saúde, tornando evidente que a assistência é insegura em praticamente quase todas as etapas do sistema de saúde.

Quando estamos discutindo sobre segurança do paciente é muito importante conhecer e analisar os riscos comuns a eles e as oportunidades de melhorias para sua segurança.

O principal objetivo na assistência é não causar dano, e a segurança do paciente deverá ser a prioridade número 1 nas instituições de saúde.

A melhoria da qualidade e da segurança desses indivíduos deve ser a combinação de incessantes esforços de todos os envolvidos seja dos profissionais de saúde, dos pacientes e familiares, dos pesquisadores, das fontes pagadoras, dos planejadores e dos educadores, unidos na promoção das mudanças que deverão levar a um melhor prognóstico (saúde), a uma melhor performance do sistema e a um melhor desenvolvimento profissional.

Nesse cenário, surge uma nova ciência chamada "Segurança do Paciente", em que a assistência à saúde é centrada no paciente e na interdisciplinaridade.

Muitos países já reconheceram a importância dessa nova Ciência e da necessidade da sua incorporação, e estão construindo caminhos e abordagens para melhoria da qualidade e da segurança na assistência. Todos sabem do valor da educação dos profissionais de saúde a cerca dos princípios e conceitos de segurança do paciente. Estes fundamentos são vitais para manter a segurança e a confiabilidade do complexo sistema de saúde.

A Organização Mundial da Saúde trabalha intensamente na construção dessa nova abordagem educacional. Este esforço global irá construir uma melhor educação em segurança do paciente e consequentemente um sistema de saúde mais seguro e confiável.

O livro *Qualidade & Segurança do Paciente – Gestão de Riscos*, da Doutora Sylvia Lemos Hinrichsen, traz grande contribuição ao processo de educação dos profissionais de saúde no Brasil e no Mundo.

José Ribamar Branco
Médico Infectologista. MBA em Gestão em Saúde pela
Fundação Getúlio Vargas (FGV),
Diretor Clínico do Hospital São Camilo (HSC) – Santana e
Ex-Presidente da Sociedade Brasileira de Medicina Hiperbárica (SBMH).
Membro da Comissão de Gerenciamento de Risco do HSC Santana e
Membro do Programa Brasileiro de Segurança do Paciente IQG/IHI
Consultor do Instituto Brasileiro de Segurança do Paciente (IBSP).

APRESENTAÇÃO

Entender o comportamento dos indivíduos dentro das empresas e fazer com que *Grupos* se tornem *Equipes* em busca dos mesmos objetivos são alguns dos principais desafios enfrentados pelos gestores.

Para que alcancemos a excelência em nossos serviços, precisamos criar equipes alinhadas e promover uma gestão em que a qualidade seja um elemento intrínseco, em vez de tratá-la como um corpo estranho ao funcionamento da empresa. Não podemos entender a qualidade como uma área ou um setor isolado na estrutura corporativa.

Em um hospital, a qualidade é uma forma de promover a *SEGURANÇA DO PACIENTE*. Precisamos, sim, ter padrões, disseminá-los e registrar nossas ações (ter rastreabilidade),

Devemos também ter em mente que "A lógica econômica tem que andar de mãos dadas com a lógica social. O lucro sem objetivo é algo fútil e destrutivo".

Certa vez perguntaram a Mahatma Gandhi quais são os fatores que destroem os seres humanos. Ele respondeu:

- *A Política, sem princípios;*

- *O Prazer, sem compromisso;*

- *A Riqueza, sem trabalho;*

- *A Sabedoria, sem caráter;*

- *Os Negócios, sem moral;*

- *A Ciência, sem humanidade;*

- *A Oração, sem caridade.*

Este livro expõe de maneira clara as ações que devemos promover no dia a dia das empresas de saúde para garantirmos a *"QUALIDADE & SEGURANÇA DO PACIENTE"*.

A experiência, vivida juntamente com a Dra. Sylvia Lemos Hinrichsen em Recife, de dar continuidade ao processo de mudança de cultura de uma instituição na busca da profissionalização, da melhoria da rentabilidade e de uma Acreditação Internacional foi sem dúvida algo marcante, único e inesquecível.

A formação de uma equipe motivada, a otimização dos resultados e, para coroar este trabalho, tornar-se pioneiro no Norte-Nordeste como uma instituição de saúde/hospital acreditado padrões internacionais de qualidade e segurança do paciente não seriam possíveis sem a confiança de uma equipe totalmente engajada e confiante em nosso sucesso.

Estas realizações me fazem lembrar de uma frase que diz: *"Não sabendo que era impossível, ele foi lá e fez"*...

A Dra. Sylvia foi, sem dúvida, uma profissional chave, que muito nos ensinou, orientou e que trabalhou durante todo o processo de transformação de um *Grupo* em uma *Equipe*. Juntos, aprendemos a converter sonhos (metas) em realidade e colocar em prática tudo que é considerado por muitos como acadêmico.

Augusto Gitirana Gomes Ferreira
Engenheiro Mecânico e de Petróleo
Sócio-Diretor da SLAGENG – Gestão e Consultoria – atuando em gestão e
M&A (Merge and Acquisition/Fusões e Aquisições) – São Paulo/SP.

QUALIDADE & SEGURANÇA DO PACIENTE
Gestão de Riscos

Fazendo Mudanças...

"Viver é estar constantemente em
processo de mudanças..."

Certa vez fomos chamados pelo Diretor-Executivo de uma empresa para implantar um Processo de Qualidade e Segurança do Paciente. Uma prioridade institucional cujo foco era a melhoria contínua dos seus processos.

Já havíamos tido experiências semelhantes quando fomos solicitados para implantar processos de biossegurança e controle de infecções em unidades hospitalares – sobretudo aqueles para pacientes com possibilidades de transmitir doenças para pessoas e ambientes –, entre outras, como a de implantar serviços de atendimento domiciliar e hospital dia, em tempos nos quais essas modalidades assistenciais eram inovações na região (década de 1990).

Naquela ocasião, havia somente a ideia do que se queria, mas, nada ainda escrito ou formatado. Havia uma experiência, adquirida de antigos projetos na área de capacitação de lideranças no Nordeste do Brasil, para minimizar os preconceitos na assistência a pacientes com HIV/AIDS e no gerenciamento de riscos-sentinela (tecnovigilância, farmacovigilância, hemovigilância, controle de infecções), atividades que deram origem a uma disciplina multiprofissional para a prevenção de riscos de adoecimento.

Também, não havia ainda definições sobre o que seria qualidade, como consegui-la em tempos de processos de certificação/acreditação, tampouco como transformá-la em prática, em algo real, adaptado às culturas existentes.

Apenas sabíamos que era uma experiência nova, desafiadora, bastante motivadora, mas de grande dificuldade, pois exigiriam mudança de culturas. Grandes paradigmas também precisariam ser quebrados.

As perguntas que nos norteavam eram: Como fazer? Por onde começar?

A única certeza que se tinha era de que "Não é fácil mudar!"

PRIMEIRAS DEFINIÇÕES

Hoje é constante a busca por uma definição do que vem a ser qualidade. E para avaliar a qualidade da assistência na saúde é necessário traduzir os conceitos e as definições gerais, da melhor maneira possível, em critérios operacionais, parâmetros e indicadores, validados e calibrados pelos atributos da estrutura, processo e resultados (Donabedin, 1988).

As organizações voltadas para a qualidade dependem dos mesmos princípios básicos de administração para ter sucesso, seja qual for o tipo de produto ou serviço que prestem.

São fundamentos da administração de qualidade: (1) motivação/participação do pessoal e o trabalho em equipe; (2) fortalecimento dos sistemas e processos; (3) decisões baseadas em informações confiáveis; (4) melhor comunicação e coordenação e (5) compromissos da liderança.

A forma mais eficaz de modificar as práticas cotidianas é fazer com que todos conheçam os conceitos que garantam a sustentabilidade da cultura da qualidade e segurança do paciente.

E como promover mudanças em tempos nos quais elas são vitais para a sobrevivência profissional? E em uma época onde todas as instituições de saúde buscam a sua excelência assistencial, trabalham incansavelmente pela segurança do paciente e promovem a cultura da gestão de riscos, da qualidade acreditada?

> *"A vida é algo ingovernável. Perigo é o conforto."*
> (Fany Ardant)

Esta afirmação mostra que, para se promover mudanças, tem-se de mexer em todas as situações "aparentemente estáveis", para chegar aos resultados esperados; no caso da saúde, a promoção da qualidade sustentável e segurança institucional, em todas as etapas do processo assistencial.

> *"Não há progresso sem mudanças. E quem não consegue mudar a si mesmo, acaba sem mudar coisa alguma."*
> (George Bernard Shaw)

Mas, se queremos que as mudanças aconteçam, será necessário motivação para elas. E como fazer?

Só há uma resposta: Conhecer profundamente a nós mesmos! Conhecendo melhor os desejos, medos, sonhos, ideais e o que se quer mudar. Viver dentro dos movimentos da vida: *idade, família, amigos, medos dos limites, doenças, perdas, contentar-se com as coisas simples da vida, ler mais, caminhar mais e escutar sempre.*

Viver todos os desafios que passam nos caminhos, sempre buscando vencer os desafios de ser pessoa e profissional, de ensinar e aprender, de fazer e colher, de liderar e gerir, de ser e ter. Buscar a implantação de processos sistematizados que garantam a qualidade assistencial prestada aos pacientes. Monitorando, prevenindo e evitando riscos que diminuam a qualidade das instituições de saúde, que devem ser seguras não só para os pacientes, mas para os seus colaboradores, assim como para o meio ambiente no qual está inserida. Afinal, é tempo de *Acreditação.*

PRIMEIROS PASSOS PARA TER QUALIDADE

Uma instituição de saúde/hospital ao buscar qualidade (aqui definida como segurança para o paciente), deve em primeiro lugar escolher a metodologia que melhor se adapte à sua realidade (valores, missão). Também é importante estar ciente de que o processo tem um longo caminho, sem volta aos padrões anteriores à introdução dos novos conceitos, pois haverá um aculturamento focado em padrões de melhorias no processo do cuidado, além de investimentos de infra-estrutura e de pessoas (esse último intangível).

Todos da instituição/hospital deverão estar cientes de que serão auditados em seus processos e que a partir de diagnósticos deverão se adequar aos novos padrões propostos, de acordo com as metodologias escolhidas para o processo.

Difundir, entre as equipes administrativas e de saúde, a cultura da qualidade passa a ser o principal objetivo de um processo de mudanças contínuo que só se consolidará com o cumprimento de todos aos padrões propostos.

Será importante implementar processos de educação continuada (treinamentos) das equipes por meio de agentes multiplicadores e conquistar a confiança de todos na mudança dos processos de melhorias.

Um gestor de qualidade é aquele que não considera a qualidade como custo, mas como investimento que otimiza custos.

Não cabe, em uma instituição que busca a qualidade, pensar só em ter um selo/certificação/acreditação para atestar a sua Excelência. É preciso sim, viver a qualidade, investir nela, nos processos e principalmente nos recursos humanos que viabilizam uma assistência segura.

Ter qualidade, afinal, é buscar o melhor para o outro.

O QUE É ACREDITAÇÃO?

Acreditação é um processo de avaliação externa, de caráter voluntário, pelo qual uma organização, em geral não governamental, avalia periodicamente as instituições de saúde para determinar se elas atendem a um conjunto de padrões aplicáveis, predeterminados e concebidos para melhorar a qualidade do cuidado ao paciente.[1-5]

A avaliação é realizada *in loco*, por uma equipe de avaliadores composta por pares e ocorre em geral a cada três anos.

A acreditação é geralmente um processo no qual as instituições decidem participar, não decorre de imposição legal ou regulamentar.

Está fundamentada em princípios éticos claramente estabelecidos e utiliza ferramentas metodológicas reconhecidamente eficazes no campo da avaliação, o que confere alta credibilidade ao processo.

Os padrões nacionais e/ou internacionais assim como o método de avaliação de acreditação são desenhados para prover informações e estabelecer indicadores em saúde, voltados para a qualidade do cuidado ao paciente, possibilitando melhorias efetivas no desenvolvimento das atividades clínicas e gerenciais (Quadro 1.1).[1-4]

No ambiente de saúde/hospital a prevenção de riscos que comprometam a vida dos pacientes e das equipes é uma prioridade.

Não há menor dúvida de que o processo de acreditação agrega valores para a instituição. Entretanto, ainda são poucas as instituições/hospitais acreditados no Brasil, seja qual a metodologia escolhida, pois o olhar deverá ser para o modelo de gestão. Os programas de acreditação, na realidade, são bases para estrutura, processos e resultados sobre os quais estão fundamentadas a melhorias.[1-3]

Implantar uma assistência sistematizada em práticas com padrões de segurança e qualidade, segundo manuais/exigências de órgãos certificadores, de acreditação, é muito trabalhoso; requer tempo e exige investimentos e readequações. Também ainda não é uma realidade a valorização desse processo por parte das fontes pagadoras e os serviços prestados segundo conceitos de qualidade.

Quadro 1.1 Lista de instituições certificadoras de acreditação

NACIONAL
• ONA – Organização Nacional de Acreditação – www.ona.org.br – Brasil Origem: Brasil (1998) *Ona1*: Foco na gestão da segurança; certifica os recursos físicos, materiais, de equipamentos, financeiros, organizacionais, humanos e gestão da segurança Validade: 2 anos *Ona2*: Foco na gestão integrada e processos assistenciais.Validade: 2 anos *Ona3*: Foco na gestão da Excelêcia; certifica os resultados obtidos em relação ao estado de saúde dos pacientes e sua satisfação com a assistência prestada.Validade: 3 anos

INTERNACIONAL
• International Society for Quality in Health Care (Isqua) – www.isqua.org. Acredita outras acreditadoras – Estados Unidos (EUA) • Joint Commission International (JCI) – www.jointcommissioninternational.org – Estados Unidos (EUA), 1951. Foco na estrutura, assistência, segurança do paciente e gestão de riscos Validade: 3 anos • Quality Healthcare (QHC) – www.qhc.com.au – Austrália • American Academy of Cosmetic Dentistry (AACD) – www.aacd.com/accreditation. html – Estados Unidos (EUA) • Colombian Institute of Technical Standards and Certification – en.wikipedia.org/wiki/icontec • Arabia/Jordania Accreditation – www.hcac.jo – Jordânia • Trent Accreditation – www.trentaccreditationscheme.org – Reino Unido • Accreditation Canada – Agrément Canada – www.accreditation.ca – Canada, 1958. Foco na estrutura, assistência, segurança do paciente e gestão de riscos. Validade: 3 anos

Um outro ponto a ser considerado é o de estabelecer rotinas documentadas e medidas por meio de indicadores, não só pelos executores de tarefas, mas também pela alta direção que tem de querer esse tipo de processo como prioridade institucional.

Há necessidade de se conhecer, de forma mais objetiva, quais as vantagens do processo de acreditação/certificação, que deve ser consequência da cultura de qualidade e segurança do paciente.

A satisfação que se tem quando se acredita uma instituição/hospital, para as equipes, é algo que só é percebido quando as falhas aparecem, ou melhor, passam a ser identificadas, não significando que não existiam anteriormente, mas que passaram a ser medidas, ou seja, os processos instalados facilitam a identificação, por conseguinte, as melhorias.

Para se ter um padrão de excelência (acreditado) a instituição/hospital deve investir, incansavelmente, no envolvimento da alta gestão, na motivação das equipes e no reconhecimento dos benefícios do processo, mediante treinamentos (gestores e colaboradores), auditorias internas e programas de comunicação capazes de integrar equipes.

Treinar equipes continuadamente é fundamental para um processo de qualidade/acreditação, aumentando o número de horas de treinamento/ homem treinado (de 2,10 para 4,51 – Unimed Vitória – ES, Melhores Práticas. Mar/Abr 2011:20), assim como melhorar o índice de absenteísmo, dimensionamento do quadro funcional devido aos novos protocolos e o *turnover* de liderança e colaboradores.

São ganhos com o processo de qualidade/acreditação: (1) cultura de indicadores alinhados à estratégia da organização; (2) rastreabilidade de medicamentos; (3) sistematização de gerenciamento de riscos; (4) implementação de ações preventivas de eventos adversos; (5) qualificação de fornecedores/parceiros/terceirizados, garantindo qualidade e otmização de custos; (6) satisfação do cliente como garantia da melhoria de processos e de relacionamento entre equipes.[1-3]

Com um processo de qualidade/certificação todos da instituição/hospital ganham: (1) a cultura da segurança do paciente; (2) o envolvimento e compromisso do corpo profissional; (3) a organização de processos e mensuração dos resultados, facilitando a tomada de decisão de forma sustentável; (4) o erro e/ou a falha como oportunidade de melhoria; (5) a garantia de que os pacientes estão sendo assistidos por profissionais capacitados e habilitados; (6) as melhores condições de trabalho para as lideranças e colaboradores; (7) maior respaldo legal, por respeitar e seguir legislações; (8) melhor clima organizacional e (9) a oportunidade de fazer parte de um *player* de mercado. Também é um diferencial para o profissional fazer parte de um processo de qualidade/acreditação.[1-3,5]

COMO FAZER MUDANÇAS?

"Lembra-te que defendes não interesses pessoais, mas os do teu país. Tuas virtudes e teus vícios, tuas qualidades e teus defeitos influem igualmente no ânimo daqueles que representas. Teus menores erros têm sempre nefastas consequências. Geralmente, os grandes são irreparáveis e funestos. É difícil sustentar um reino que terás levado à beira da ruína. Depois de destruí-lo, é impossível reerguê-lo. Também pouco se ressuscitam os mortos."

Sun Tzu

Para se ter qualidade, segurança e acreditação, é fundamental mudar antigos cenários e introduzir conceitos que possam garantir as mudanças necessárias para uma nova forma de fazer gestão.

E, para fazer as mudanças, primeiro, é preciso descobrir motivação para mudar. E para isso, antes de tudo, precisa-se querer mudar. Trabalhar os novos conceitos, quebrar paradigmas, envolver pessoas e formar equipes integradas, parceiras das mudanças que se quer ter.

Motivação, é portanto, um processo mental positivo que estimula a iniciativa e determina o nível de entusiasmo e esforço que a pessoa aplica no desenvolvimento de suas atividades.

E o nível de motivação é influenciado por diversos fatores como a personalidade de cada um, assim como suas percepções do meio ambiente, interações humanas e emoções.[6]

Motivação deve ser vista como autoconhecimento, no qual olha a realidade e se vê o que se pode fazer com ela. Qual a minha imagem (autopercepção) e qual imagem que o outro tem de mim (*feedback*), segundo os diversos componentes da inteligência emocional de cada um (Quadro 1.2).[6]

Assim, a fim de que ocorram mudanças é necessário preparar o "terreno" para a mudança e convidar a todos para participarem de forma concreta para o objetivo a ser atingido.

O ideal é começar a implantação da mudança com a compreensão de que as pessoas precisam entender e internalizar o real valor da mudança. Lembrando que é importante que todos percebam a necessidade de mudar".

Quadro 1.2 Autoconhecimento e motivação

	Definição	Característica
Autoconhecimento	Capacidade de reconhecer e compreender estados internos, emoções, bem como seus efeitos sobre as outras pessoas Conhecer as forças e os limites individuais e ter certeza do próprio valor	• Autoconfiança • Autoavaliação • Realismo • Segurança pessoal • Identidade • Autoestima

LIDERANÇA E GESTÃO

Para se fazer mudanças dentro do ambiente profissional é necessário pensar na Instituição, e na forma que ela espera tornar-se SEGURA E ACREDITADA.[1-5]

E para atingir esses objetivos, não há outra maneira a não ser dar-se as mãos, um a um, sem querer/ficar só, mas, ser, sim, UMA EQUIPE!

Não existe nenhuma empresa que cresceu com sustentabilidade, que não fosse por aglutinação de talentos, desenhados em planos de ações focados nas metas institucionais de forma integrada.

E para que isso aconteça, é necessário RESPEITAR as políticas e os programas institucionais, assim como os colegas de trabalho, além, de melhorar a COMUNICAÇÃO como EQUIPE(S) e não como GRUPO(S) individualizado(s)por afinidades, às vezes, pessoais e não profissionais.

E, nesse processo, não se pode PERDER um só talento! E, se existirem adversidades, elas terão de ser profissionais e não pessoais. E deverão ser vividas/compartilhadas em EQUIPE, pois se existem é para proporcionarem o amadurecimento das pessoas/profissionais e melhorar, assim, a forma de enfrentá-las.

Define-se Equipe como um conjunto de pessoas que se organizam para atingir objetivos comuns.[7,8] Ou seja, um grupo torna-se equipe quando todos os membros são interdependentes, usam as habilidades, as competências e os recursos de todos os seus membros para planejar suas atividades e empenhar-se para obter os melhores resultados. Já Grupo é apenas um conjunto de diferentes pessoas que partilham as mesmas necessidades, sem necessariamente trabalharem pelos objetivos comuns.[7,8]

Para se trabalhar em equipe é necessário: ser paciente, aceitar as ideias dos outros, não criticar os colegas, saber dividir, trabalhar, ser participativo e solidário, dialogar, planejar e evitar cair no pensamento de grupo, sempre aproveitando o trabalho em equipe.

"Gerenciam-se coisas e lideram-se pessoas." (Hunter, JC). E dentro desse contexto o que é ser um líder? É ser ser um facilitador, ajudar, cooperar para o bem de um todo. É estar disposto a enfrentar desafios e ser a parte que estará mais em evidência à execução de tarefas. É ter a habilidade de influenciar pessoas para que trabalhem entusiasticamente visando atingir os objetivos identificados como sendo para o bem comum.[7,8]

Existem quatro maneiras de ser líder: (1) **Dirigente** (ouve as pessoas, mas deixa claro que a decisão final é dele. É justo, sempre premia quem rende mais); (2) **Democrático** (convida todas as pessoas a participar do processo de decisão); (3) **Treinador** (preocupa-se com o desenvolvimento das pessoas. Cria a oportunidade para que elas façam abordagens diferentes e encontrem sozinhas a melhor forma de realizar suas tarefas) e (4) **Ideal** (aquele que atinge as metas e ainda mantém o bom clima empresarial, é uma mistura dos três perfis anteriormente apresentados).[7,8]

Já se definiu líder como aquele que tem seguidores, atraídos pelo carisma. E sempre existe o questionamento se todo líder pode ser chefe e se chefe é líder.

A autoridade de um chefe, por sua vez, advém da autoridade conferida pelo cargo. E, aparentemente é mais fácil ser chefe que líder, até porque o poder da posição de chefia fornece por si o aparato necessário. O líder, ao contrário, tem de se preocupar em conduzir pessoas e dar significado ao trabalho.

Também é importante saber que *"liderança é caráter em ação."* (Warren Bennis) e que *"noventa e nove por cento das falhas de liderança são falhas de caráter."* (General Norman Schwarzkopf). E que no mundo atual não basta ser chefe, é preciso ser também líder[7,8].

Hoje, as empresas querem tanto valor agregado que é preciso estar mergulhado no trabalho e envolvido. Assim, os funcionários, os chamados colaboradores, precisam de um profissional que os lidere no sentido de motivá-los para o trabalho. E o líder é aquele que consegue olhar para o seu grupo de trabalho e transmitir a ele um desafio claro com os objetivos que o compõem, promovendo, incansavelmente, a motivação necessária para atingi-los.

LIDERANÇA PELO EXEMPLO

Sabe-se que a vida são exemplos. Viver é realizar alguma coisa, bem-sucedida ou não. A maioria das pessoas busca o seu melhor, ser bem-sucedida, na vida pessoal e/ou profissional. As experiências acumuladas, em geral, são repassadas mediante exemplos, que poderão ser positivos e/ou negativos, dependendo do ponto de vista de cada um.

"Não existe melhor forma de ensinar do que o exemplo." (Padre Manual Bernardes, 1644-1710). E servir de exemplo é inevitável. Por isso, cabe a cada

um fazer o melhor e da forma a mais positiva, pois aprende-se pelo que se vê, muito mais do que pelo que se ouve.

Um bom líder, aquele que lidera por meio do exemplo, sabe que sozinho não chegará a lugar algum, pois só com a aglutinação de talentos é que conseguirá ser forte. Ele também sabe que não poderá se furtar das responsabilidades do bônus e ônus e que não poderá deixar que ninguém da equipe sacrifique mais seu conforto, conveniência ou interesse do que ele mesmo. Pois sempre estará disposto a permanecer na "linha de frente" junto aos seus companheiros de missão.

Por suas atitudes ele transmite a segurança para a sua equipe. E todas as "vitórias" serão em seu nome e de seus liderados, o que, sem a menor dúvida, aumentará o orgulho de cada membro da equipe, motivando-os a cada vez mais vencer desafios.

> *"Não poderei prometer...mas quando começar a batalha ,*
> *eu juro, que serei o primeiro a chegar no campo e o último a sair...*
> *e voltaremos juntos para casa..."*
> Filme Fomos Heróis, 2002. Disponível em:
> < http://www.youtube.com/watch?v=xDmtnYdO2Lo>).

PODER – AUTORIDADE – MUDANÇAS

PODER é a capacidade de obrigar, por causa de sua posição ou força, os outros obedecerem a sua vontade, mesmo que preferissem não fazê-lo: *"Faça isso se não vai ver."* (Max Weber).[9]

Já AUTORIDADE é muito diferente de Poder, pois envolve a habilidade de levar os outros a fazerem de bom grado a sua vontade: *"Farei isso por você."* (Max Weber)[9].

O poder pode ser comprado e vendido, dado e retirado, mas a "autoridade é a essência da pessoa, está ligada ao seu caráter".

A importância de se conhecer as diferenças entre Poder e Autoridade fundamenta-se na premissa de que tudo na vida gira em torno dos relacionamentos. E isso é especialmente verdadeiro nos negócios, porque sem pessoas não há negócios. Famílias saudáveis, times saudáveis, igrejas saudáveis, negócios saudáveis e até vidas saudáveis falam de relacionamentos saudáveis. E, dentro desse contexto, os líderes verdadeiramente grandes, são os que têm a capacidade de construir relacionamentos saudáveis.

Portanto, a chave para a liderança é exercer a capacidade de se motivar pessoas a executar tarefas enquanto se constroem os relacionamentos. Lembrando que a cola dos relacionamentos é a CONFIANÇA.

E para se conseguir mudar é necessário: (1) querer sair da zona de conforto; (2) introduzir conceitos; (3) quebrar paradigmas; (4) sistematizar processos (definidos como atividades); (5) abrir horizontes; (6) conhecer e viver outras experiências; (7) buscar competências técnicas; (8) ter novas ideias e (9) aglutinar pessoas/talentos para aprender com a Equipe.

No processo de mudança deve-se sempre *"tornar a mudança que se deseja ver no mundo."* (Mahatma Gandhi).

MUDANÇAS E MOTIVAÇÃO

Pelo autoconhecimento geram-se pessoas proativas e com maior clareza de limites e poder pessoal. Dessa forma, passa-se a conhecer melhor o que se pode controlar, influenciar e aceitar.[6]

Dentro desse contexto, o comportamento e a personalidade (potencial inato, herdado) de cada um são fundamentais para que se tenha motivação para fazer mudanças, segundo a forma individual de se ser (pessimista, otimista, alegre, triste). Estes, junto com o poder de adaptação, podem trazer facilidades e ou subprodutos indesejáveis, como esteriótipos, inflexibilidades, gerando conflitos (Quadro 1.3).

Quadro 1.3 Tipos de comportamentos

Passivo
Agressivo
Passivo – agressivo
Assertivo*

*Comportamento assertivo influencia pessoas de forma adequada a reagir a elas de modo positivo. As declarações assertivas são breves e diretas; indicam que você não está se escondendo e que é verdadeiro; não trazem conselhos; usam perguntas para descobrir os pontos de vista dos outros e para testar as reações deles a seu comportamento; distinguem entre fatos e opiniões; são expressas de forma positiva, mas não dogmática; indicam que se está consciente das diferenças de opiniões dos outros; expressam, quando necessário, sentimentos negativos a respeito dos efeitos do comportamento de outras pessoas sobre si próprio, sugerindo o comportamento preferido; mostram às pessoas, educadamente, mas de maneira firme, as consequências dos comportamentos adotados por elas. O comportamento assertivo luta por seu espaço faz com que a pessoa creia em si mesma e no que está fazendo, expressando crenças de forma confiante e sem hesitação. Trata-se de uma habilidade para influenciar (afirmar, persuadir, construir laços e atrair) (*Armstrong, Michael. Como ser um gerente melhor. Clio Editora.3ª edição. 2010.pp.46-48*).

Dentro do processo de mudanças há os que ficam indiferentes a elas. O que não é bom, pois a indiferença tem poder devastador, tornando-se a maior agressividade que se pode ter com o ser humano.

São suportes da vida que levam ao saber, ao trabalho, ao progresso e à ética: (1) saúde; (2) amigos; (3) estado emocional (não somatizar os problemas); (4) profissão; (5) situação financeira (como mantedora da qualidade de vida); (6) valores espirituais e (7) família.

Já a virtude, o entusiasmo e a sorte (definida como capacidade e oportunidade) motivam pessoas e promovem mudanças. Lembrando que só se segue alguém quando se tem motivo[10].

É importante se ter consciência de que a felicidade é uma gama de emoções ou sentimentos que vai desde o contentamento ou satisfação até a alegria intensa ou júbilo. A felicidade tem ainda o significado de bem-estar ou paz interna, que deve ser construída por todos dentro das perspectivas e realidades de cada um.

E o que é real na vida? É enfrentar os obstáculos, mesmo que não se queira, de forma entusiástica, sendo modelo para alguém e vendo quem nos segue, pois só se segue alguém quando se tem motivos.

Também deve-se rever o conceito em torno de *sorte,* que é um quase-sinônimo de destino, exibindo como principal diferença a divisão entre "boa sorte" e "má sorte". No entanto, imaginar que existe sorte é supor que existe a possibilidade de alteração do destino, conforme determinadas condições que geram os eventos (merecimento por exemplo) já que destino é o sinônimo de fatalidade, programação ou desígnio imposto por forças maiores, afetados por nossa atuação direta ou indireta.

Sorte, assim, deverá ser vista como a capacidade ou oportunidade de evolução e crescimento.

Já, o entusiasmo faz com que as pessoas transformem a natureza e façam as coisas acontecerem. Só os entusiasmados são capazes de vencer os desafios do cotidiano.

Assim, diante de uma situação negativa, deve-se respirar fundo, contar até dez, ou mais, sair de cena e esperar que os ventos voltem a dizer qual rumo seguir. Não se deve perder o controle, abandonar o palco e fugir. Enfrentar as adversidades ainda é a melhor maneira de se motivar.[10]

Em relação à virtude é importante saber que ela é uma disposição estável em ordem a praticar o bem; revela mais do que uma simples característica ou uma aptidão para uma determinada ação boa: trata-se de uma verdadeira inclinação. É uma qualidade moral particular que se torna um hábito.

Virtudes são todos os hábitos constantes que levam o homem para o bem, quer como indivíduo, quer como espécie, quer pessoalmente, quer coletivamente.[11,12]

A virtude, no mais alto grau, é o conjunto de todas as qualidades essenciais que constituem o homem de bem. Só se evolui com a prática do bem.

Já a indiferença seria um desvio de comportamento, um costume, uma forma de sobrevivência, um mecanismo de defesa, de resistência, ou consequência do egoísmo e do medo?

O fato é que todas as pessoas, umas mais outras menos, são indiferentes, "passam ao largo" de muitas coisas, realidades, fatos e pessoas, em algumas situações, até de si mesmas. E nesse contexto é bom saber que a indiferença tem um poder devastador. Ela é a companheira doentia do dominador e opressor, também dos que preferem as desigualdades, a violência, o ódio e a morte.

Os indiferentes, de uma forma ou de outra, ferem, rejeitam, excluem, matam. Sendo, portanto, correta a conclusão de que o contrário do amor não é o ódio, mas a indiferença, pois *ela* é uma das maiores agressividades do ser humano.

Já a agressividade é um tipo de comportamento normal que se manifesta nos primeiros anos de vida. Na infância, a agressividade é uma forma encontrada pelas crianças para chamar a atenção para si. É uma espécie de reação que adquirem quando estão diante de algum acontecimento que faz com que se sintam frágeis e inseguras. Na fase adulta, a agressividade manifesta-se ainda como reação a fatos que aparentemente induzem o indivíduo à disputa e também a sentimentos.

PESSOAS E PROCESSO DE ACREDITAR

O desenvolvimento de recursos humanos em qualquer processo de mudanças deve estar no centro das intenções estratégicas, apesar dos muitos obstáculos existentes, que devem ser obrigatoriamente superados para dar visibilidade e destaque ao capital intelectual e potencial humano em qualquer que seja a instituição de saúde e/ou empresa.

A busca constante e sistemática de um modelo assistencial de qualidade deverá ser uma meta, assim como uma premissa ética.

Ter a consciência de que mudanças fazem parte da vida e que elas sempre vêm para ficar é fundamental para o progresso das pessoas e/ou instituições.

As atuais tendências mundiais estão focadas na efetividade, na equidade e no custo-efetividade em qualquer que seja o modelo de gestão da qualidade. E, por isso, todos, sem exceção, deverão estar permanentemente abertos ao ingresso do conhecimento como uma ferramenta essencial de gestão da qualidade, do processo de acreditação.

Afinal, acreditar é dar crédito, é crer na existência de...

Pessoas confiáveis são ouvidas e conseguem que outras pessoas anotem o que elas dizem ou fazem. São pessoas que baseiam sua autoridade nos seus conhecimentos e sabedoria em vez de na autoridade e poder. São pessoas que por conta de suas atitudes, ganham respeito. Uma pessoa confiável tem de ser boa no que faz como líder, técnico, perito, sendo capaz de definir o que espera que as pessoas façam de forma clara, concisa e persuasiva. Sabem demonstrar o seu saber e para onde podem levar, sempre explicando, quando necessário, o curso das ações adotadas. Lideram pelo exemplo e aceitam que sua autoridade não é absoluta e que ela só existe se outras pessoas a reconhecerem.[13]

Também no processo de acreditar e se fazer acreditado, é importante saber se comunicar. E esse não é um processo fácil, pois existem barreiras de todos os tipos entre o comunicador e o receptor.

Em geral ouve-se o que se quer ouvir e sempre se tem tendência para ignorar as informações conflitantes que, em geral, são distorcidas e moldadas para que se encaixem às nossas percepções.

Também é difícil separar aquilo que se ouve dos próprios sentimentos a respeito de quem falou. Ao se gostar da(s) pessoa(s), existem muitas chances de se aceitar o que é dito, seja certo ou errado. Mas, se não se tem empatia com ela(s), rejeita-se de imediato suas colocações.[13]

Quando se está inseguro ou aflito, tudo que é ouvido parece mais ameaçador do que quando se está seguro e confiante em si próprio e em tudo. Se irritados ou depressivos, haverá tendência a rejeitar o que se ouve, mesmo que sejam boas colocações e/ou boas ideias. Assim, em discussões acaloradas existem riscos de se distorcer o que é dito e/ou ouvido.[13]

Para acreditar é preciso saber ouvir. E poucos são bons ouvintes. Ouvir é uma arte, que poucos cultivam. Mas de extrema importância para reunir as informações e se manter bons relacionamentos. Bons ouvintes são pessoas que se concentram no comunicador e que acompanham não apenas as palavras, mas a linguagem corporal (olhos, gestos). Quando feitas perguntas, estas são para elucidar o significado e dar a quem fala a oportunidade de reformular ou salientar um determinado ponto de vista. Estão preocupados em deixar o comunicador prosseguir com o mínimo de interrupções.

> *"Levei algum tempo para entender de onde ele viera.*
> *O principezinho, que me fazia milhares de perguntas,*
> *parecia nunca escutar as minhas palavras.*
> *Palavras pronunciadas ao acaso é que foram,*
> *pouco a pouco, revelando sua história..."*
> (Antoine de Saint-Exupéry, 1943).

Passamos dias e dias pensando quais seriam as estratégias que sustentariam nossos planos de mudanças sustentáveis. Não queríamos fazer apenas diagnósticos, mas fazer algo diferente, inovador, que introspectasse uma cultura, a da qualidade e segurança do paciente como bases para a mudança. Sabíamos o quanto seria difícil fazer as coisas acontecerem, pois, afinal, estávamos, não construindo algo novo, mas "descontruindo" algo já vivido e muito bem-sucedido... Urgiam novos processos, novos desafios e adaptações a padrões já validados por outras instituições no país e/ou no mundo. Afinal, queríamos oferecer qualidade... algo pouco perceptível a olho nu.

BENCHMARKING

O *benchmarking* é uma das mais antigas ferramentas de gestão[14]. O seu propósito é estimular e facilitar as mudanças organizacionais e a melhoria de desempenho das organizações através de um processo de aprendizagem, feito de duas maneiras:

1. Identificando resultados excelentes, geralmente mensurados por métricas ou indicadores. Tais resultados servem de estímulo para os esforços de

melhoria e dão garantia de que, por meio de esforços inteligentes, tais resultados poderão ser igualados.

2. Identificando as chamadas melhores práticas que, geralmente com alguma adpatação à cultura e às peculiaridades da organização, podem servir de referência para uma mudança que leve a melhores resultados.

O principal objetivo de se fazer *benchmarking* é implementar mudanças que levem a melhorias significativas nos produtos e processos da organização e, consequentemente, nos seus resultados.

Define-se *benchmarking* como uma técnica que consiste em acompanhar processos de organizações concorrentes ou não, que sejam reconhecidas como representantes das melhores práticas. É um processo de pesquisa, contínuo e sistemático, para avaliar produtos, serviços e métodos de trabalho, com o propósito de melhoramento organizacional, procurando a superioridade competitiva.

O *benchmarking* consiste, portanto, na procura de melhores práticas de administração, como forma de ganhar vantagens competitivas. Faz uso de pontos de referências que funcionam, em vez de criar algo novo (Quadro 1.4).

Quadro 1.4 Entendendo *benchmarking*

O que é *benchmarking*	O que não é *benchmarking*
• Um processo contínuo	• Um evento isolado
• Uma investigação que fornece informações importantes	• Uma investigação que apenas fornece respostas simples e/ou receitas
• Um processo de aprendizagem multiprofissional	• Uma cópia, uma imitação
• Um trabalho intensivo, consumidor de tempo, que requer disciplina	• Um processo rápido e fácil
• Uma ferramenta viável a qualquer organização e aplicável a qualquer processo	

Benchmarking, é portanto, um referencial de excelência, um valor de um indicador, de líder reconhecido, usado para comparação. É uma atividade que compara um processo com líderes reconhecidos para identificar as oportunidades de melhoria de desempenho.

E por que fazer *benchmarking*? Para aperfeiçoar o sistema de gestão por meio do aprendizado contínuo; ajudar a instituição a entender melhor os seus

Fazendo Mudanças...

processos e práticas de gestão; orientar a instituição na seleção e priorização dos projetos e metas de melhoria e dos recursos a serem alocados; orientar a organização a não "recriar o que já existe".

Fazendo *benchmarking*, quebram-se os paradigmas existentes, desafiando o usual. Entende-se os melhores desempenhos do mercado e como a organização e seus processos se comparam a eles. Estimula-se a implantação de novas práticas e métodos de um trabalho com foco em melhorias significativas, estabelecendo-se padrões e objetivos de desempenho, utilizando como referência práticas que refletem o "estado da arte".

São princípios do *benchmarking*: reciprocidade, analogia, medição e validade.

Sim, era importante compreender a teoria do que se deseja e fazer.

Também, é muito arriscado copiar. Não existem duas organizações idênticas, mesmo tendo atividades similares. Os métodos de uma não são diretamente transferíveis para a outra sem que haja um exame rigoroso de áreas que precisam ser adaptadas com base nas necessidades específicas e na cultura das pessoas e das organizações. Era preciso *"adaptar e não adotar"* (W. Edwards).

Fazia-se necessário aprender com outros setores...

APRENDENDO COM OUTRAS EXPERIÊNCIAS

Ainda tínhamos dúvidas. E as grandes perguntas sempre eram:

Por que os serviços de saúde ainda não estão sistematizados para processos seguros como rotina?

Quais são as dificuldades para implantar um simples *check list* de verificação de tarefas, comunicação efetiva, práticas validadas e mensuradas?

Por que ainda são tão informais as atividades inseridas em todo o processo do cuidado do paciente?

Várias são as experiências que utilizam estratégias de monitoramento e de comunicação para resolver problemas de qualquer complexidade e gravidade.[14-16]

A construção civil, a aviação e as indústrias automobilísticas são alguns exemplos nos quais se pode implantar processos de qualidade focados na minimização de riscos. A área de saúde tem muito que aprender com esses segmentos e experiências (Quadro 1.5).[14-18]

Quadro 1.5 Diferenças entre os serviços de aviação e saúde

Busca-se no serviço de aviação	Busca-se no serviço de saúde
Viajar e retornar vivo e sem sequelas	Internar e retornar vivo e sem sequelas
Chegar ao destino correto e no tempo esperado	Ser submetido ao procedimento correto, no local correto e no tempo esperado
Ter um serviço com acolhimento, boa higiene, seguro, que ofereça uma alimentação saborosa/nutritiva, local para repouso , acesso a lazer durante o percurso (leitura, televisão, música) e disponibilidades para a guarda de pertences	Ter um serviço com acolhimento, boa higiene, seguro, que ofereça uma alimentação saborosa/nutritiva, local para repouso, acesso a lazer durante o percurso (leitura, televisão, música) e disponibilidades para a guarda de pertences
Segurança na infraestrutura/tecnologias	Segurança na infraestrutura/tecnologias
Existência de planos de contigência (incêndios/desastres) e sistemas utilitários (água, luz, climatização)	Existência de planos de contigência (incêndios /desastres) e sistemas utilitários (água, luz, climatização)
Aguardar o mínimo no embarque e desembarque	Aguardar o mínimo no agendamento e na alta

Adaptado: Padoveze, MC. Mais além do controle de infecção hospitalar. Prática Hospitalar Ano XII.No 77. Set-Out. 2011: 83-86.

Afinal, é vital se buscar excelência e segurança como um hábito, principalmente quando se lida com VIDAS. E uma certificação deverá vir como consequência da cultura da gestão da qualidade, pois a maturidade dos processos levará a instituição à Excelência, através da mudança de culturas.

Existe um conceito errôneo que diz que qualidade é algo inatingível e, portanto, impossível de ser mensurada. Na verdade, a qualidade é mensurável com toda a precisão pela mais antiga das medidas – o dinheiro. E a falta desse conhecimento vem levando inúmeras administrações a separar a qualidade do que chamamos "*business*" (negócios).

A qualidade é medida pelo seu custo que é a despesa da não conformidade – o custo de fazer as coisas erradas, dividido em categorias de prevenção, avaliação e fracasso[16]. Tudo pode ser medido, se necessário, e qualidade não é setorizada, mas universal para todas as atividades.

Uma gestão da qualidade é um meio sistemático de garantir que as atividades organizadas aconteçam segundo o planejado. É uma disciplina da gerência que diz respeito à prevenção de problemas, criando atitudes e controles que possibilitem a prevenção de riscos. E, se existem riscos, tem-se menos qualidade.

A incerteza mergulha negligentemente a função da qualidade. A atitude, os sistemas e o entusiasmo estão todos à espera de uma oportunidade. A motivação deve ser vista como autoconhecimento, autopercepção.

É difícil. Mas, não impossível.

"Ninguém disse que era fácil.
Ninguém nunca disse que seria tão difícil.
Estou voltando para o começo"
The Scientiist – Coldplay

QUESTÕES APLICATIVAS

- Acreditação é uma certificação que atesta uma cultura de segurança e qualidade? Ela é o fim?

- O que é qualidade?

- Qual a importância da motivação no processo de mudança?

- Poder e autoridade têm o mesmo significado?

- Quais as principais características do líder?

- A ética é uma premissa da qualidade?

- Por que se busca qualidade nos serviços de saúde?

- Como fazer mudanças?

Referências

1. ONA – Organização Nacional de Acreditação. <www.ona.org.br>.

2. CBA – Consórcio Brasileiro de Acreditação. <www cabcred.org.br>.

3. Accreditation Canada – IQG. <www.iqg.com.br/acreditacao-cchsa.php>.

4. Apresentação da Medical Tourism Association – 1º Workshop de Turismo de Saúde. <http://www.recifecvb.com.br/v2/downloads.php>.

5. Hinrichsen SL. Princípios da Administração de Qualidade e o Controle de Infecções. Gerenciamento de Riscos. Prática Hospitalar. Ano X. No 60. Nov-Dez/2008:57-63.

6. Goleman, D. Inteligência Emocional. Rio de Janeiro. Objetiva. 1996. pp. 370.

7. Hunter, J.C. O Monge e o Executivo. Uma História sobre a Essência da Liderança. Rio de Janeiro. Sextante. 2004. pp .139.

8. Hunter, JC. Como se Tornar um Líder Servidor. Rio de Janeiro. Sextante. 2006. pp .136.

9. Weber, Max. Ensaios de Sociologia. LTC. Rio de Janeiro. 5ed. 2002. pp .325.

10. Rodrigues, CMC; Silva, WR. Motivação nas Organizações. Atlas. São Paulo. 2007. pp.94.

11. Tavares, C. Superdicas para Inovar criar oportunidades e virar o jogo.Editora Saraiva. 1ª Edição. São Paulo. 2009.pp .132.

12. Sun Tzu. A arte da Guerra.L&P Pocket.Porto Alegre. 2002.pp.152.

13. Armstrong, Michael. Como ser um gerente melhor. Clio Editora.3ª edição. 2010.pp.46-48.

14. Catunda, R. Benchmarking. Uma ferramenta para a excelência da gestão. Fundo de Cultura. 1ª Ed. 2006.pp.180.

15. Atul Gawande. Checklist. Como fazer as coisas benfeitas. Sextante. Rio de Janeiro. 2009. pp.208.

16. Love, J.F. McDonald's. A verdadeira História do Sucesso. Editora Bertrnad Brasil. 5ª Ed. Rio de Janeiro. 1986.pp.544.

17. Crosby P.B. Qualidade é investimento. José Olympio Editora. Rio de Janeiro. 1979. pp.327.

18. Hinrichsen SL. Qualidade em saúde em tempos de acreditação. Módulos 1-6. Bayer HealthCare/Bayer Schering Pharma. Office Editora e Publicidade Ltda. 2011.

Gestão em Saúde

"A acreditação não é um evento, não é alguma coisa que se consegue uma vez. Não se trabalha esperando esse dia. É um processo, assumido de forma contínua, de melhoria da qualidade do atendimento assistencial, dos serviços e da segurança."

Philip Hansen

Foram dias e noites pensando, conjeturando como começar. O processo de mudanças já estava iniciado e percebia-se que movimentos, ainda sem uma direção, surgiam por todos os lados. Era notório que não havia unanimidade entre as pessoas e equipes. Afinal, sabíamos que não é fácil mudar e muito menos fazer o processo da mudança acontecer em um mesmo tempo.

Tínhamos de escolher uma metodologia para fazer a mudança. Afinal, mudar é aprender a ser diferente sem necessariamente ser outra pessoa. A essência muda, mas a alma não. Na verdade, ela apenas amadurece.

DEFININDO QUALIDADE

Não é fácil definir QUALIDADE e várias são as associações feitas na tentativa de se ter uma definição mais específica.

Qualidade, na realidade, é um atributo que visa reduzir variações dos produtos e procedimentos. É um conjunto de propriedades de um serviço (produto) que o torna adequado à sua missão (da empresa/instituição), concebido como resposta às necessidades e às legítimas expectativas de seus clientes.[1-8]

A palavra QUALIDADE está, em geral, ligada a conceitos de confiabilidade, satisfação, maiores benefícios com os menores riscos para o cliente e, quando em estabelecimentos de saúde, a pacientes; é definida em função do alcançável e sempre de acordo com os recursos disponíveis e valores sociais existentes.

"Qualidade é, portanto, uma percepção, um diferencial."[4]

QUALIDADE EM SAÚDE

Nos dias atuais, é grande e constante o movimento de introduzir conceitos de qualidade na saúde, em geral, relacionados com a segurança do paciente.[1-3,5]

A segurança do paciente, entretanto, está relacionada com tolerância zero para riscos e situações adversas. É, portanto, um compromisso institucional com a vigilância e eliminação de eventos desfavoráveis e perigos potenciais ou reais à segurança do paciente, apoiado por tecnologias, métodos e normas rigorosas.[1-8]

Nesse sentido, existe uma nova abordagem assistencial, focada no registro e análise de todas as intercorrências, incluindo as latentes, de modo a identificar as necessidades do processo de assistência ao paciente. A partir disso, ações de melhoria e mudanças processuais são adotadas com o objetivo de avaliar ou eliminar riscos, aumentando a segurança de pacientes, profissionais e do ambiente.[2-4]

Qualidade em saúde é, portanto, o resultado de uma gestão de riscos. Pois se existem riscos, pode-se não ter qualidade em sua plenitude. Quanto maiores forem os riscos, menores serão as chances de se ter qualidade, e se existe qualidade, os riscos praticamente são nulos. É o grau no qual os serviços de saúde aumentam a probabilidade do resultado desejável e que são consistentes com o atual conhecimento profissional.

Nesse contexto, várias são as instituições de saúde, no mundo e no Brasil, que buscam qualidade nas suas práticas assistenciais por meio de programas gerenciais consagrados que sistematizam o planejamento, a formulação e a operacionalização dos processos assistenciais e de apoio, necessários para garantir a excelência nos serviços prestados.

Esses sistemas, em geral, são dinâmicos e permitem a revisão e atualização dos padrões e critérios adotados como referenciais, com flexibilidade suficiente para permitir a adequação aos diferentes negócios existentes na instituição.

Todo sistema de qualidade em saúde deverá estar fundamentado na missão, visão e valores institucionais, em preceitos de crenças e nos princípios técnicos universais.

A qualidade assistencial deve ter foco no paciente e na assistência em um tempo adequado, eficiente, com equidade, efetividade e seguro para o paciente.[4]

A segurança institucional deverá ser para o paciente, profissionais e meio ambiente e deverá estar firmada segundo compromissos estabelecidos através de: (1) *decisões e interesse do nível mais estratégico*; (2) *responsabilidade da supervisão*; (3) *prioridades no dia a dia, nas reuniões, nas discussões, nas políticas e procedimentos, que reflitam padrões de qualidade e excelência*; (4) *metas e resultados mensurados*; (5) *nos eventos adversos notificados, analisados e com recomendações retroalimentadas*; (6) *comunicação aberta e frequente*; (7) *auditorias para verificar a adesão*; (8) *bons resultados comemorados, incentivados e premiados*; (9) *suporte qualificado* e (10) *treinamentos permanentes*.[4,9-13]

A instituição de saúde que trabalha para ter qualidade deverá ter como objetivo identificar oportunidades de melhorias nos processos assistenciais e de apoio e utilizar ferramentas da qualidade (*análise causa raiz; PDCA – plan, do, check, act; Lean Management; Six Sigma; Bow Tie; FMEA – failure mode and effect analysis; outros: Ishikawa, Kaizen, 5S, Pareto*) para a identificação, correção e prevenção de novas ocorrências.[4,8-10,14]

SEGURANÇA NA SAÚDE

> *"O serviço prestado diz-se de qualidade quando é capaz de confirmar, de forma consistente, as expectativas que levaram o cliente a adquiri-lo."*
> Parsuraman, 1985

Segurança é a percepção de estar protegido de riscos, perigos ou perdas. E é, em geral, comparada e contrastada com outros conceitos relacionados: segurança, continuidade, confiabilidade. A diferença-chave entre a segurança e a confiabilidade é que a segurança deve fazer exame na pessoa das ações dos agentes maliciosos ativos que tentam causar a destruição. E a segurança, como bem comum, é divulgada e assegurada através de um conjunto de convenções sociais denominadas *medidas de segurança*.[4]

Segurança na saúde (tolerância zero para riscos e situações adversas) é um compromisso institucional firme e visível com todas as situações latentes, visíveis ou não de perigos.

Em 2005, a Organização Mundial de Saúde (OMS) lançou a Aliança Mundial para a Segurança do Paciente e identificou seis áreas de atuação, entre elas o desenvolvimento de "Soluções para a Segurança do Paciente". Nesse mesmo ano, a *The Joint Commission*, uma das mais importantes organizações de certificação de qualidade em assistência médico-hospitalar, e seu braço internacional, a *Joint Commission International*, foram designadas como o Centro Colaborador da OMS em "Soluções para a Segurança do Paciente". É papel desse Centro a elaboração e a difusão de soluções que visem à Segurança do Paciente.[4,6,8]

As seis Metas Internacionais de Segurança do Paciente são soluções que têm como propósito promover melhorias específicas em áreas problemáticas na assistência.[4,6,8] São descritos a seguir:

Meta 1 – Identificar os pacientes corretamente

Falhas no processo de identificação dos pacientes podem causar erros graves, como a administração de medicamentos e cirurgias em pacientes "errados". Nesse sentido, os profissionais devem checar pelo menos duas identificações, nenhuma devendo ser o número do quarto do paciente, antes da administração de medicamentos, sangue e hemoderivados, coleta de amostras de sangue e outras amostras para testes clínicos e quando da realização de tratamentos ou procedimentos. Os dois identificadores do paciente utilizados para a checagem são: NOME COMPLETO e NÚMERO DO PRONTUÁRIO ou NOME COMPLETO, DATA DE NASCIMENTO E CONFERÊNCIA DA PULSEIRA DE IDENTIFICAÇÃO. Tais informações também deverão ser facilmente encontradas não só na pulseira de identificação do paciente, mas também nas etiquetas aderidas aos documentos do prontuário. A confirmação da identificação do paciente deve ser realizada: (1) *antes da administração de medicamentos, sangue ou hemoderivados;* (2) *antes da coleta de sangue e outras amostras;* (3) *antes da realização de procedimentos e tratamentos.*

Meta 2 – Melhorar a efetividade da comunicação entre profissionais da assistência

Erros de comunicação entre os profissionais da assistência podem causar danos aos pacientes. No momento em que se faz uma ordem verbal ou telefônica, ou se comunicam resultados críticos de exames, deve-se se certificar

Gestão em Saúde

de que a informação foi compreendida e registrada corretamente por quem a recebeu. Para isso, o profissional que recebeu a ordem ou resultado deve, em primeiro lugar, escrever o que ouviu e então "ler de volta" a ordem completa ou o resultado de exame. Essa meta 2 tem, portanto, a finalidade de certificar se a pessoa que recebeu uma ordem verbal ou telefônica compreendeu todas as orientações e, com isso, reduzir a ocorrência de erros e melhorar, assim, a segurança do paciente.

Também deverá ser padronizada a lista de abreviaturas, acrônimos, símbolos e aquelas designações que não são as comumente usadas pela instituição/hospital.

Medir e acompanhar e, se apropriado, definir ações para melhorar a notificação e o tempo adequado para a recepção pelo assistente dos resultados de exames normais e críticos.

Implementar uma abordagem padronizada para as comunicações de passagem de plantão, incluindo uma oportunidade para fazer perguntas e responder a questionamentos.

Devem ser restritas ordem verbal para quimioterápicos, transfusão de sangue e componentes, bem como psicotrópicos.

Uma comunicação efetiva (verbal, não verbal, escrita, telefônica, eletrônica) é fundamental para a segurança do paciente. Na passagem de plantão é fundamental que as informações do paciente sejam feitas de forma correta, clara e sem deixar dúvidas; deverão também ser registradas no prontuário. São informações importantes: medicamentos usados, resultados de exames, previsão de tratamento, recomendações sobre os cuidados, procedimentos realizados ou que deverão ser agendados/feitos, alterações significativas da evolução clínica, assim como acompanhantes, quando crianças/idosos.

Meta 3 – Melhorar a segurança de medicações de alta vigilância (*high-alert medications*)

Para atingir essa meta 3, a farmácia define quais as medicações de alta vigilância (como cloreto de potássio a 19,1%, cloreto de sódio a 20%, sulfato de magnésio a 50%, fosfato de potássio 2 mEq/ml, heparina não fracionada, insulinas, meperidina, morfina, nutrição parenteral, quimioterápicos, varfarina, entre outras). Todas essas medicações devem estar com etiqueta vermelha e sendo enviadas para os setores em saco plástico vermelho. Esses fármacos não devem estar facilmente disponíveis no hospital; devem ser mantidos no posto de enfermagem, em gavetas com chave e só devem ser manipulados na farmácia. Os carros de emergência que possuem medicações de alta vigilância deverão, também, mantê-los identificados com etiqueta vermelha e segregados das demais. Dupla checagem deve ser realizada, no momento da dispensação pela farmácia e após preparo pela enfermagem. Antes da administração devem ser feitas as seguintes conferências: nome completo e data de nascimento do paciente/registro do paciente; nome do medicamento; dose prescrita e preparada; via e horário de administração.

Deve-se também:

- Padronizar e limitar o número de concentrações de medicamentos usados na organização.

- Identificar e listar, no mínimo anualmente, os medicamentos parecidos e com nomes parecidos usados na instituição/hospital. Tomar medidas para prevenir erros envolvendo a troca desses medicamentos.

- Rotular todos os medicamentos, os recipientes de medicamentos (seringas, copinhos com medicamentos, bandejas), ou outras soluções dentro e fora de ambientes estéreis.

- Reconciliar de forma completa e acurada os medicamentos usados na continuidade do cuidado. E ter um processo definido para comprar os medicamentos em uso pelo paciente com aqueles prescritos para o paciente, enquanto sob os cuidados da instituição/hospital.

- Comunicar a lista completa de medicamentos para o próximo profissional responsável pelo cuidado, quando um paciente é encaminhado ou transferido para outro local, serviço, profissional ou nível de cuidado, dentro e fora da organização. A lista completa de medicamentos também é fornecida para o paciente, quando da alta da unidade.

Meta 4 – Assegurar cirurgias com local de intervenção correto, procedimento correto e paciente correto

Cirurgias ou procedimentos invasivos em locais ou membros errados são erros totalmente preveníveis decorrentes de falhas na comunicação e na informação. O hospital, portanto, deverá utilizar o protocolo universal para prevenção de cirurgias com local de intervenção errado, procedimento errado ou pessoa errada baseado nas diretrizes da *Organização Mundial da Saúde (OMS)*. Esse protocolo inclui um *checklist* de procedimentos de segurança (Quadro 2.1).[4,6,8,15]

Meta 5 – Reduzir o risco de infecções associadas aos cuidados de saúde

A OMS (Organização Mundial da Saúde) estima que entre 5% e 10% dos pacientes admitidos em hospitais adquirem uma ou mais infecções. A higiene das mãos, de acordo com as diretrizes atuais da OMS ou do *Center for Diseases Control (CDC)*, é uma medida primária preventiva fundamental. O hospital, entre as muitas ações para reduzir o risco de infecções associadas aos cuidados de saúde, deverá implementar estratégias para a educação e treinamento de técnicas para a higienização das mãos para toda a equipe, assim como monitorar o uso de antibióticos para profilaxia e tratamento. Também deverá implementar medidas de prevenção da infecção da corrente sanguínea relacionada com o cateter venoso central em toda a instituição, prevenção de pneumonia associada à ventilação mecânica e monitoramento de microrganismos multirresistentes/uso racional de antimicrobianos.

Tratar como eventos-sentinela todos os casos identificados de morte não esperada ou de perda de função grave e permanente associada a infecção hospitalar/associada à assistência à saúde.

Meta 6 – Reduzir o risco de lesões aos pacientes, decorrentes de quedas

Para atingir essa meta deverá existir um protocolo de prevenção de quedas no qual todos os pacientes são avaliados e reavaliados periodicamente em relação ao risco de queda, incluindo o risco potencial associado ao uso de medicamentos prescritos e a adoção de medidas para diminuir ou eliminar qualquer risco identificado, quando possível.

Encorajar o envolvimento do próprio paciente no seu cuidado como uma das estratégias de sua segurança.

Definir e comunicar as formas de pacientes e suas famílias notificarem preocupações sobre segurança, e encorajá-los a fazê-lo.

Também são metas internacionais de segurança do paciente a identificação de riscos à segurança inerentes ao tipo de população atendida, incluindo riscos

Quadro 2.1 *Checklist* de cirurgia segura[4,6,15]

SING IN (Antes da indução anestésica)

Os membros da equipe (enfermeiro e anestesista) confirmam oralmente que:
1. O paciente verificou a sua identidade, o sítio cirúrgico, o procedimento e deu o consentimento informado específico para o procedimento
2. O sítio cirúrgico está marcado ou a marcação do sítio não se aplica
3. O oxímetro de pulso está ligado e funcionando
4. Todos os membros da equipe estão cientes se o paciente tem alguma alergia conhecida
5. A via respiratória e o risco de aspiração foram avaliados e o equipamento apropriado e assistência estão disponíveis
6. Se houver risco de perda sanguínea de pelo menos 500 ml (ou 7 m/kg em crianças) será necessário acesso venoso apropriado e fluidos de reposição disponíveis

---

TIME OUT (Pausa antes da incisão cirúrgica)

Toda a equipe (enfermeiro, cirurgiões, anestesistas e outros participantes no cuidado do paciente) verificam oralmente (em voz alta) para uma dupla checagem com os membros da equipe, assegurando que eles compartilhem o mesmo planjamento para o procedimento e, portanto, falem:
1. Se todos os membros da equipe foram apresentados e têm o devido papel definido
2. Se houve a confirmação da identidade do paciente, sítio cirúrgico e procedimento

Revisão de eventos críticos atecipada:
- O cirurgião revisa passos críticos e inesperados, duração da cirurgia e perda sanguínea prevista
- A equipe anestésica revisa preocupações relativas ao paciente
- A equipe de enfermagem revisa a esterelidade e disponibilidade do equipamento e outras preocupações antecipadas
- Confirmação de que os antibióticos profiláticos foram administrados < 60 minutos antes da incisão ou que os antibióticos não são indicados
- Confirmação de que todos os exames de imagem do paciente correto estão visíveis na sala de cirurgia

---

SING OUT (Antes de o paciente deixar a sala cirúrgica)

O enfermeiro revisa os seguintes itens com a equipe:
1. Nome do procedimento realizado
2. Verificação se as agulhas, gazes e instrumentos utilizados estão todos completos (ou não se aplica)
3. Verificação que qualquer fragmento retirado foi identificado corretamente e incluiu o nome do paciente
4. Verificação de outros cuidados com os equipamentos necessários
5. O cirurgião, o enfermeiro e os anestesistas revisam oralmente as principais preocupações com o cuidado do paciente e com a sua recuperação

---

Adaptado: 1. *World Health Organization. Surgical Safety Checklist (First Edition).Disponível em:* <http://www.who.int/patientsafety/safesurgery/tools_resources/SSSL_Manual_finalJun08.pdf>; 2. Haynes, AB et al. A Surgical Safety Checklist to Reduce Morbidity an Mortality in a Global Population. N. Engl. J.Med. 2009; 360:491-9.

Gestão em Saúde

de suicídio (aplicável quando pacientes psiquiátricos e/ou em tratamento para transtornos emocionais ou comportamentais em hospitais gerais).

ERROS ASSOCIADOS À ASSISTÊNCIA

"... primeiro, não cause dano."
Hipócrates

*Em um hospital, um paciente recebeu uma dose de antibiótico três vezes maior do que fora prescrito pelo médico. Esse paciente, era nefropata, hipertenso e imunossuprimido.

Em outro hospital, uma paciente de 80 anos, com insuficiência respiratória, em septicemia, recebeu uma dose de penicilina, apesar de ser alérgica a essa medicação.

Na passagem de plantão, o médico plantonista, esqueceu de prescrever um anticonvulsionante de uso prévio contínuo para uma paciente epiléptica admitida no hospital com infecção urinária.

O médico foi fazer um procedimento cirúrgico em um hospital, pela primeira vez. Ele, entretanto, não era credenciado na instituição, que não havia validado suas certificações e habilidades e outorgado privilégios para atuar para aquele procedimento que estava sendo realizado.

Esse mesmo médico não preencheu o termo de consentimento informado, não marcou a lateralidade, não preencheu o *checklist* de cirurgia segura (antes, durante e após o procedimento).

Apesar de existir uma política para que o médico-assistente prescrevesse às 10 horas da manhã, ele só chegou ao hospital às 20h. O paciente tinha medicações de horário e estas foram atrasadas.

Ao se analisar um prontuário do paciente, percebeu-se que não havia a descrição do ato cirúrgico, evolução e plano diagnóstico e que a alta já estava dada de véspera e sem um sumário. A única descrição encontrada no prontuário estava ilegível, sem data, hora ou identificação do profissional (nome e registro profissional).

ESSES CENÁRIOS PODERIAM SER EVITADOS?

*Conteúdo fictício apenas com objetivos didáticos.[18]

O movimento de segurança do paciente começou com a publicação do relatório do *Institute for Healthcare Improvement* (IHI) sobre erros relacionados com a assistência à saúde, *To Err is Human: Building a Safer Health System* (Errar é Humano: Construindo um Sistema de Saúde mais Seguro), em 1999.

Eventos adversos são danos resultantes do cuidado à saúde, em oposição a desfechos adversos consequentes à doença de base. Sabe-se que nem todos os eventos adversos são evitáveis, e que estes, geralmente erros, podem ser evitados quando existem sistemas preventivos proativos de redução de riscos.[4-18]

Erros são atos voluntários (fazer algo errado) ou de omissão (falhar em fazer o certo), que levam a um resultado indesejado ou com um potencial significativo para esse resultado.[4,6,7,18]

É extremamente difícil mensurar erros, pois, em geral, dependem de notificação voluntária dos profissionais de saúde (relatórios de incidentes), que detectam apenas uma pequena parte deles. Ainda não é uma prática universal a cultura de notificar que houve um erro, por medo da punição, exposição e consequências.

No sentido de minimizar a falta de sistematização de notificação de erros, vários são os métodos, como ferramentas-gatilho ou indicadores de segurança do paciente, com base em dados administrativos, sensíveis, e que devem ser complementados por uma revisão detalhada de prontuário e registros.[4-18]

Estudos mostram que cerca de uma em cada dez admissões hospitalares leva a um evento adverso, e em torno da metade deles são evitáveis. E que um em cada três eventos adversos causa dano real ao paciente[8,18] (Quadro 2.2).

Devido ao crescimento tecnológico e ao aumento de medicamentos disponíveis, erros podem acontecer em qualquer lugar do mundo, mesmo que existam processos de segurança e qualidade. Por isso, é importante identificar quais os principais problemas existentes na instituição de saúde/hospital e promover ações preventivas para eles.

Em relação ao uso de medicamentos, são inúmeras as oportunidades de erros, que vão desde a ilegibilidade da letra do profissional nas prescrições manuais até a prescrição, transcrição, dispensação e administração.[18]

Não bastam apenas sistemas informatizados que deem suporte à prescrição, especialmente para uso de medicamentos. Há necessidade de outras melhorias que garantam a segurança do paciente: (1) padronizações/acordos generalizados sobre as formas de comunicar certas prescrições que sejam in-

Quadro 2.2 Definição de alguns padrões de segurança para o paciente[4,6]

Avaliação baseada em padrões – Processo de avaliação que determina a conformidade dos prestadores de cuidado ou da instituição de saúde com padrões preestabelecidos

Prontuário do paciente/médico/clínico – Relatório escrito com uma série de informações a respeito da saúde do paciente, tais como os resultados de avaliações, detalhes do tratamento, evolução e resumo de alta. É um registro criado por médicos e/ou outros profissionais de saúde

Consentimento informado – Acordo ou autorização acompanhado pela informação, na íntegra, a respeito da natureza, riscos e alternativas de um procedimento médico ou tratamento, antes que o médico ou outro profissional de saúde dê início ao tratamento ou procedimento. Após receber essa informação, o paciente concorda ou recusa tal tratamento ou procedimento

Continuidade do cuidado – Meio pelo qual o cuidado prestado aos indivíduos é coordenado entre profissionais, entre instituições e ao longo do tempo

Cuidados continuados – Fazer a correspondência entre as necessidades contínuas de um indivíduo com o tipo e nível adequados de cuidado, tratamento e serviço dentro de uma instituição por meio de múltiplas instituições

Alta – Momento no qual o envolvimento ativo de um indivíduo com uma instituição ou programa chega ao fim e que essa instituição ou programa não mais se responsabiliza pelos cuidados prestados ao indivíduo

Sumário de alta – Sessão do prontuário que resume as razões para a internação, os achados importantes, os procedimentos realizados, o tratamento administrado, a condição do paciente na alta, e quaisquer instruções específicas dadas ao paciente ou à sua família

Corpo profissional – São todas as pessoas que prestam cuidados, tratamento e serviços ao hospital, incluindo aqueles que recebem pagamento, voluntários e estudantes da área de saúde. São profissionais clínicos, aqueles que prestam cuidados diretos aos pacientes e não clínicos, aqueles que prestam cuidados indiretamente

Credenciais – Evidência de competência e licença, estudo, treinamento e experiência atuais e adequados

Credenciamento – Processo de obtenção, verificação, avaliação das qualificações de um profissional de saúde para que ele preste serviços de cuidado ao paciente em uma ou para uma instituição de saúde. O processo de verificação periódica das qualificações da equipe é denominado recredenciamento

Privilégio – Processo no qual a instituição de saúde autoriza uma determinada área e conteúdo dos serviços de cuidado ao paciente (privilégios clínicos) a um profissional de saúde, baseando-se na avaliação das credenciais e no desempenho do indivíduo

Efeito colateral – Efeito farmacológico de um medicamento, geralmente adverso, diferente daquele(s) para o qual o medicamento foi prescrito

Erro de medicação – Qualquer evento evitável que possa levar a uso inadequado de um medicamento ou que ponha em risco a segurança do paciente

Evento adverso – Ocorrência imprevista, indesejável ou potencialmente perigosa na instituição de saúde

Evento-sentinela – Ocorrência inesperada que implique morte ou perda grave e permanente de função

Medicamentos de alto risco/alta vigilância – Fármacos com risco de erros que podem levar a consequências adversas significativas

teligíveis; (2) evitar o uso de abreviaturas; (3) duplas checagens; (4) doses unitárias; remoção de medicamentos de certas áreas; (5) inserção do farmacêutico clínico no processo de prescrição; e (6) administração de medicamentos; monitoramento de medicamentos com embalagens e nomes semelhantes, entre outras (Quadro 2.3).[18]

Quadro 2.3 Elementos de segurança do prontuário do paciente[6]

Etiqueta de identificação-padrão em todas as folhas do prontuário
Identificação do profissional médico//multidisciplinar: nome/carimbo/do conselho profissional/assinatura
Descrição cirurgia/clínica/anestésica/multiprofissional na admissão e nas 24 horas do internamento
Evoluções cirúrgica, clínica, anestésica/multiprofissional diárias
Prescrições médica/multidisciplinar diárias
Plano diagnóstico/terapêutico incluindo: hipótese diagnóstica/estado clínico do paciente/ exames solicitados/resultados de exames solicitados/ medicações a serem prescritas/tempo de uso das medicações/ outras observações que deem sequência à evolução do paciente
Condições de legibilidade
Ficha de admissão, ficha de transferência (intra e extra-hospitalar),consentimento Informado (geral e específico)/resumo de alta/parecer especializado/outros documentos anexos
Parecer especializado médico/multiprofissional nas 12-24 horas da solicitação
Evoluções com sequência lógica do plano de tratamento médico/multidisciplinar que garantam a compleitude e continuidade/ cuidado ao longo do tempo
Ausência de rasuras e se existentes com a nova transcrição legível
Prontuário organizado com presença de páginas que deem sequência lógica ao plano de tratamento médico/ multidisciplinar

Um outro elemento de segurança que deverá ser monitorado e sistematizado são os erros diagnósticos.

Para um bom diagnóstico devem ser aplicados testes de hipótese interativo e raciocínio *bayesiano* que diz que cada teste deve ser interpretado sob suas perspectivas, observando: (1) o quão acurado é o teste e (2) qual a probabilidade desse paciente ter a doença que tal teste está procurando que evitam armadilhas cognitivas e vieses, tais como: (1) ficar preso na primeira impressão clínica e na disponibilidade heurística (ser irredutivelmente influenciado por casos anteriores); (2) ter obediência cega (deferência destemida à autoridade ou tecnologia); (3) pré-concepção (ser influenciado por conceitos mal formulados) ou ter decisão prematura (exprimir uma crença absoluta em uma única ideia).[18]

Melhorar a cada dia o raciocínio diagnóstico, ser cuidadoso com ele, testar todas as hipóteses que lhe deem base, exige treinamento contínuo e deve estar correlacionado com as evidências científicas.

"Qual o diagnóstico que não quero deixar de reconhecer?"
Redelmeir DA. 2005

EXCELÊNCIA EM TEMPOS DE ACREDITAÇÃO

"Somos o que repetidamente fazemos.
A excelência, portanto, não é um feito, mas um hábito!"
Aristóteles

Excelência (do latim *excellentia*) é o estado ou qualidade de excelente. É ser superior, ou bom no mais alto estágio ou grau. É considerada como um valor, um objetivo ou a maturidade de processos (atividades) a ser perseguido por pessoas e/ou instituições/empresas.[4]

Hoje, nos negócios (*business*), em todas as áreas, tem se falado muito em buscar a excelência. Mas, excelência, diferentemente do que a maioria pensa, não é a perfeição. Mas buscar melhorar dia a dia nas pequenas coisas. É superar adversidades, buscando sempre oportunidades de melhorias como desenvolvimento.

Excelência também está relacionada com o conceito de qualidade, de conformidade, de sistematização, especialmente em tempos de acreditação.

E o que é acreditação? É uma metodologia de avaliação, externa, geralmente voluntária, voltada para os serviços e sistemas de saúde, que utiliza padrões de desempenho focados nos processos de cuidados ao paciente e gestão dos serviços.

A acreditação utiliza padrões criados para aperfeiçoar a segurança do cuidado prestado por uma instituição de saúde, que assume um compromisso visível de melhorar a segurança e a qualidade da assistência, assim como a segurança do paciente e do ambiente. No processo de acreditação trabalha-se, incansavelmente, na redução de riscos aos pacientes e aos profissionais. É, portanto, uma eficaz ferramenta de avaliação e de gestão da qualidade.

O processo de acreditação foi desenvolvido para criar uma cultura de segurança e qualidade institucional, que passa a se empenhar continuamente nos métodos de prestação de cuidados ao paciente e nos resultados obtidos.[4-7]

Pela acreditação, as instituições (1) aumentam a sua credibilidade junto às pessoas no que se refere à sua preocupação com a segurança do paciente e a qualidade do atendimento; (2) criam ambientes de trabalho seguros e eficientes, que contribuem para um melhor clima organizacional; (3) escutam seus pacientes, familiares, colaboradores, respeitando seus direitos e crenças, criando com todos uma parceria no processo do cuidado; (4) criam uma cultura de indicadores sobre eventos adversos e questões de segurança (riscos); (5) estabelecem um estilo de liderança colaborativa que define prioridades na gestão de riscos e da qualidade, e (6) negociam junto às fontes pagadoras com base em dados relativos à qualidade do cuidado.[4-6]

Para as organizações certificadoras, a acreditação (1) possibilita a tomada de decisões acertadas, diminuindo o risco da tomada de decisões com base em avaliações incorretas ou, o que é pior, ter seu produto rejeitado pelo comprador, que não aceita certificações não acreditadas e (2) garante a aceitação internacional dos produtos sem a necessidade de repetições das avaliações realizadas. E para os consumidores finais, (1) inspira confiança no provedor ao garantir que o produto tem sido avaliado por um organismo independente e competente; (2) aumenta a liberdade de escolha e fomenta um mercado livre, porém confiável.[4-7]

A acreditação representa, portanto, o reconhecimento formal da competência técnica das organizações que realizam avaliação da conformidade, e é uma maneira segura de identificar aqueles que oferecem a máxima confiança em seus serviços, e agregam valor.

GESTÃO DA QUALIDADE EM SAÚDE

Sistema é uma série de funções ou atividades (processos) em um organismo, que trabalha em conjunto para atingir um único objetivo.

Em qualquer sistema existe interdependência entre os múltiplos componentes. E o objetivo de um sistema deve ser estabelecido por aqueles que o gerenciam. Sem objetivo não se pode dizer que existe um sistema.

A gestão da qualidade é uma prática administrativa que emprega conceitos (cultura, comportamento, planejamento, atuação da administração) e técnicas promocionais (mediante escolha de ferramentas corretas, momento certo conforme a dinâmica organizacional).[4]

Para que se implante a gestão da qualidade é necessário a existência de um programa de qualidade, na realidade um processo de aprendizado, que deverá ser adaptado às necessidades, usos e costumes da instituição.

Na implantação da gestão da qualidade alguns conceitos devem ser observados, tais como (1) modelo implantado de cima para baixo (patrocinador); (2) implantação como responsabilidade direta da alta administração (governança); (3) implantação como um processo de mudança cultural e comportamental; (4) existência de uma liderança participativa e persistente, e (5) educação continuada/treinamentos.

Durante o processo de implantação de uma gestão da qualidade, deve-se considerar a tensão estrutural gerada pelos processos de mudanças da realidade atual, paradigmas existentes e visão de futuro. As resistências às mudanças, especialmente as culturais (30% lógicas e 70% emocionais), têm de ser trabalhadas por todos os envolvidos no processo.

Promover a conscientização de que nenhuma mudança cultural é boa ou má em si, mas que depende das ações e consequências produzidas no interior da organização é fundamental para que não haja dificuldades junto a todas as equipes. Daí a importância de a comunicação ser trabalhada, uma vez que a cultura somente se forma a partir do momento em que as pessoas se relacionam, se elas se relacionam e se estão se comunicando.

Para que haja gestão da qualidade é fundamental que exista na instituição uma integração de metodologias entre (1) alta administração (gerenciamento de diretrizes); (2) diretoria (gerenciamento de processos); (3) gerentes (gerenciamento de processos) e (4) colaboradores (envolvimento de todos).[4,9-11,14]

Nesse processo, é importante que seja feito um planejamento estratégico, mediante a elaboração de um plano que direcione os objetivos, as ações, as atividades e os recursos, e da configuração de um sistema de gestão para operacionalização e controle da estratégia, construído através de etapas: (1)

formulação da missão e de objetivos; (2) identificação das metas e estratégias atuais; (3) análise ambiental e de recursos; (4) identificação de oportunidades e ameaças; (5) determinação do grau de mudança estratégica necessária; (6) tomada de decisão estratégica; e (7) implementação e controle da estratégia.[4]

A gestão por diretrizes assegura e garante a qualidade por meio de (1) alcance das metas da alta administração; (2) melhora dos protocolos e padronização; e (3) melhor compreensão do posicionamento na empresa de cada colaborador.[4,9,11]

Na gestão por processos (*aplicação de conhecimentos, habilidades, ferramentas e técnicas e atividades para atender aos requisitos do sistema*) trabalham-se os conceitos de autoridade (sobre o seu processo: meio) e de responsabilidade (sobre os resultados: fins). E sua estruturação é definida como: (1) primária (os que resultam em um produto ou serviço); (2) gerencial (os que existem para facilitar o funcionamento regular da instituição); e (3) de apoio (os que geram produtos invisíveis, mas que são essenciais para a gestão eficaz da empresa).

Pelo **gerenciamento do processo** tem-se uma forma de acompanhar a execução das tarefas, constatando as necessidades de evoluções e melhorias. Os processos primários representam 5% dos processos estratégicos e respondem por 80% do desempenho estratégico. Já os processos gerenciais e de apoio geram despesas operacionais entre 20% e 40%.[4,9,13]

Entende-se como processo tarefas ordenadas, interligadas e sucessivas, com início e final definidos, pelos quais se objetiva um resultado, e que a partir de insumos e informações se elaboram determinados produtos/serviços. Tarefas são atividades ordenadas, interligadas e sucessivas, com início e final definidos, pelos quais se objetiva um resultado e que faz parte de um processo.[4,9,13]

Para executar as tarefas definidas nos processos é importante a **padronização** (*técnica que visa reduzir a variabilidade dos processos de trabalho sem prejudicar sua flexibilidade)*, feita por meio de (1) **diretrizes clínicas** (*recomendações sistematicamente elaboradas para auxiliar profissionais de saúde e pacientes no processo de tomada de decisão sobre o cuidado mais apropriado em relação a sua saúde em situações clínicas específicas*); e (2) **protocolos assistenciais** (*orientações sistematizadas, às vezes em formato de fluxograma ou de uma matriz temporal, baseados nas diretrizes e evidências da literatura e* *elaborados por especialistas de uma instituição na qual serão implementados, que prioriza pontos críticos e básicos no processo de decisão).*[4,8-13]

A geração de protocolos não é um fim, mas uma atividade que agrega valor ao negócio. E um bom protocolo não resolve tudo sozinho, pois há necessidade de pessoas capacitadas e que precisam se comunicar.

A padronização, portanto, contribui para (1) atingir o equilíbrio entre os requisitos dos clientes e a melhoria da qualidade; (2) prover treinamento apropriado; (3) assegurar a rastreabilidade e a repetitibilidade; (4) prover evidências objetivas; e (5) avaliar a eficácia e a contínua adequação do sistema de gestão.

A padronização dos protocolos coleta, organiza, analisa e descreve ideias, assim como verifica e padroniza. E o controle de processo significa rotina (estabelecer as diretrizes de controle – metas e métodos) e melhorias (adequação da diretriz de controle – novas metas e métodos) (Quadro 2.4).[4,9,10]

Os instrumentos de normalização do padrão do cuidado em saúde têm como propósito orientar os profissionais de saúde quanto às intervenções clínicas, fundamentadas em evidências científicas, na avaliação tecnológica, visando à garantia da qualidade do atendimento.

Os protocolos devem cumprir três funções: (1) gerencial (controlar a lei da variabilidade clínica nos serviços de saúde, instrumentalizar os profissionais na tomada de decisão, homogeneizar as condutas clínicas); (2) educacional (produto de treinamentos e educação), e (3) comunicação (educar os profissionais e o paciente/usuário em relação às condições da doença e saúde).[4,9]

Os protocolos clínicos (assistenciais) têm como objetivos: (1) estabelecer um padrão assistencial baseado nas melhores práticas clínicas; (2) otimizar os recursos assistenciais disponíveis; (3) circunscrever a variabilidade das práticas clínicas; (4) mensurar os resultados obtidos junto aos pacientes a partir das condutas assistenciais; e (5) utilizar os protocolos assistenciais como ferramentas de melhoria da qualidade assistencial.[4,9]

São ferramentas para gerenciar processos de melhorias: (1) ciclo do PDCA (*plan, do, check, action*); (2) controles proativos (gerenciamento de riscos); (3) controles reativos (método de análise e solução de problemas); (4) controles de melhorias (sistema de medição); (5) controle das não conformidades; (6) *bechmarking*; (7) satisfação dos clientes; e (8) ferramentas de manutenção do sistema.[4,9,10]

Quadro 2.4 Protocolos × Processos

Protocolos*	Processos
Dirigido para completar a tarefa	Dirigido para atingir um objetivo
É implantado	É operacional
Tarefas executadas por diferentes categorias	Tem pessoas em sua estrutura
Foco em satisfazer normas	Foco em satisfazer os clientes
Define sequência de passos para executar tarefa	Transforma entradas em saídas através do uso de recursos

*Quanto mais extensos, menos chances de serem cumpridos, e se muito detalhados aumentam-se as chances de erros e são difíceis de serem atualizados e realizados, na prática.

A abordagem da segurança do paciente depende, portanto, de um modelo sistêmico que reconheça que os erros, em sua maioria, são cometidos por profissionais competentes, cuidadosos e atenciosos e que prevenir esses erros com frequência envolve manter os profissinais em um ambiente que possa antecipar falhas e interceptá-las, antes que causem dano.[18]

O Modelo do Queijo Suíço, de *James Reason* (1990) para acidentes organizacionais (análise do "Caso do paciente errado"), auxilia no entendimento da relação entre erros ativos (os que estão na ponta) e erros latentes (os que estão no processo).[18] Nesse contexto, para a ocorrência de um evento adverso ou dano no doente é necessário o alinhamento de diversas falhas estruturais ou pontuais, como má prática ou descuido por parte dos profissionais de saúde ou comportamentos inseguros ou de riscos por parte dos doentes.[18]

Assim, várias devem ser as estratégias a serem implementadas para criar sistemas mais seguros, como simplificação, padronização, uso de repetições, trabalho em equipe, comunicação e aprendizado a partir de erros que deverão ser considerados como oportunidades de melhorias.[4,8-10,18]

A mensuração da qualidade deverá ser organizada levando em contra a "Tríade de Donabedian": (1) ESTRUTURA; (2) PROCESSO e (3) DESFECHO.[1]

O QUE DOCUMENTAR?

Documentos fornecem informações consistentes, tanto internamente quanto externamente sobre o sistema de gestão (diretrizes). Documentos que descrevem como o sistema é aplicado pertencem ao planejamento estratégico. E os que estabelecem requisitos são planos de ação. Na análise e solução de problemas são necessários documentos que estabeleçam recomendações ou sugestões. Os documentos que fornecem informações de como realizar as atividades são chamados de protocolos e os que fornecem evidências objetivas de atividades realizadas, de indicadores.[4,9,12]

É importante atentar que os indicadores de desempenho e resultado só têm razão de existir se for para acompanhar e melhorar os resultados dos produtos dos processos ao longo do tempo. E que uma meta é um ponto a ser atingido, constituída por um objetivo gerencial, um valor e um prazo, e que um método é o caminho para que se possam atingir resultados.[4,9]

Daí a importância de fazer com que todos se sintam envolvidos e comprometidos com os processos, que executem seus planos e que documentem as suas atividades e resultados, dentro de preceitos que garantam a rastreabilidade e a qualidade que se quer ter na instituição (Quadro 2.5).

Quadro 2.5 O que deve ser documentado

Não documentar	Documentar
Variabilidade desejada	Variabilidade indesejada
Flexibilidade	Previsibilidade
Processo consolidado	Reflexão e melhoria de lógica de fluxos
Domínio humano	Domínio do método

Nesse contexto, estar motivado e focado na competência como fonte de valor (*saber fazer, mobilizar, transferir, aprender, engajar, ter visão estratégica e assumir responsabilidade*) é fundamental para que as lideranças possam promover a gestão da qualidade na instituição. E para isso os líderes deverão ter pensamento estratégico, habilidades interpessoais e colocar a "mão na massa". CONTAGIAR PELO EXEMPLO.

QUALIDADE É INVESTIMENTO

A compreensão da qualidade como investimento e que ela é um dom, gratuita e não cara, não tem sido fácil, embora hoje já seja muito discutida e utilizada como diferencial em vários segmentos e instituições públicas ou privadas.[4,9,10]

A qualidade, na realidade, é bastante lucrativa, considerando que ela promove a execução correta, logo de saída, de um trabalho. A cada centavo e/ou tempo que se deixa de gastar não se repetindo erroneamente alguma coisa, ou utilizando-se alternativas, ganha-se.[1-6,9]

Cabe ao setor responsável pela qualidade/gestão do risco assumir a responsabilidade de instruir não só a alta administração, mas todos os níveis de trabalho da instituição, explicando tudo em termos compreensíveis, sem se importar, com as adversidades naturais decorrentes de todo o processo de mudanças.

Para atingir esses objetivos propostos, deve-se empenhar em compreender os conceitos, e se estes estão sendo compartilhados com os outros. Procurar desenvolver a própria fluência, assim como envolver todos, emocionalmente, nos problemas da instituição como um todo.

Todas as ações-pesquisas empregadas como metodologia devem sinalizar para a necessidade de se estabelecer um competente programa de gerenciamento da qualidade em todas as operações, e de forma integrada entre as diversas equipes multidisciplinares; o foco deve ser a assistência à saúde com garantia da segurança do paciente e o acesso à continuidade do seu diagnóstico/tratamento.[16,17]

A partir de processos escritos, construídos com as equipes, de forma preventiva, passa-se a eliminar os problemas–surpresa de não conformidades e assim, consequentemente, reduzi-se os custos da qualidade, evitando gastos desnecessários e o retrabalho (horas).[4,9,10,16,17]

Assim, cria-se a estratégia deliberada de deflagrar uma revolução cultural – qualidade como diferencial, como hábito diário, com objetivos de torná-la parte da estrutura da instituição de saúde, como um todo.

Nesse contexto, é fundamental construir processos sustentáveis para evitar o "combate aos incêndios", substituindo pela prevenção. A qualidade, assim, será reconhecida como fator primordial para uma assistência à saúde com menos riscos.[4,9,10] A implementação da qualidade nos serviços prestados está relacionada com o conceito de qualidade assumido pela organização que, ao construir e praticar uma política de qualidade, tem suas atividades atreladas a um contínuo monitoramento, viabilizando a redução de não conformidades, de menores custos, da ausência do desperdício e do retrabalho.

Sabe-se que é preciso de 4 a 5 anos para se conseguir que as pessoas compreendam a necessidade e aprendam a confiar em um programa/política de melhoria permanente.[9,10] E não é fácil, em primeira instância, ter tempo para novos aprendizados. Assim, a estratégia de um projeto de educação continuada utilizando-se recursos da *Internet/Intranet(e-learnig)*, também parece um modo interessante de aprendizado e que deveria ser ampliado a todos os membros de equipe multidisciplinar, de forma sistematizada, com objetivo de compartilhar conhecimentos.

Tudo deve ser uma oportunidade de melhorias. Sistematizar processos é uma forma de se ter qualidade. E não é caro ter qualidade, pois por meio dela, trabalha-se com menos riscos, evitam-se erros e retrabalhos.

QUESTÕES APLICATIVAS[18]

- Quais os pontos observados no sumário de alta abaixo?
- Que elementos seriam importantes para garantir a continuidade da assistência ao paciente?

CENTRO MÉDICO DA MONTANHA*

Resumo de alta

Nome do paciente: JLH
Número do prontuário: Apto. *12*
Período de internamento: *Janeiro*
Data: *1/2/2011* **Hora:**

O paciente x foi internado neste serviço com HAS + DM + Urosepse.

Deverá ir para casa usando medicação Y.

Assinatura do profissional responsável: *José Willis*

*Conteúdo fictício apenas com objetivos didáticos.

Analise e comente o caso*

Um paciente de 50 anos foi submetido a uma cirurgia para implantação de uma prótese articular no joelho direito. Ao acordar foi informado pelo seu médico que ambas as pernas tinham sido operadas, por erro de lateralidade.

A cirurgia havia transcorrido bem, mas como ele perdera muito sangue, e o tempo cirúrgico fora longo, precisava agora passar 24 horas em observação na unidade de terapia intensiva.

Já era o segundo caso em três meses naquele Hospital de erro de lateralidade.

Investigada a causa-raiz dos problemas, a equipe de gestão de riscos observou que o Hospital não tinha política de cirurgia segura sistematizada e/ou implementada. Cada equipe cirúrgica agia conforme suas experiências.

Também foi observado que não havia no Hospital uma política para a falta de políticas e/ou prática de atividades informais por parte das equipes multiprofissionais.

A partir desses casos a instituição passou a sistematizar, por escrito, os seus processos assistenciais focados na segurança do paciente, e o não cumprimento das políticas de qualidade pelas equipes multiprofissionais eram discutidos junto a governança e comissão de ética do Hospital.

Passados quatro anos da implementação da política de cirurgia segura no Hospital, não têm sido observados mais casos de erro de lateralidade.

---

*Conteúdo fictício apenas com objetivos didáticos.

"... prefiro ser uma vírgula do que um ponto final
Talvez eu esteja no escuro, talvez eu esteja de joelhos
Talvez eu seja a lacuna entre dois trapézios
Mas meu coração está batendo...
E nós vimos essa luz, eu juro, surgir piscando
Para me dizer que vai ficar tudo bem
E cada lágrima é uma cachoeira..."
Coldplay

Referências

1. Donabedian A. Evaluating the quality of medical care. Milbank. Mem. Fund. Q. 1966;44(Supp.): 166-206.

2. Hinrichsen SL, Lira MC, Anjos AB et al. Risco sanitário hospitalar. Qualidade e segurança. In: Hinrichsen SL. Biossegurança e controle de infecções. Risco Sanitário Hospitalar. MEDSI. Rio de Janeiro. 2004. 289-305.

3. Hinrichsen SL. Princípios da administração de qualidade e controle de infecções. Gerenciamento de riscos. Prática Hospitalar. 2008; 60:57-63.

4. Hinrichsen SL. Qualidade em saúde em tempos de acreditação. Módulos 1-6. Bayer HealthCare/Bayer Schering Pharma. Office Editora e Publicidade Ltda. 2011.

5. ONA. Organização Nacional de Acreditação. Disponível em: <www.ona.org.br>.

6. CBA. Consórcio Brasileiro de Acreditação. Padrões de Acreditação da Joint Commission International para Hospitais. Rio de Janeiro. 2010.pp.288.

7. Instituto Qualisa de Gestão. Accreditation Canada. Disponível em: www.iqg.com.br/acreditação-cchsa.php.>

8. IHI. Institute for Healthcare Improvement. Disponível em: <www.ihi.org/ihi >.

9. Falconi V. O Verdadeiro Poder. Nova Lima (MG): INDG Tecnologia e Serviços Ltda. 2009. pp. 158.

10. Falconi, V. Gerenciamento da rotina do trabalho do dia a dia. 8 ed. Nova Lima(MG): INDG Tecnologia e Serviços. 2004. pp. 266.

11. Falconi V. Gerenciamento pelas diretrizes (Hoshin Hanri). 4 ed. Nova Lima (MG): INDG Tecnologia e Serviços. 1996. pp. 300.

12. Falconi V. Qualidade total; padronização de empresas. Nova Lima (MG): INDG Tecnologia e Serviços. 2004. pp. 142.

13. Oliveira CA. Inovação da tecnologia, do produto e do processo. Nova Lima (MG): EDG, 2003. pp. 310.

14. Crosby P.B. Qualidade é investimento. José Olympio Editora. Rio de Janeiro. 1979. pp.327.

15. Atul Gawande. Checklist. Como fazer as coisas benfeitas. Sextante. Rio de Janeiro. 2009. pp.208.

16. Susan G, Evered R. An assessment of the scientific merits of action rsearch. Administrave Science Quarterly. 1978; 23: 582-603.

17. Infante M, Santos MAB. A organização do abastecimento do hospital público a partir da cadeia produtiva: uma abordagem logística para a área de saúde. Ciência & Saúde Coletiva. 2007; 12(4):945-54.

18. Wachter, R.M. Compreendendo A Segurança do Paciente. Artmed.São Paulo. 2010.pp.320.

Sistematização de Processos: Criando uma Cultura de Qualidade e Segurança Organizacional

"O planejamento estratégico diz o que fazer.
A qualidade diz como fazer melhor".
Erinco De Vettori

Um dia observou-se que não estava claro o que seriam processos e/ou a sistematização destes, nem tampouco a sua importância e aplicabilidades práticas.

Era muito fácil definir temas, atribuir lugares para eles, mas fazer com que as atividades da rotina deixassem de ser informais, era algo que parecia impossível.

Por que formalizar o que nunca foi formalizado? Para que seguir fluxos, normas/políticas e criar programas focados em melhorias, quando estas são óbvias?

Certa vez, uma colaboradora da equipe questionou por que escrevíamos tanto? Não seria uma perda de tempo dissertar sobre práticas que só caberiam em livros e não no dia a dia das pessoas? Havia outras coisas para fazer...

Ficamos pensativos com aquela observação. Será que estaríamos escrevendo demais? Seria realmente preciso escrever? Era perda de tempo? Muito papel?

Mas, logo em seguida vinha a resposta: Sim, precisávamos escrever, pois se queríamos que um processo, definido aqui como atividade, existisse independente das pessoas, ele teria de ter uma sequência, um roteiro, normas e fluxos. Teríamos de ter uma política institucional.

E, não poderíamos iniciar nenhuma atividade, sem antes escrevê-la, sem antes definirmos como e o que fazer, de forma estruturada e clara.

Havia necessidade de sistematizar todos os processos que garantissem a segurança do paciente.

> "... O empresário levantou a cabeça:
> – Há 54 anos habito este planeta, e só fui incomodado três vezes. A primeira foi há 22 anos, por um besouro que veio não sei de onde. Fazia um barulho terrível, e cometi quatro erros na soma. A segunda foi há 11 anos, quando tive uma crise de reumatismo. Por falta de exercício. Não tenho tempo para passear. Sou um sujeito sério. A terceira... é esta! Eu dizia, portanto, 501 milhões..."
> Antoine De Saint-Exupéry. O Pequeno Príncipe,1943.

Uma instituição/hospital/empresa eficaz precisa garantir seus resultados. E, para atingir essa meta, não existe outra forma a não ser a organização de tarefas/atividades, diferenciadas e integradas. Para isso se faz necessário, primeiro, analisar atividades, processos, decisões, fluxos de informações e papéis.

Um processo organizacional é um processo empírico e evolutivo, para o qual não é possível estabelecer princípios e teorias absolutos. Mas, é preciso ter sequência, memória para ser repetido, de forma correta e uniforme, por todos os envolvidos. Por isso faz-se necessário (1) definir os propósitos e objetivos do que existe; (2) analisar e identificar os processos, atividades ou tarefas exigidas, assim como o fluxo das tomadas de decisões e do trabalho de toda a organização; (3) alocar atividades afins a equipes e pessoas segundo necessidades e posições na estrutura; (4) prover níveis de responsabilidades segundo processos; (5) assegurar a atenção ao desenvolvimento dos processos de trabalho em equipe e sua comunicação; (6) reconhecer a importância das redes informais no processo de comunicação de informações na tomada de decisões; e (7) adaptar-se às mudanças (*Armstrong M*, 2010).

Sabe-se, que a maioria das empresas e instituições de saúde, trabalha incansavelmente na sistematização de processos, aqui definidos como atividades/valores agregados, que deem sustentabilidade à cultura da qualidade e segurança das pessoas e do meio ambiente. Toda organização, pública ou privada, seja uma loja ou uma instituição de saúde, foca a sua gestão em bons resultados. Vários são os programas de gerenciamento, alguns baseados em um planejamento estratégico repleto de planos de ação e/ou lideranças capazes de motivar as pessoas a buscarem o seu melhor.[1-3]

Karou Ishikawa, dizia que *"Só se gerencia aquilo que se mede"* e para que isso ocorra, muitos são os caminhos a serem percorridos e muitos, também, são os desafios.[2] E para se garantir bons resultados é fundamental que primeiro se tenha a liderança, segundo o conhecimento técnico, e terceiro o método.[2,4,5]

Entretanto, nada adiantará o conhecimento ou o método se não existirem pessoas capazes de fazer acontecer.[2] Por isso é fundamental que existam líderes que possam estimular pessoas e que possam formar EQUIPES.[2]

A agenda de um líder (como o agente de mudanças na organização) em qualquer tipo de serviço, e até em hospitais, deverá promover a criação de um sistema que possa atribuir a todas as pessoas metas que sejam críveis e desafiadoras, sempre calculadas a partir de lacunas previamente identificadas (Quadro 3.1).[2]

É fundamental que todas as lideranças tenham consciência de que poderão ser necessários de 5 a 7 anos (pois esse é o tempo que as pessoas levam para mudar) para que se tenha um bom sistema de recursos humanos funcionando satisfatoriamentee com tempo para que os primeiros valores bem recrutados e treinados cheguem a um nível gerencial elevado. Após, esse período, quando as mudanças começam a acontecer e o conteúdo de liderança já está inserido na organização, a presença de um líder carismático perde, portanto, a sua importância, pois a empresa passa a ter uma liderança institucionalizada.[2,6]

Um processo de mudança é normal e faz parte da vida das pessoas (pessoal ou profissional). Nada é retilíneo, constante, ou mesmo para sempre. Embora seja-se avesso às mudanças, elas ocorrerão sempre!

Quem fica parado, morre e o mesmo ocorre em qualquer organização, seja pública ou privada.

Serão necessários planos de ação para que mudanças sejam feitas e melhorias alcançadas. E nessa caminhada, vão existir dificuldades, pedras no caminho, vontade de desistir, ficar estagnado, sem ação. Sentimentos moverão as ações, sejam de raiva, impotência e/ou de motivação. Para se chegar a algum lugar, nesse processo de mudanças, é preciso tomar decisões. Sem elas nada será possível.

Quadro 3.1 Conteúdo da agenda da liderança[2]

- Criar um sistema de metas
- Promover o domínio do método pela equipe e gerenciamento da rotina
- Garantir o estabelecimento e melhoria contínua de um sistema de recrutamento e seleção (padronizar processo)
- Promover treinamentos para o conhecimento técnico das equipes
- Motivar pessoas fazendo com elas sonhem e busquem seus ideias
- Fazer *coaching*,* supervisionar a maneira que a equipe trabalha, aconselhando e alinhando procedimentos
- Promover a meritocracia, garantindo o estabelecimento e a melhoria contínua de um sistema de avaliação do desempenho, com *feedback*** contínuo, demitindo só quando necessário
- Alinhar os interesses das pessoas com os da organização por meio de um sistema de incentivos
- Cuidar da cultura predominante da organização, trabalhando no sentido de fixar valores que possam viabilizar o futuro das pessoas e da organização
- Promover a cultura de alto desempenho, atribuindo valor aos que as superam, promovendo a tomada de decisões com base em fatos e dados, valorizando a honestidade intelectual

Coaching: um treinamento no trabalho.
**Feedback:* retroinformação, comentários e informações sobre algo que já foi feito com objetivo de avaliação.[2]

Certa vez, fomos chamados para discutir algumas mudanças em um hospital.

Estávamos há quase dez anos trabalhando com uma equipe afinada, bem estruturada e tecnicamente capacitada. Éramos referência nacional e internacional e batíamos todas as metas.

No início da abordagem, feita pelo diretor do hospital, não estavam claros os objetivos da discussão. Sua fala era evasiva, superficial e usava de exemplos que não eram bem entendidos no contexto naquele momento.

Mas, aos poucos, fomos compreendendo que a nossa equipe passaria por mudanças.

Estudos demonstravam que a nossa estrutura era cara para o momento financeiro do hospital, e que alguns membros do nosso time teriam de deixar o nosso setor.

Era preciso otimizar recursos e talentos e as nossas atividades deveriam ser redefinidas.

Novos planos existiam e novos movimentos teriam de ser feitos.

DEFININDO PLANEJAMENTO ESTRATÉGICO

"Tendo pleno conhecimento de todos os projetos, de todos os movimentos, de todas as ações do inimigo, farás com que, a cada dia, ele venha precisamente onde queres que ele venha".

Sun Tzu

A estratégia define para onde a organização e suas diversas funções querem ir e aonde querem chegar. É, na verdade, uma declaração de intenções que dá um senso de propósito e direção.

O planejamento estratégico (PE) é um processo gerencial que diz respeito à formulação de objetivos para a seleção de programas de ação e para sua execução, levando em conta as condições internas e externas à empresa e sua evolução esperada. Também considera as premissas básicas que se deve respeitar para que todo o processo tenha coerência e sustentação.[7] A administração estratégica também pode ser considerada um processo que envolve administradores de todos os níveis da organização, que formulam e implementam objetivos estratégicos.[1,3,7,8] É um instrumento que força, ou pelo menos estimula, os administradores a pensar em termos do que é importante ou relativamente importante, e também a se concentrar sobre assuntos de relevância. É, portanto, um instrumento de gestão e uma ferramenta na tomada de decisão que coordena de forma integrada e consistente os caminhos que a organização quer seguir, além de facilitar a adaptação às mudanças ambientais e suas oportunidades de melhorias.[1]

Empresas de todos os tipos estão chegando à conclusão de que essa atenção sistemática à estratégia é uma atividade muito proveitosa. E as razões dessa atenção crescente à estratégia empresarial são muitas, algumas mais evidentes que outras.

Entre as causas mais importantes do crescimento recente do planejamento estratégico, pode-se citar que os ambientes de praticamente todas as empresas mudam com surpreendente rapidez. Essas mudanças ocorrem nos setores econômico, social, tecnológico e político. A empresa somente poderá crescer e progredir se conseguir ajustar-se à conjuntura, e o planejamento estratégico é uma técnica comprovada para que tais ajustes sejam feitos com inteligência.[1,3,7]

Uma instituição, qualquer que seja a sua área de atuação, incluindo a saúde, hospitais, pode se beneficiar de um planejamento estratégico por meio de: (1) determinação e revelação do propósito organizacional em termos de valores, missão, objetivos, estratégias, metas e ações, com foco em priorizar a alocação de recursos; (2) delimitação dos domínios de atuação da instituição; (3) descrição das condições internas de resposta ao ambiente externo e a forma de modificá-las, com vistas ao fortalecimento da instituição; e (4) engajamento de todos os níveis da instituição para a consecução de fins maiores.[1,3]

São benefícios do planejamento estratégico: (1) maior agilização das decisões; (2) melhora da comunicação; (3) aumento da capacidade gerencial para a tomada de decisões; (4) promoção de uma consciência coletiva; (5) visão contínua de conjunto; (6) maior delegação; (7) direção única para todos; (8) orientação dos programas de qualidade; e (9) melhora do relacionamento da organização com seu ambiente interno e externo.[1]

Em todo processo que busque melhores resultados institucionais e/ou qualidade, devem ser considerados: (1) o foco no cliente; (2) a liderança; (3) o envolvimento de pessoas; (4) a abordagem de processo; (5) abordagem sistêmica para a gestão; (6) a melhoria contínua; (7) a abordagem fatual para a tomada de decisões; e (8) os benefícios mútuos nas relações entre clientes e fornecedores.[1]

É importante atentar que alguns planejamentos estratégicos falham porque os conceitos de qualidade não estão inseridos no contexto das metas e os resultados não são analisados com foco preventivo e, sim, corretivo. Pela gestão da qualidade há a integração e o comprometimento com os objetivos da organização. E, quando esse ciclo se mantém, passa-se a ter um processo contínuo de melhorias, criando possibilidades de uma cultura de excelência sustentável que por si só garante o sucesso do planejamento estratégico.[1,2]

Após a reunião com a diretoria, foi solicitado à nossa equipe um planejamento para nossas atividades. Todos sabiam da importância de nosso trabalho e o quanto ele foi estratégico para a instituição/hospital. Mas, o momento, agora, era outro.

Havia por parte da alta direção o conhecimento da nossa capacidade para pensar de forma imaginativa sobre que direção iríamos tomar, assim como da nossa visão de longo prazo em garantir um sucesso continuado, mesmo com outros projetos.

Saímos dali empenhados em estabelecer os meios para resolver o problema em termos de: (1) o que precisará ser feito; (2) por que será necessário fazê-lo; (3) como deverá ser feito; (4) quem fará; e (5) quando deverá ser feito.

Também sabíamos que na formulação de planos estratégicos seriam necessários:

– A definição da missão da organização (objetivo global).

– A definição dos objetivos para cumprir a missão da organização.

– A análise da viabilidade de cada unidade estratégica de negócios para estabelecer o seu futuro dentro da organização.

– A definição dos problemas estratégicos.

– A decisão sobre os fatores críticos de sucesso.

– O desenvolvimento de estratégias novas ou revisadas para corrigir os objetivos segundo análise dos problemas estratégicos.

– A preparação dos planos operacionais, de recursos e de projetos, para realizar as estratégias e atender aos critérios dos fatores críticos de sucesso.

– A implantação de planos e o monitoramento dos seus resultados.

(Michael A, 2010).

ENTENDENDO UM SISTEMA DE GESTÃO

"Gerenciar é resolver problemas."
Vicente Falconi[2]

Em qualquer empresa e/ou instituição, sempre existirão problemas. Alguns "bons" – provocados quando se levantam as lacunas e buscam-se melhorias para eles; e, alguns "ruins" – considerados como desvios de consistência das operações, decorrentes de falhas e que têm de ser resolvidos de imediato, pois em geral não são planejados.[2]

Problemas "ruins" devem ocorrer em número cada vez menor, pois não são totalmente eliminados, mas, reduzidos significativamente. E os problemas "bons" servem como oportunidades de melhorias e muitas vezes, auxiliam na maturidade das pessoas e dos processos institucionais.[2]

Em um processo de gestão são responsabilidades básicas de um gerente: (1) garantir que os processos que apoiam as operações sejam estáveis (consistentes) e confiáveis; e (2) levantar, priorizar e resolver os problemas existentes em cada área de atuação.[2]

O desenvolvimento de um sistema de gestão é um aprendizado. E a grande dificuldade em alcançar a excelência é estabelecer a base de uma boa rotina. Para se ter bons resultados no planejamento de um sistema de gestão, deve-se considerar o tempo para que haja o amadurecimento de planos e processos. Apressar um processo, poderá ser desastroso com consequências catastróficas para todos.[1,2,9]

Desenvolver um pensamento estratégico baseado em riscos dentro da cultura organizacional, especialmente na área da saúde, poderá ser de grande utilidade para que metas sejam atingidas, nesse caso, a segurança do paciente, do profissional e do meio ambiente.[1,2] Para isso, também é importante que seja desenvolvido um pensamento sistêmico, focado em processos e pessoas. Afinal, depende-se de pessoas, por isso o conteúdo da liderança deverá ser cuidado.[2]

Manter a organização aberta ao conhecimento é vital. Por isso é importante cuidar para que a motivação (saúde mental) das equipes seja a melhor possível e que as pessoas certas estejam em lugares certos (meritocracia).[2] Não se deve também achar que as ações de um plano de ação serão executadas automaticamente. Por isso, cada liderança deverá conferir.[2]

Na gestão de processos, é fundamental uma equipe multidisciplinar que analise sistematicamente o desempenho e a qualidade prestada por todos os profissionais. O foco da análise deverá priorizar: (1) a identificação de pontos críticos; (2) a eliminação de situações de retrabalho; (3) a clarificação das operações e das responsabilidades; (4) a construção da memória organizacional; (5) o monitoramento de indicadores de desempenho profissional; (6) a eliminação dos gargalos e entraves do processo; e (7) maior agilidade nos processos e treinamentos de equipes, que levarão a uma melhor otimização de custos e à excelência assistencial.[2]

DESEMPENHO
Organização – Processos – Operações

Em toda instituição/empresa, pública ou privada, da área da saúde ou de outras, para que se façam melhorias, é fundamental, no processo de produção, distinguir os diversos fluxos (materiais, trabalho) e analisá-los de forma distinta, mesmo que os processos sejam executados por várias operações. Não é recomendado pensar que melhorando as operações individuais será melhorada a eficiência global do fluxo do processo do qual elas são partes. Também, não ter um pensamento estratatégico focado em ações sustentáveis monitoradas continuamente, e/ou fazer apenas melhorias nas operações, sem considerar os seus impactos no processo, será ruim, podendo até diminuir a eficiência global, ou levar ao fracasso qualquer que seja o projeto (*Shigeo Shingo*).[2] Para que um projeto tenha sucesso também é necessário que haja planejamento e tempo de maturação.[2,9]

Assim, para que se possa avaliar o desempenho dos processos e das operações de uma instituição/empresa é necessário distinguir os níveis e necessidades de gerenciamento, diferentes entre si, divididos em: (1) **organização** (a estrutura de relacionamentos necessária para que a instituição possa cumprir as suas funções); (2) **processo** (a sequência de valores agregados que resulta no produto final – interno ou externo); e (3) **operação** (a sequência de trabalho conduzida por homens e máquinas para agregar determinado valor específico – meta da operação).[2,10]

Existem três necessidades de desempenho para cada nível da organização que devem ser bem estabelecidas e continuamente revistas que são: (1) **metas** (traduzem as necessidades da organização); (2) **projetos** (processos e operações configurados de forma a permitir que as metas sejam alcançadas); e (3) **gerenciamento** (método que garante que as metas sejam atuais e estejam sendo atingidas).[2,10]

É importante, entretanto, atentar para o fato de que as metas devem ser bem estabelecidas e que devem ligar o real e o ideal sempre dentro da lacuna existente, que é quem dá a direção do gerenciamento. Além de sempre priorizar as metas, pois, *"quem tem muitas prioridades acaba por não ter nenhuma"*.[2]

Para se estabelecer um bom plano de ação é necessário, primeiro, conhecer bem o problema ou a meta por meio da análise funcional. Um plano de ação é um resumo das decisões tomadas.[2]

PROCESSO ASSISTENCIAL
Criando uma Cultura de Qualidade

Nos dias atuais existe uma tendência no processo assistencial na área de saúde focada na avaliação das dimensões do processo do cuidado do paciente, centrado na garantia da continuidade da assistência, sempre dentro de uma visão multidisciplinar. Vários são os programas de qualidade que buscam incansavelmente a efetividade, a segurança, a oportunidade e a humanização (acolhimento como centro do cuidado).[5,11-16]

A partir da publicação, nos Estados Unidos, do livro *To Err is Human*, em 2000, várias organizações nacionais e internacionais vêm trabalhando para que sejam sistematizadas as atividades relacionadas com o cuidado do paciente.[13,17]

Hoje, a busca pela qualidade e segurança do paciente, não é mais uma atitude isolada, mas uma exigência social, que pede mais competência, com o mínimo de riscos e/ou complicações ou morte. E nesse contexto, existem vários hospitais e instituições de saúde preocupados, não somente em tratar os pacientes, mas também em oferecer serviços com qualidade e segurança não só para os doentes, visitantes, profissionais colaboradores, mas também para o meio ambiente onde se encontram inseridos.

Na busca da excelência profissional, é fundamental a prática educativa em todos os setores do hospital/instituição, mediante programas apropriados às necessidades identificadas e/ou riscos existentes.[12]

É importante que se entenda que uma das formas de se criar uma nova cultura em qualidade dos serviços de saúde, seria desenvolver programas específicos de educação continuada não só para a enfermagem, mas para todos de equipes multidisciplinares, incluindo médicos, a fim de que todos sejam informados dos critérios de qualidade e motivem-se para prestar uma assistência mais segura.[16]

A qualidade possui três dimensões: (1) **técnica** (que se refere à aplicação de conhecimentos científicos e técnicos na solução de problemas de saúde do cliente); (2) **interpessoal** (da relação entre o prestador de serviços e o cliente); e (3) **ambiental**, (relativa ao conforto e ao bem-estar).[4] É uma jornada contínua em busca do consenso possível, continuamente revisado; da normalização de procedimentos e adequação constante do seu uso, atendendo às necessidades dos clientes.[12,15,16]

O processo de certificação/acreditação hospitalar deverá ser uma consequência da implantação de processos de excelência assistencial de toda instituição de saúde que busca a qualidade total dos serviços prestados. Um bom serviço de saúde e/ou hospital é acreditado e/ou têm padrões de segurança quando seus recursos, processos e resultados possuem qualidade pelo menos satisfatória.

Para *Donabedian* "antes de se pensar em avaliar a qualidade da assistência, tanto em termos gerais quanto em situações específicas, é necessário que haja um acordo sobre como essa qualidade é definida e quais os elementos que a constituem" (Quadro 3.2).[18-22]

Quadro 3.2 Atributos relacionados com a qualidade (*Donabedian*, 1990)[9]

Eficácia – É a habilidade da ciência médica em oferecer melhorias na saúde e no bem-estar dos indivíduos

Efetividade – É a relação entre o benefício real oferecido pelo sistema de saúde ou assistência e o resultado potencial de um "sistema ideal"

Eficiência: – É a habilidade de obter o melhor resultado ao menor custo, isto é, a relação entre o benefício oferecido pelo sistema de saúde ou assistência médica e seu custo econômico

Otimização – É o balanço mais vantajoso entre custo e benefício, ou seja, é o estabelecimento do ponto de equilíbrio relativo, em que o benefício é elevado ao máximo em relação ao seu custo econômico

Aceitabilidade – É a adaptação dos cuidados médicos e da assistência à saúde às expectativas, desejos e valores dos pacientes e suas famílias. Esse atributo é composto por cinco conceitos: acessibilidade, relação médico-paciente, hotelaria, preferências do paciente quanto aos efeitos da assistência, preferências do paciente quanto aos custos da assistência

Legitimidade – É a conformidade às preferências sociais relativas aos aspectos acima, isto é, a possibilidade de adaptar satisfatoriamente um serviço à comunidade ou à sociedade como um todo. Implica conformidade individual, satisfação e bem-estar da coletividade

Equidade – É a determinação da adequada e justa distribuição dos serviços e benefícios para todos os membros da comunidade, população ou sociedade

A qualidade também pode ser definida segundo dois aspectos: (1) custos e (2) resultados. Em relação aos custos a qualidade é vista como ausência de defeitos, enquanto nos resultados ela consiste nas características do produto/serviços que satisfazem às necessidades do cliente, o que determina a aceitação do produto no mercado gerando lucro.[23] E a gestão da qualidade é composta por três pontos fundamentais: (1) planejamento da qualidade; (2) controle da qualidade, e (3) melhoria da qualidade.[23]

No setor saúde têm sido desenvolvidos importantes conceitos a respeito da qualidade da assistência nas instituições e atividades relacionadas com a assistência ao paciente, focados nas principais causas de comprometimento do cuidado que exigem um plano de ação, o que corresponde apenas ao primeiro passo para a melhoria do cuidado.[16]

> Criar uma cultura de qualidade e segurança assistencial não é uma tarefa fácil e não acontece em passos de mágica, de forma automática. Leva tempo e precisa ser bem trabalhada pela instituição de forma estratégica.
>
> Primeiro, há necessidade de trabalhar a cultura das expectativas baixas, na qual as equipes têm comunicações não adequadas e com possíveis falhas, apesar de processos sistematizados implantados.
>
> Precisa-se implantar a cultura de oportunidades de melhorias a partir da notificação de erros, do evitar culpas/culpados e da inserção da segurança no plano estratégico da organização.
>
> A criação de sistemas de resposta rápida tem sido eficaz para assegurar que pacientes com piora clínica, por exemplo, recebam de imediato a assistência que precisam. Introduzir o conceito da cultura da justiça pode ser também um facilitador para a melhor compreensão da importância da sistematização de processos seguros e de qualidade para o paciente e toda a instituição.

Qualidade e Organização em Serviços de Saúde

Com a criação do Sistema Único de Saúde (SUS), no Brasil, em 1998, foi assegurada a garantia da saúde como direito do cidadão. A partir daí, fez-se necessário o desenvolvimento de instrumentos gerenciais capazes de avaliar os serviços de saúde prestados a população, com objetivo de minimizar, ou até mesmo solucionar os problemas apresentados pelo SUS e seus prestadores de serviço, para sanar os problemas pertinentes à estrutura, aumentando, assim, a qualidade assistencial.[16,24]

No gerenciamento do cuidado ao paciente, as equipes de saúde necessitam de dois tipos de instrumentos diferentes: (1) a programação e (2) o desenho e a aplicação correta (normas, regulamentos, rotinas) que orientem os diversos processos de trabalho. É uma das missões da gestão do cuidado fazer com que todos alcancem a equidade. E, para isso, é preciso que não se coloque como meta principal apenas a produção e a produtividade.

Em uma instituição de saúde, especificamente em um hospital, várias são as atividades realizadas no dia a dia, simultaneamente, e sem erros, pois eles podem causar eventos adversos/sentinelas – estes com perda funcional permanente ou morte).[5,11,14,16,17]

Para gerar uma nova cultura de qualidade dos serviços de saúde, devem-se implementar programas de educação continuada para conhecimento e reflexão sobre os conceitos e critérios de excelência e os demais aspectos relativos à gestão da assistência (Quadro 3.3).

Não é recomendado buscar a qualidade, só para se ter certificação, pois se não houver bases processuais de gestão, sustentável, onde se vive o conceito

Quadro 3.3 Qualidade segundo *Avedis Donabedian*[18-22]

Modelo unificado baseado em três componentes do cuidado em saúde
1. ESTRUTURA (Segurança) – Pressupõe-se que haja atendimento aos requisitos básicos de qualidade na assistência prestada ao cliente, com recursos humanos em quantidade e qualificação compatíveis com a complexidade do serviço • **Pontos observados** – As condições físicas, humanas e organizacionais em que o cuidado se dá (recursos físicos, humanos, materiais e financeiros necessários para a assistência médica incluindo financiamento e disponibilidade de mão-de-obra qualificada) ou as chances de se ter um bom cuidado, pois, por si só, uma boa estrutura não garante um bom cuidado **Tipos de indicadores** – Presença e adequação de equipamentos; área física; instalações; insumos; recursos humanos
2. PROCESSO (Organização) – Verifica-se a organização da assistência, conferindo documentação, treinamento dos trabalhadores, rotinas, uso de indicadores para a tomada de decisão clínica e gerencial e prática de auditoria interna • **Pontos observados** – Se há a inter-relação entre prestador e receptor dos cuidados, assim como a dinâmica do cuidado de saúde **Tipos de indicadores** – solicitação de exames, ouvir o paciente, verificação de exames, exame do paciente, execução procedimentos
3. RESULTADO (Práticas de gestão e qualidade) – Constata-se se existem políticas institucionais de melhoria contínua em termos de estrutura, novas tecnologias, atualização técnico-profissional, ações assistenciais e procedimentos médico-sanitários • **Pontos observados** – Qualidade do produto final da assistência prestada, considerando saúde, satisfação de padrões e de expectativas, além da mudança no estado de saúde do paciente que pode ser atribuída a esse cuidado (validade atribuível de difícil avaliação) **Tipos de indicadores** – Cura, sequela, adaptação ao meio, desconforto, mortalidade, morbidade, estado funcional, estado de saúde, qualidade de vida

de segurança aprendido por todas as equipes interdisciplinares, será difícil implantar as diversas recomendações e/ou "manualizar" processos.

Ter qualidade, excelência na assistência ao paciente, com segurança será, sim, uma consequência da sistematização de processos gerenciais, implementados com tempo de maturação que permitirão a acreditação, o merecimento de confiança que se faz sempre o melhor e com planejamento.[1,3,13,16]

LEIS – REGULAÇÕES – *ACCOUNTABILITY*

Embora exista a motivação das pessoas e da instituição com a qualidade e segurança de pacientes, na prática, isso só não é suficiente. Existem muitos fatores associados às práticas assistenciais e ao negócio (*business*).

Buscar a excelência certificada (acreditada) reconhecida como competente para executar funções específicas, não é suficiente para garantir a segurança em todos os níveis da organização e para o paciente. É necessário também a regulação, compreendida como uma regra autoritária, mandatória, mais potente que a certificação (acreditação).[25]

Hoje, são várias as discussões sobre os atos de profissionais que falham em aderir a padrões esperados, e cujas falhas não são erros intencionais, mas danos preveníveis, muitos advindos da pouca qualificação profissional (treinamentos), desmotivação e desatenção. E alguns consequentes às falhas de processos.[25]

Também é importante discutir o significado de *ACCOUNTABILITY*, um termo da língua inglesa, que fala sobre a obrigação de uma organização/governança de prestar contas, responsabilizar-se, explicar o que faz, como faz, por que faz, quanto gasta e o que vai fazer. Dar a conhecer o que conseguiu e justificar o que foi falho.[26,27]

É a responsabilidade que se tem nas ações, produtos, decisões, políticas, programas, administração e governo.[26,27]

GOVERNANÇA CORPORATIVA

A longevidade de um negócio depende dos valores e princípios da governança corporativa da instituição de saúde/hospital, feita através da transição de gestão familiar para profissional.[28-31]

A governança corporativa pode ser definida como: (1) uma nova maneira de organizar o relacionamento entre empresa e mercado financeiro, e está embasada na transparência contábil e respeito a todos os acionistas; (2) práticas e relacionamentos de todas as partes interessadas, tanto internas quanto externas, com a finalidade de valorização dos ativos da empresa; (3) um conjunto de práticas que alinham os interesses das diferentes partes de uma organização, com a finalidade de aumentar o valor da empresa, além, é claro, de viabilizar o acesso ao capital de terceiros, ou (4) como o sistema de relacionamento entre acionistas, auditores independentes, executivos da empresa e conselho de administração.[30,31]

São princípios básicos da governança corporativa: (1) transparência; (2) equidade; (3) prestação de contas (*accountability*), e (4) responsabilidade corporativa. É importante que a instituição/hospital crie um clima de confiança interna e externa e que existam atitudes ou políticas não discriminatórias e zelo pela sustentabilidade social e ambiental da organização.[28,30,31]

Uma empresa torna-se mais estruturada, sem a centralização tradicional do "dono". E, na troca de padrões, é preciso haver clima organizacional, para que haja os mesmos códigos de condutas e valores da instituição.[28]

O modelo de conselho de administração muda em relação à sua etapa de maturação em gestão. Nem sempre nas empresas familiares há continuidade no negócio por parte de herdeiros, e por isso é necessária a transição, onde primeiro sai da gestão o fundador e vai para o conselho. Posteriormente, são convidados conselheiros independentes para ajudar, e à medida que a empresa vai evoluindo os familiares saem da gestão, o conselho torna-se profissional, sendo então o presidente da empresa um profissional de mercado.[28]

No setor de saúde o processo de profissionalização, tem sido longo (varia de 1 a 5 anos), pois ainda é forte a tradição familiar.[28]

São responsabilidades do conselho de administração, a discussão, aprovação e monitoramento de decisões envolvendo: (1) estratégia; (2) estrutura de capital; (3) apetite e tolerância a risco(perfil de risco); (4) fusões e aquisições; (5) contratação, dispensa, avaliação e remuneração do diretor-presidente e dos demais executivos, a partir da proposta apresentada pelo diretor-presidente; (6) escolha e avaliação da auditoria independente; (7) processo sucessório dos conselheiros e executivos; (8) práticas de governança corporativa; (9) relacionamento com partes interessadas; (10) sistema de controles internos (políticas e limites de alçada); (11) política de gestão de pessoas; e (12) código de conduta.[28-31]

Na década de 1990 tivemos uma experiência, em um hospital público, universitário, terciário e de alta complexidade com o sistema de unidades de negócio, trazida pela diretoria executiva da instituição como forma de melhorar a relação custo-qualidade.

Todos os serviços/especialidades do hospital foram divididos em unidades de desempenho, pequenas e separadas, fazendo delas a base para a construção da organização.

Naquela ocasião, acreditava-se que o impulso ao desenvolvimento dessas unidades seria facilitado por meio de poucos e simples mecanismos de planejamento, controle e alocação de recursos, que seria articulada pela missão estratégica clara e operacionalizada para cada área segundo normas e padrões institucionais de desempenho.

Várias foram as discussões do projeto, bem como treinamentos com objetivos de introduzir uma cultura que cada serviço/especialidade deveria ser uma empresa, com despesas e receitas, onde as pessoas/lideranças seriam responsáveis pelos resultados que se comprometeram a cumprir.

O grande desafio era descentralizar sem perder o controle.

Uma das primeiras observações do projeto foi a existência de setores que eram verdadeiras ilhas de excelência e outros nem sequer conseguiam lidar com suas rotinas assistenciais e/ou outras. Existiam êxitos isolados, dependentes de pessoas e de suas motivações e não eficiência do sistema como um todo. Também havia fragilidades na identificação da cadeia de valor na prestação de serviços de saúde, além de falta de clareza para definir quem eram os clientes e/ou fornecedores.

Vários foram os esforços para diminuir a distância entre as unidades, a fim de facilitar a implantação do planejamento estratégico.

Pessoas fora do quadro institucional, profissionais com experiências no setor privado, foram admitidas para coordenarem os setores junto às lideranças institucionais. Também foram criados fóruns de palestras, seminários e treinamentos para todas as equipes multidisciplinares.

Foram metas institucionais priorizadas: (1) racionalização/redução de custos e investimentos e alocação de recursos humanos, tecnológicos e logística; (2) otimização/onde investir recursos; (3) alinhamento das unidades de negócios aos diversos programas estratégicos do hospital, objetivando obter ações mais focadas; (4) facilitação da análise dos negócios do hospital, simplificando os processos de planejamento para melhorar os resultados obtidos.

Cada unidade de negócio era parcialmente independente, com relativa autonomia e com aproveitamento de oportunidades, sintonizadas com a instituição.

Passamos cerca de quase quatro anos trabalhando dentro desse conceito, mas eram nítidas as dificuldades no processo de mudança da cultura das pessoas/equipes multidisciplinares.

Em relação às experiências adquiridas com esse modelo destacam-se: (1) maior controle nos processos decisórios administrativos relativos ao negócio Hospital; (2) aumento da eficiência do sistema como um todo, em vez de excelências isoladas; (3) melhoria do atendimento aos clientes e fornecedores; e (4) melhoria da qualidade de cada unidade de negócio.

Cada unidade era administrada por um médico ou administrador e um enfermeiro, integrando os pilares assistenciais e as responsabilidades.

Com certeza foram anos de grande aprendizado. Mas, não continuado, pois como é comum nos serviços públicos do Brasil, a cada quatro anos há mudanças das lideranças da alta gestão e nem sempre há continuidade de projetos.

QUESTÕES APLICATIVAS

São tipos de empresas familiares:*

1. Tradicional: fechada, com pouca transparência adiministrativa e financeira e com domínio completo sobre os negócios exercidos pela família.
2. Híbrida: aberta, mas a família ainda detém o controle, havendo, contudo, maior transparência e participação na gestão de profissionais não pertencentes à família.
3. Com influência familiar: a maioria das ações está em poder do mercado, mas a família, mesmo afastada da gestão cotidiana, mantém influência estratégica mediante participação acionária significativa.

---

*Petry LI, Nascimento AM. Um estudo sobre o modelo de gestão e o processo sucessório em empresas familiares. Disponível em:< http://www.scielo.br/pdf/rcf/v20n49/08.pdf>.

Referências

1. De Vettori, E Qualidade: O pilar de sustentação do planejamento.Disponível em: <http://www.saudebusinessweb.com.br/noticias/index.asp?cod=76594>

2. Falconi,V. O Verdadeiro Poder. Nova Lima: INDG Tecnologia e Serviços Ltda. 2009. pp.158.

3. Hernan E, Contreras A. O Planejamento estratégico dentro do conceito de administração estratégica. Rev FAE, Curitiba, 2000; 3(2):9-16.

4. Mezomo JC. Gestão da qualidade na saúde: princípios básicos. Barueri. Manole; 2001.

5. ONA – Organização Nacional de Acreditação. Diretrizes do sistema e do processo de acreditação; normas técnicas, norma orientadora, NO1; Manual da Organização Nacional de Acreditação. Brasília: ONA; 2001. Disponível: < URL: http://www.ona.org.br/. >

6. Weber, M. The Theory of social and economic organization. London: William Hodge & Co. 1947. pp .436.

7. Wikpedia. Planejamento estratégico. Disponível em: <http://pt.wikipedia.org/wiki/Planejamento_estrat%C3%A9gico>.

8. Bateman TS, Snell SA. Administração: construindo vantagem competitiva. São Paulo: Atlas, 1998.

9. Assad, A. Atreva-se a mudar! Como praticar a melhor gestão de pessoas e processos. Ed. Thomas Nelson Inc. 2007. pp152.

10. Rummler, G.A. Serious performance consulting, according to Rummler. OR. USA. John Wiley & Sons, 2007. pp.176.

11. AHRQ. Agency for Healthcare Research and Quality. U.S. Department of Health and Human Services. 2004 National Healthcare Quality Report. Dez., 2004. Disponível em: <http://www.ahrq.gov/qual/nhqr04/nhqr2004.pdf>

12. Boller E. O enfrentamento do estresse no trabalho da enfermagem em emergência – possibilidades e limites na implementação de estratégias gerenciais, [dissertação mestrado]. Florianópolis: Universidade Federal de Santa Catarina; 2003. Disponível em: <http://bases.bireme.br/cgi-bin/wxislind.exe/iah/online/?isisScr>.

13. Gomes AQF. Iniciativas para segurança do paciente difundidas pela Internet por organizações internacionais: estudo exploratório. Dissertação. 2008. Disponível em: <bvssp.icict.fiocruz.br/lildbi/docsonline/get.php?id=1902>.

14. IHI. Institute for Healthcare Improvement. Overview of the 100,000 Lives Campaign; 2004. Disponível em: <http://www.ihi.org/IHI/Programs/Campaign/100kCampaignOverviewArchive.htm>

15. Lentz RA. Processo de normalização: a jornada participativa como fator de qualidade nas ações de controle das infecções hospitalares, [dissertação mestrado]. Florianópolis: Universidade Federal de Santa Catarina; 1996. pp.102.

16. Soares HQ. Sistematização da assistência no contexto da acreditação hospitalar na UTI. Disponível em: <http://artigos.netsaber.com.br/resumo_artigo_5843/artigo_sobre_sistematizacao_da_assistencia_no_contexto_da_acreditacao_hospitalar_na_uti.>

17. IOM. Institute of Medicine. Committee on Quality of Health Care in America. To Err is Human. Washington DC: National Academy Press; 2000. Disponível em: <http://www.nap.edu/books/0309068371/html>

18. Donabedian A. Explorations in quality assessment and monitoring: The criteria and standards of quality. Vol. II. Ann Arbor, Michl: Health Administration Press; 1982.

19. Donabedian, A. Evaluating the quality of medical care. Milbank Quarterly 2005; 83(4):691-729. Reeditado de Milbank Memorial Fund Quarterly 1966; 44(3) (Pt.2):166–203. Disponível em: <milbank.org/quarterly/830416.donabedian.pdf>.

20. Donabedian A. The Assessment of technology and quality. Int J Technol. Asses Health Care. 1988; 4:487-96.

21. Donabedian A. The quality of care. How can it be assessed? 1988, Arch Pathol Lab Med. 1997; 121(11): 1145-50.

22. Donabedian A. The seven pillars of quality. Arch Pathol Lab Med 1990; 114(11):1115-8.

23. Juran JM.; Gryna FM. Controle da Qualidade: Conceitos, Políticas e Filosofia da qualidade. São Paulo: Makron/McGraw-Hill, 1991. pp.377.

24. IDEC – Instituto Brasileiro de Defesa do Consumidor. O SUS pode ser seu melhor plano de Saúde. 2a ed, Brasília: IDEC, 2003. pp. 66

25. Wachter, R.M. Compreendendo A Segurança do Paciente. Artmed.São Paulo. 2010. pp. 320.

26. Wikpedia. Accountablity. Disponível em: <.http://pt.wikipedia.org/wiki/Accountability>.

27. Portela, MC. Accountability e qualidade. Ciênc. saúde coletiva Rio de Janeiro July/Aug. 2007;12(4). Disponível em: <http://www.scielo.br/scielo.php?pid=S1413-81232007000400003&script=sci_arttext>.

28. Revista Fornecedores hospitalares. Regando para crescer. Setembro, 2010; 179:30-40.

29. Instituto Brasileiro de Governança Corporativa. Código de Melhores Práticas. Disponível em: <http://www.ibgc.org.br/CodigoMelhoresPraticas.aspx>.

30. Grün, R. Atores e ações na construção da governança corporativa brasileira. Revista Brasileira de Ciências Sociais, vol. 18, n.º 52. 2003. pp. 139-161.

31. Colombo JA, Galli OC. Governança corporativa no Brasil. Níveis de governança e rendimentos anormais. Revista portuguesa e brasileira de gestão. Disponível em: <http://www.scielo.oces.mctes.pt/pdf/rpbg/v9n4/v9n4a04.pdf>.

Biossegurança – Gestão de Riscos – Controle de Infecções

"Mesmo quando tudo pede um pouco mais de calma
Até quando o corpo pede um pouco mais de alma
A vida não para...
A vida é tão rara..."
Lenine

Desde que começamos a trabalhar com a área das doenças infecciosas e parasitárias, também chamadas de doenças infectocontagiosas e/ou transmissíveis, tivemos de enfrentar preconceitos. Todos tinham medo de nossas atividades. Em alguns momentos, vivíamos isolados, vistos como "seres extraterrestres", perigosos para as pessoas e toda a sociedade.

No passado morria-se de doenças preveníveis em pouco tempo e os recursos terapêuticos e/ou preventivos eram escassos. Daí, talvez, o medo da transmissibilidade de agentes que matavam pessoas.

Com o passar do tempo, devido aos avanços da ciência, ficou menos difícil trabalhar com a infectologia, embora fosse preciso dia a dia introduzir novos conceitos e quebrar paradigmas.

Várias foram as metodologias para minimizar a distância que se tinha com as pessoas, em qualquer que fosse o segmento e/ou comunidade. Tínhamos de ser atores lúdicos na abordagem prática e teórica de temas que causavam horror. O medo de se adquirir doenças sempre foi e ainda continua sendo grande.

As atividades de controle de infecções têm sido consideradas importante fator de segurança para as pessoas de modo geral e em hospitais, para pacientes.

Muitas infecções hospitalares (IH)/infecções relacionadas com a assistência à saúde (IRAS) podem ser prevenidas e, quando existentes, são decorrentes de erros na assistência (falha na adesão às estratégias de prevenção baseadas em evidências).

Processos infecciosos podem ser evitados com medidas simples, como a higienização das mãos, uso de equipamentos de proteção individual (EPI), elevação da cabeceira do leito (no caso de pneumonia associada à ventilação mecânica – PAV), limpeza/desinfecção do ambiente, uso racional de antimicrobianos e controle estrito da glicemia no pós-operatório.

No controle da segurança do paciente um programa de prevenção de infecções e de gerenciamento de riscos advindos do cuidado é importante diferencial de qualidade.

BIOSSEGURANÇA

A biossegurança é um conjunto de ações voltadas para a prevenção, minimização ou eliminação de riscos inerentes às atividades de pesquisa, produção, ensino, desenvolvimento tecnológico e prestação de serviços assistenciais que possam comprometer a saúde do homem, dos animais, do meio ambiente e/ou a qualidade dos trabalhos desenvolvidos. É aplicada a qualquer local e/ou atividades que possam trazer riscos (biológicos, físicos, químicos, ergonômicos, acidentes, psicológicos, entre outros) ao ser humano ou as circunstâncias onde ele estiver inserido.[1-6]

Introduzir normas, medidas preventivas e/ou seguir legislações, nunca, em tempo algum, foi ou é uma tarefa fácil para as pessoas, especialmente para profissionais de saúde, que durante muito tempo não absorveram processos de qualidade e segurança como rotinas laborais, a exemplo de outros setores.[1-7]

Trabalhar com biossegurança exige normatizações, processos sistematizados dentro de políticas institucionais segundo programas preestabelecidos que norteiem as práticas profissionais.[1-5]

Na área de saúde, introduzir conceitos de biossegurança, dentro de um contexto de possíveis riscos latentes, vem aos poucos ganhando espaço, especialmente em tempos nos quais a qualidade e a segurança do paciente passa a ser o foco do cuidado.[6]

Hoje, várias são as instituições de saúde, muitas delas acreditadas (com cultura de qualidade e segurança do paciente sustentáveis certificadas), que desenvolvem políticas e programas de biossegurança e controle de riscos de forma sistemática e efetiva.[6,8]

Estabelecer a biossegurança como uma prioridade institucional poderá ser o primeiro caminho para se iniciar um processo de qualidade, em que o gerenciamento de riscos é a peça fundamental para a obtenção de uma excelência assistencial multidisciplinar.[5,8,9]

Assim, conhecer e introduzir conceitos relativos a biossegurança e suas interfaces no processo assistencial do cuidado ao paciente é uma estratégia a ser perseguida pelos que buscam qualidade em todas as etapas de suas atividades.[1,5,8,9]

Do ponto de vista histórico, sempre houve a preocupação em se evitar riscos, em especial os biológicos.[10-12]

No século XVII, na Europa, devido ao problema que se tinha com a peste negra, empiricamente, eram recomendadas vestes protetoras. O médico particular do rei Luiz XIV, *Charles Delorme*, idealizou vestimenta de couro completada por luvas e uma longa haste de madeira a fim de evitar contato próximo e/ou direto com doentes, sobretudo, porque naquela época não eram conhecidos os modos de transmissão das doenças infecciosas (*La mascara de pico y el doctor peste. Disponível em: <www.loleo.es/la-mascara-de-pico-y-el--doctor-peste.html>*).[10]

A partir do século XIX, através dos estudos de *Semmelveiss*, passou-se a dar importância a medidas preventivas, como a higienização das mãos na prevenção de doenças.[1,10,11]

Com as descobertas de *Pasteur, Lister* e *Koch*, a transmissão de infecções ganhou atenção, por mostrar a existência de microrganismos não visíveis como causadores de doenças.[1,10] Estudos de *Florence Nightingale* demonstraram que pacientes com doenças semelhantes melhoravam mais rapidamente se não fossem colocados no mesmo ambiente, com outros com quadros clínicos distintos.[10]

A partir de 1890 a 1900 passaram então a ser recomendadas as técnicas de separação de pacientes com doenças diferentes que fundamentaram os conceitos como os dos níveis de biossegurança, tipos de isolamento e todas outras medidas de biossegurança para o controle de riscos.[1,3,10,12]

Com esses novos conceitos foram quebrados os primeiros *paradigmas* no controle de riscos de adoecimento entre pessoas que passava, então, a ter como base sistemas fundamentados nos tipos de doenças específicas e as circunstâncias relacionadas com essas patologias e com os materiais orgânicos responsáveis por suas transmissões.

Dentro desse contexto, eram os profissionais que deveriam antecipar o tipo de contato que teriam com o paciente e decidir quanto ao uso de medidas protetoras. A filosofia básica fundamentava-se na teoria que cada doença se transmite de forma específica segundo as diferentes suscetibilidades individuais, e por isso o cuidado ao doente deve ser então individualizado e a assistência centrada no paciente e não apenas na técnica, levando-se em conta as formas de prevenção dos riscos.[1,3,12]

Estava então assegurada a tese que qualquer paciente, independentemente do tipo de doença e/ou riscos que pudessem representar para a comunidade e ambiente, poderia ser assistido em instituições de saúde (hospitais), desde que medidas preventivas fossem adotadas segundo o tipo de transmissibilidades e suscetibilidades existentes, permitindo, assim, a equidade, a privacidade dos diagnósticos e a segurança dos indivíduos como pessoas e não como "doenças".[1-5]

MAPEAMENTO DE RISCOS

O mapeamento de risco no Brasil, surgiu mediante a Portaria 5 de 20/08/92 – modificada pelas Portarias 25 de 29/12/94 e 8 de 23/02/99 –, tornando obrigatória a elaboração de MAPAS DE RISCO pelas CIPAs (Comissões Internas de Prevenção de Acidentes).[1,13,14]

O mapa é um levantamento dos pontos de risco nos diferentes setores das empresas, que identifica situações e locais potencialmente perigosos, a partir de uma planta baixa de cada setor onde são levantados todos os tipos de situações inseguras, classificando-os por grau de perigo: (1) pequeno; (2) médio; e (3) grande.[1,13,14] Os riscos também são classificados em cinco grupos determinados pelas cores: (1) verde (físico); (2) vermelho (químico); (3) marrom (biológico); (4) amarelo (ergonômico); e (5) azul (acidentes/mecânicos) (Quadros 4.1 e 4.2).[1,13,14]

A ideia do mapa de riscos é que os profissionais de um setor façam a seleção apontando à CIPA os principais problemas da respectiva unidade. Na planta da seção, exatamente no local onde se encontra o risco deve ser colocado o círculo no tamanho avaliado pela CIPA e na cor correspondente ao grau do risco.[13,14]

O mapa deve ser colocado em um local visível para alertar aos trabalhadores sobre os perigos existentes naquela área. Os riscos serão simbolizados por círculos de três tamanhos distintos: (1) pequeno, com diâmetro de 2,5 cm; (2) médio, com diâmetro de 5 cm; e (3) grande, com diâmetro de 10 cm.[13,14]

Biossegurança – Gestão de Riscos – Controle de Infecções

Quadro 4.1 Grau dos riscos*[1,13,14]

Símbolo	Tamanho	Grau dos riscos
●	4	Grande
●	2	Médio
●	1	Pequeno

*Tipos de riscos: físico, químico, biológico, ergonômico, acidentes.

Quadro 4.2 Tipos de riscos[1,13,14]

FÍSICO **(verde)**	Ruído Vibrações Radiação ionizante Radiação não ionizante Temperaturas extremas Pressões anormais Umidade*
QUÍMICO **(vermelho)**	Poeiras Fumos Névoas Neblinas Gases Vapores
BIOLÓGICO **(marrom)**	Fungos Vírus Protozoários Bacilos Príons
ERGONÔMICO **(amarelo)**	Local de trabalho inadequado (antiergonômico), levantamento e transporte de pesos sem meios auxiliares corretos, postura inadequada
ACIDENTES **(azul)**	Falta de iluminação, probabilidade de incêndio, explosão, piso escorregadio, armazenamento, arranjo físico e ferramentas inadequados, máquina defeituosa, mordida de cobra, aranha, escorpião, outros

(*) Faixa de conforto: temperatura entre 22-26° e umidade relativa do ar entre 45-50%.

NÍVEIS DE BIOSSEGURANÇA

Os agentes biológicos dividem-se em quatro grupos: I, II, III e IV, segundo critérios: (1) patogenicidade para o homem; (2) virulência; (3) modo de transmissão; (4) endemicidade, e (5) existência ou não de profilaxia e de terapêutica eficaz.[1,4]

Os níveis de contenção física estão relacionados com os requisitos de segurança para o manuseio de agentes infecciosos, classificados nos quatro grupos de risco e que variam segundo a existência de mecanismos de proteção individual ou coletiva (Quadro 4.3).

Quadro 4.3 Níveis de biossegurança[1,3,4]

NÍVEL I	Baixo risco individual e coletivo devido à presença de agentes microrganismos que nunca foram descritos como agentes causais de doenças no homem e com pouca probabilidade de alto risco para as pessoas e/ou profissionais de modo geral Em geral não exigem medidas de proteção específica, apenas limpeza e/ou desinfecção da área segundo recomendações/legislações
NÍVEL II	Risco individual moderado e risco coletivo limitado por conta de agentes microrganismos que podem provocar doenças no homem, com pouca probabilidade de alto risco para as pessoas e/ou profissionais de laboratórios/áreas assistenciais de saúde Dependendo dos riscos existentes, poderá ser necessário algum tipo de proteção, além da limpeza/desinfecção segundo recomendações/legislação
NÍVEL III	Há risco individual elevado, embora o risco coletivo seja baixo, mas pode haver possibilidades de adoecimento das pessoas e/ou profissionais por conta dos agentes/microrganismos classificados como nível III Nesse grupo o *Mycobacterium tuberculosis* e o vírus da imunodeficiência humana(HIV) são dois dos principais microrganismos desse nível Há necessidade dos cuidados exigidos nos níveis I e II, além de outros elementos de proteção, que incluem processos de limpeza/desinfecção e esterilização, assim como equipamentos de proteção individual (EPI)
NÍVEL IV	Os agentes microrganismos incluídos nesse nível causam doenças graves para o homem e representam importante risco para a coletividade, por rápida propagação e/ou por causar morte por ausência de terapêutica específica/prevenção Há necessidade de local separado, área isolada, com fluxo de ar negativo, além de sistemas de abastecimento, escape, a vácuo e de descontaminação Equipamentos de proteção total são exigidos para todos que circulam no ambiente Nível IV, e toda a estrutura física deverá ser construída segundo normas e legislações específicas

É importante saber que os quatro níveis de biossegurança/contenção não são fixos, pois podem mudar segundo os riscos existentes/grupos. Assim, uma área nível I poderá se tornar nível IV, desde que existam riscos IV circulando no local. Por isso, toda instituição de saúde, especialmente laboratórios e hospitais, deverá mapear os seus riscos e adotar medidas de biossegurança segundo potencialidades de transmissão e/ou circulação de agentes que possam causar danos e/ou adoecimentos aos indivíduos que estão em suas dependências e/ou no meio ambiente onde está inserida.

COMO SE PROTEGER MUDANDO VELHOS HÁBITOS

"A grande dificuldade em alcançar a excelência é estabelecer a base de uma boa rotina".
Vicente Falconi

As precauções-padrão (básicas) individuais são procedimentos que devem ser adotados em qualquer instituição de saúde, especialmente quando assistencial (hospital) e existam riscos de adoecimento por conta de microrganismos que podem ser transmitidos durante procedimentos diagnósticos, de cuidado e/ou terapêuticos.[1,3]

São consideradas precauções-padrão (básicas) a higienização das mãos (com água e sabão e complementada por álcool gel), vacinação e o uso de equipamentos de proteção individual (EPI) – máscaras, luvas, avental, óculos protetores/escudo facial, gorros e calçados apropriados.[1,3-5,15-17]

Os EPIs são todos os dispositivos de uso individual destinados a proteger a integridade física do trabalhador, incluindo luvas, protetores oculares ou faciais, protetores respiratórios, aventais e proteção para os membros inferiores, devendo ser usados segundo as formas de transmissão das doenças (contato, gotículas, aerossóis).[1,15-20]

Segundo a recomendação de diferentes órgãos, os empregadores são obrigados a fornecer os EPIs adequados ao risco que o profissional está exposto e a realizar no momento da admissão do funcionário e de forma periódica, programas de treinamento dos profissionais quanto à correta utilização. A adequação desses equipamentos deve levar em consideração não somente a eficiência necessária para o controle do risco da exposição, mas também o conforto oferecido ao profissional, pois se há desconforto no uso do equipamento, existe maior possibilidade de o profissional deixar de incorporá-lo no uso rotineiro.[1,16-18]

O Ministério do Trabalho e Emprego aprovou a Norma Regulamentadora de Segurança e Saúde no Trabalho em Estabelecimentos de Saúde, denominada NR-32, com a finalidade de estabelecer as diretrizes básicas para a implementação de medidas de proteção à segurança e à saúde dos trabalhadores dos serviços de saúde, bem como daqueles que exercem atividades de promoção e assistência à saúde em geral (Portaria 485, de 11 de novembro de 2005).[17]

Os profissionais de saúde, especialmente os que trabalham prestando assistência a pacientes deverão ser treinados continuamente para que tenham atitudes sem riscos durante as suas rotinas laborais. Entretanto, esta não tem sido uma prática fácil de ser implementada, especialmente por mudar hábitos difíceis de serem trocados por grande parte dos profissionais de equipes multidisciplinares.

Assim, no dia a dia do controle de processos infecciosos relacionados com a assistência à saúde (IRAs), bem como na gestão dos riscos (GR), observam-se práticas inseguras sendo realizadas durante o cuidado ao paciente, mesmo na vigência de legislações.[17] Essas evidências reforçam a necessidade da mudança de hábitos por parte das pessoas e profissionais, que mesmo tendo o conhecimento e/ou treinamentos continuam em risco durante as suas atividades assistenciais (Quadro 4.4).

TIPOS DE VIGILÂNCIA

Define-se como vigilância epidemiológica um conjunto de ações que proporcionam o conhecimento, a detecção ou a prevenção de qualquer mudança nos fatores determinantes e condicionantes de saúde individual e coletiva, com a finalidade de recomendar e adotar as medidas de prevenção e controle de doenças e agravos.[1,5,21]

O método de coleta de dados poderá ser do tipo passivo (iniciado pelo profissional de saúde) e/ou ativo (notificado inicialmente pelo departamento/instância pertinente) ou no período pré-alta (mais acurado, analisando os fatores de risco).[1,5,21,22]

Os sistemas passivos são menos trabalhosos, simples, indicam tendências, mas podem ser limitados (variabilidade de notificantes), não representativos

Biossegurança – Gestão de Riscos – Controle de Infecções

Quadro 4.4 Lista de atitudes seguras quando da assistência a pacientes[1,16-20]

- Higienizar as mãos antes e após procedimentos e/ou antes/após usar luvas
- Usar luvas no manuseio e/ou na coleta de sangue e/ou de líquidos corpóreos
- Não fazer boca a boca sem dispositivo de barreira
- Não atender politraumatizado e/ou doentes sem equipamento de proteção individual (EPI)
- Não usar luvas sem estar prestando assistência ao paciente (atendendo telefone, circulando fora da área de assistência, abrindo portas)
- Não reencapar agulhas
- Não usar adornos (anéis, pulseiras, relógios, gravatas, crachás pendurados), cabelos soltos, sapatos altos e abertos, maquiagem, lentes de contato ou manter unhas longas com esmaltes escuros durante a assistência ao paciente e/ou procedimentos, principalmente em áreas críticas (bloco cirúrgico, unidade de terapia intensiva, urgências/emergências, central de material esterilizado, serviço de higienização/limpeza/desinfecção, laboratórios, hemodinâmica, lavanderia) e/ou de produção de alimentos (serviço de nutrição)
- Ter higiene e limpeza pessoal
- Usar recipientes com paredes rígidas para o descarte de perfurocortante, que não devem exceder a sua capacidade de recebimento de material
- Não prestar assistência com lesões/ferimentos de pele ou mucosas mãos/outras áreas sem proteção (curativos e ou luvas)
- Observar a limpeza e desinfecção de equipamentos e ambientes hospitalares, incluindo termômetros, estetoscópio, aventais/jaleco/pijamas de bloco cirúrgico/hemodinâmica
- Usar máscaras, óculos/escudo facial, aventais impermeáveis e luvas em diversos procedimentos segundo níveis de risco/doença de base e/ou tipos de isolamento requeridos
- Não usar jaleco/aventais fora da área assistencial, especialmente em refeitórios/restaurantes e/ou fora do estabelecimento de saúde (ruas ou ambientes/ transporte coletivos)
- Não se alimentar em áreas de assistência e/ou utilizar geladeiras (específicas para a guarda de medicamentos, vacinas, sangue), colocando alimentos de consumo próprio
- Os profissionais de equipes multidisciplinares devem se alimentar fora da área de repouso / de assistência ao paciente / preparo de medicações/diagnósticos, segundo normas / orientações relativas ao controle de processos infecciosos
- Toda alimentação dos pacientes deve ser oferecida exclusivamente pelo serviço de nutrição do hospital segundo prescrição médica
- Não usar roupas de cama não lavadas em lavanderias especializadas na área hospitalar
- Não fumar em nenhuma dependência da unidade de saúde/hospital
- Não usar telefones celulares, especialmente em áreas onde possa existir interferências por conta de ondas eletromagnéticas (unidades de terapia intensiva, blocos cirúrgicos e centros de diagnóstico/ laboratórios)
- Recomenda-se que os telefones celulares sejam desligados assim que se entre no hospital, e em especial, perto ou em unidades de terapia intensiva (UTIs), unidades de diagnóstico e centros cirúrgicos, uma vez que eles podem interferir em respiradores/equipamentos e até mesmo na leitura de eletrocardiogramas
- Existem evidências de que os telefones celulares, principalmente os dos profissionais que prestam assistência a pacientes, podem estar contaminados por bactérias como *Staphylococcus aureus* resistente à metilcilina, *Acinetobacter* sp., fungos e/ou outros microrganismos causadores de infecções hospitalares
- Não sentar na cama do paciente e/ou visitar ou assistir a pacientes estando doente
- Limitar o número de pessoas no quarto do doente
- Não levar flores ou alimentos para o paciente, pois podem causar alergias/doenças, especialmente em áreas de dengue

e podem falhar em identificar surtos. Já os sistemas ativos são representativos, asseguram a notificação completa, podem ser usados em investigações específicas e por períodos curtos.[1,5,21,22]

Na busca ativa de riscos são analisados todos os casos ou os mais relevantes (otimizando o tempo) mediante resultados de sinais e/ou sintomas clínicos, exames/culturas, se procedimentos invasivos realizados, se uso de medicamentos (especialmente de antimicrobianos).[1,5,22]

As visitas para busca ativa deverão ser diárias nas unidades críticas (UTIs, blocos cirúrgicos) e duas a três vezes semanais nos demais setores.

Também deverão ser implementadas as buscas ativas pós-alta (egresso), uma vez que são frequentes processos infecciosos e/ou complicações no período pós-cirúrgico imediato e/ou até 30 dias deste.[1]

A busca ativa é feita utilizando-se os prontuários dos pacientes, o relatório geral de enfermagem, os resultados de exames e/ou as informações das equipes multidisciplinares e/ou dos pacientes/familiares.

Em hospitais gerais, de alta complexidade e rotatividade, não é uma tarefa fácil fazer busca ativa, devido às dificuldades de acesso às informações. Por isso, estabelecer uma metodologia sistematizada em processos com fluxos bem definidos e compartilhado por todos das equipes multidisciplinares poderá ser uma medida que minimize esse tipo de perda.

O sistema de vigilância-sentinela identifica eventos específicos nos hospitais onde esses eventos ocorrem, baseados em critérios definidos segundo prioridades, frequência, gravidade, custos diretos/indiretos, prevenibilidade, interesse, áreas emergentes e consensos.[1,21]

GESTÃO DO RISCO

A gestão (ou gerenciamento) de riscos é um elemento central no planejamento estratégico de qualquer tipo de empresa/instituição. É o processo pelo qual as organizações analisam metodicamente os riscos inerentes às respectivas atividades, com o objetivo de identificá-los, estimá-los (probabilidade de ocorrência e impactos) e controlá-los com medidas para: (1) evitar; (2) diminuir; (3) assumir e/ou (4) transferir os riscos.[5,23,24]

A gestão de riscos deve ser um processo contínuo e constante aplicado à estratégia da organização e à implementação dessa mesma estratégia. Deve analisar por meio de metodologias todos os riscos inerentes às atividades passadas, presentes e, em especial, futuras que possam estar relacionadas com a organização.

Deve ser, portanto, integrada na cultura empreserial/institucional com uma política eficaz e um programa conduzido pela direção/governaça focada em objetivos táticos e operacionais, atribuindo responsabilidades na gestão dos riscos por toda a organização, como parte integrante da respectiva descrição de funções. Essa prática sustenta a responsabilização, a avaliação do desempenho e respectiva recompensa, promovendo dessa forma a eficiência operacional em todos os níveis da organização, sempre baseada em atividades de qualidade e seguras, especialmente quando na área de saúde, durante a assistência a pacientes.[5,23-27]

Considerando que o risco é uma função da frequência de ocorrência dos possíveis acidentes ou dos danos (consequências) gerados por eventos não esperados/desejados, a diminuição deles em um processo/atividade perigoso pode ser conseguida por meio da implementação de medidas que visem tanto reduzir as frequências de ocorrência dos acidentes (ações preventivas) quanto as suas respectivas consequências (ações de proteção)[5,25-28] (Figura 4.1).

O planejamento da gestão do risco tem, portanto, o objetivo de decidir como abordar, planejar e executar as atividades de gerenciamento de riscos

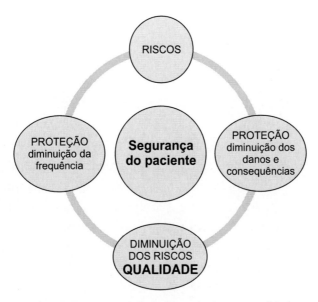

Figura 4.1 Processo de redução de riscos e qualidade.

de um projeto originado a partir da metodologia, funções e responsabilidades, orçamento, tempos, categorias de risco, definições de probabilidade, impactos na matriz de probabilidade, revisão das tolerâncias das partes interessadas, formato de relatório e acompanhamento.[23,24]

São utilizados como métodos revisão da documentação, técnicas de coleta de informações e "tempestades de ideias" (*brainstorming*) assim como técnicas de coleta de informação, análise da lista de verificação, análise das premissas e técnicas com diagramas. São produtos dessa fase: (1) lista de riscos identificados; (2) lista de respostas possíveis (*hipóteses*); (3) causa-raiz do risco; e (4) categorias de risco atualizadas.[23,24,28].

Na análise qualitativa dos riscos, prioriza-se os riscos para análise ou ação adicional subsequente mediante avaliação e combinação de sua probabilidade de ocorrência e impacto. A análise qualitativa de riscos avalia a prioridade dos riscos identificados, usando a probabilidade de eles ocorrerem, o impacto correspondente nos objetivos do planejamento se os riscos realmente ocorrerem, além de outros fatores, como prazo e tolerância a risco das restrições de custo, cronograma, escopo e qualidade do projeto. São objetivos desse processo: (1) classificação relativa ou a lista de prioridades dos riscos do projeto; (2) riscos agrupados por categoria, lista de riscos que exigem resposta a curto prazo; (3) lista de riscos para análise e respostas adicionais; (4) lista de observação de risco de baixa prioridade; e (5) tendências dos resultados da análise qualitativa de riscos.[23,24,28]

A análise quantitativa de riscos é realizada nos riscos que foram priorizados pelo processo por afetarem potencial e significativamente as demandas conflitantes do planejamento das ações de melhorias. Analisa o efeito desses eventos de risco e atribui uma classificação numérica a esses riscos. Ela também apresenta uma abordagem quantitativa para a tomada de decisões na presença da incerteza. Os resultados esperados dessa análise são: (1) análise probabilística do planejamento/projeto; (2) probabilidade de realização dos objetivos de custo e tempo; (3) lista priorizada de riscos quantificados; e (4) tendências dos resultados da análise quantitativa de riscos.

O desenvolvimento de opções e ações para aumentar as oportunidades e reduzir as vulnerabilidades encontradas também deverão ser planejados em relação a resposta do risco, onde são feitos o registro de riscos (atualizações), o plano de gerenciamento (atualizações) e os acordos contratuais relacionados com riscos.[23,24,28]

Também deverão ser previstos o acompanhamento dos riscos identificados, monitoramento dos riscos residuais, identificação dos novos riscos, execução de planos de respostas a riscos e avaliação da sua eficácia durante todo o ciclo de vida do projeto. Deverão ser previstos:

1. Registro de riscos (atualizações).

2. Mudanças solicitadas.

3. Ações corretivas recomendadas.

4. Ações preventivas recomendadas.

5. Ativos de processos organizacionais (atualizações).

6. Plano de gerenciamento do projeto (atualizações).[23,24,28]

Para ser bem-sucedida uma empresa/instituição deve estar comprometida com uma abordagem de gerenciamento de riscos de forma proativa e consistente durante todo o projeto para que possa criar uma cultura de qualidade sustentável, pois será ela quem garantirá uma certificação e excelência (acreditação).[9,29]

FAZENDO GERENCIAMENTO DE RISCOS

No gerenciamento de riscos, é fundamental que a instituição de saúde adote uma política de prevenção de riscos como um requisito para a qualidade, cujos principais objetivos sejam o de criar uma base mais sólida e segura para a tomada de decisão e para o planejamento da segurança do paciente a partir do monitoramento e minimização, além de prevenção de incidentes que possam causar eventos adversos.

Esse gerenciamento poderá ser feito por um gerente de segurança geral junto a uma comissão/comitê de riscos multidisciplinar que sistematize processos que identifiquem/notifiquem todas as oportunidades e ameaças e que tire proveito das incertezas e variabilidades como aprendizados.

A gestão de risco deverá ser proativa em vez de reativa, tornando mais eficaz a alocação e o uso de recursos segundo políticas institucionais. Precisa ser realizada por meio de experiências internas e externas relacionadas com situações de danos ou possíveis danos.

Deverá existir uma vigilância dos processos e procedimentos com bases técnicas e científicas para melhoria contínua da atenção à saúde, segundo monitoramento de riscos clínicos e não clínicos conforme padrões internacionais de segurança do paciente.

Qualquer colaborador ou parceiro poderá notificar a ocorrência de uma circunstância de risco, um "quase erro", um evento sem dano ou mesmo um adverso/sentinela (com dano permanente ou morte) mediante um sistema de notificação preestabelecido, também ativo, à semelhança do que é feito no controle de infecções,[30-33] devendo existir um processo de identificação, registro e acompanhamento de eventos identificados, além de suporte às lideranças para o auxílio na análise dos incidentes ocorridos por meio de ferramentas da qualidade (Ishikawa, PDCA – *Plan/Do/Control/Act*, análise de causa-raiz [ACR] e FMEA – *Failure Modes and Effect Analysis*).[28,34]

Alguns eventos serão apenas registrados; outros gerarão alguma análise ou uma entrevista com o gestor da operação; e outros ainda levarão a uma análise de causa-raiz completa. Em algumas instituições maiores, divide-se a função de gestão de riscos, selecionando "gestores por categorias" para a revisão dos incidentes em diferentes domínios/especialidades (farmacêutico para erros de prescrição de medicamentos; enfermagem para as quedas; médico para monitoramento das práticas assistenciais, engenheiro clínico para problemas com equipamentos, entre outros). O principal objetivo da atividade de gestão de risco é o de assegurar que sejam realizadas pesquisas e definida uma taxa de resposta que permita que os dados sejam convertidos em ação significativa.

A comissão/comitê de gerenciamento de riscos poderá ser formada por um presidente gestor médico da qualidade e um coordenador, enfermeiro, de processos. Deverá ter como membros representantes da diretoria, assessoria administrativa, gerenciamento de protocolos, qualidade, educação continuada, gerência operacional, farmácia, controle de infecções, saúde ocupacional entre outros, quando necessários. Esse comitê revisa os eventos adversos e os incidentes notificados, ajuda a estabelecer e aprovar políticas relacionadas com a segurança, desenvolve novas iniciativas de segurança e dissemina informação sobre segurança do paciente para as equipes multiprofissionais e conselho de administração. Este promoverá ações focadas nos objetivos propostos pela comissão/comitê segundo relatos/monitoramentos que permitirão mudanças de políticas/cultura, que deverão ser implementadas/treinadas e responsabilizadas pelo cumprimento das melhorias propostas.

As principais fontes de notificação de eventos poderão ser os colaboradores, as lideranças, os alertas de risco do SAC (Serviço de Atendimento ao Cliente), a CCIH (Comissão de Controle de Infecção Hospitalar), a equipe de resposta rápida, a farmácia, entre outros.

O escopo do programa de gestão de risco deverá contemplar toda a estrutura de saúde/hospital, segundo riscos gerais e/ou mais frequentes com impactos na segurança do paciente (Quadro 4.5 e 4.6).

Quadro 4.5 Escopo do gerenciamento de riscos*

Risco sanitário hospitalar	Risco ambiental saúde ocupacional	Risco assistencial**
Tecnovigilância (reações adversas ao uso de tecnologias)	Segurança do ambiente (físico e estrutura)	Flebite
		Úlcera de pressão (UP)
	Materiais perigosos sistemas utilitários (água, luz, ar e vácuo)	Extubação acidental
Hemovigilância (reações imediatas e tardias aos hemocomponentes)		Tromboembolismo (TEV)
		Perda acidental cateter (totalmente implantado)
	Saúde ocupacinal (Riscos químicos, biológicos, ergonômicos, acidentes, outros)	Erros de medicação***
Farmacovigilância (reações adversas a medicamentos)		Broncoaspiração
		Vulnerabilidade****
		Controle de infecções
		Discrepância diagnóstica
Controle de infecções	Controle de infecções	Outros
– Pneumonia Associada à Ventilação Mecânica (PAV)		
– Infecção de trato Urinário (ITU)		
– Infecção de sítio cirúrgico (ISC)		
– Infecção relacionada com cateter		
– Doenças de notificação compulsória		

*Organização Mundial da Saúde (OMS). The Conceptual Framework for the International Classification for Patient Safety v1.1. Final Technical Report and Technical Annexes, 2009. Disponível em: <http://www.who.int/patientsafety/taxonomy/en>.

**Benchmarking: Observatório ANAHP. 2011. Disponível em:< http://www.anahp.org.br/files/OBSERVAT%C3%93RIO%20FINAL.PDF>.

***Erros de medicação por: legibilidade; dosagem; apresentação; vias de administração .

**** Vulnerabilidade emocional – Fuga / Suicídio / Agressão.

Quadro 4.6 Doenças/agravos contidos na lista de notificação compulsória:

Lista de Notificação Compulsória (LNC): acidentes por animais peçonhentos; atendimento antirrábico; butulismo; carbúnculo ou antraz; cólera; coqueluche; dengue; difteria; doença de *Creutzfeldt-Jakob*; doença meningocócica e outras meningites; doenças de Chagas aguda; esquistossomose; eventos adversos pós-vacinação; febre amarela; febre do Nilo Ocidental; febre maculosa; febre tifoide; hanseníase; hantavirose; hepatites virais; infecção pelo vírus da imunodeficiência humana (HIV) em gestantes e crianças expostas ao risco de transmissão vertical; influenza humana por novo subtipo; intoxicações exógenas (por substâncias químicas, incluíndo agrotóxicos, gases tóxicos e metais pesados); leishmaniose tegumentar americana; leishmaniose visceral; leptospirose; malária; paralisia flácida aguda; peste; poliomielite; raiva humana; rubéola; sarampo; sífilis adquirida; sífilis congênita; sífilis em gestante; síndrome da imunodeficiência adquirida (AIDS); síndrome da rubéola congênita; sindrome do corrimento uretral masculino; síndrome respiratória aguda grave associada ao coronavírus (SARS-CoV); tétano; tuberculose; tularemia; varíola e violência doméstica, sexual e/ou outras violências.

Lista de Notificação Compulsória Imediata (LNCI):
I – Caso suspeito ou confirmado de: botulismo; carbúnculo ou antraz; cólera; dengue (dengue com complicações (DCC), síndrome do choque da dengue (SCD), febre hemorrágica da dengue (FHD), óbito por dengue, dengue pelo soropositivo DENV 4 nos estados sem transmissão epidêmica desse soropositivo); doença de Chagas aguda; doença conhecida sem circulação ou com circulação esporádica no território nacional como: *Rocio*, *Mayaro*, *Oropouche*, *Saint Louis*, Ilhéus, Mormo, Encefalites Equinas do Leste, Oeste e Venezuelana, *Chikungunya*, Encefalite Japonesa; febre amarela; febre do Nilo Ocidental; hantavirose; influenza humana por novo subtipo; peste; poliomielite; raiva humana; sarampo; rubéola; síndrome respiratória aguda grave associada ao Coronavírus (SARS-CoV); varíola; tularemia; e síndrome de ruibéola congênita (SRC).

II – Surto ou agregação de casos ou de óbitos por: difteria; doença meningocócica; doença transmitida por alimentos (DTA) em embarcações ou aeronaves; influenza humana; meningites virais; outros eventos de potencial relevância em saúde pública, após a avaliação de risco de como: alteração no padrão epidemiológico de doença conhecida; doença de origem desconhecida; exposição a contaminantes químicos; exposição à água para consumo humano fora dos padrões preconizados peala SVS (Secretaria de Vigilância em Saúde); exposição ao ar contaminado, fora dos padrões preconizados pela Resolução do CONAMA (Conselho Nacional de Meio Ambiente); acidentes envolvendo radiações ionizantes e não ionizantes por fontes não controladas, por fontes utilizadas nas atividades industriais ou médicas e acidentes de transporte com produtos radioativos da classe 7 da ONU (Organização das Nações Unidas); desastre de origem natural ou antropogênica quando houver desalojados ou desabrigados; desastres de origem natural ou antropogênica quando houver comprometimento da capacidade de funcionamento e infraestrutura das unidades de saúde locais em consequência evento.

(continua)

Biossegurança – Gestão de Riscos – Controle de Infecções   83

Quadro 4.6 Doenças/agravos contidos na lista de notificação compulsória:* (*continuação*)

III – Doença, morte ou evidência de animais com agentes etiológicos que podem acarretar a ocorrência de doenças em humanos, destaca-se entre outras classes de animais: primatas não humanos; equinos; aves; morcegos (raiva: morcego morto sem causa definida ou encontrado em situação não usual, tais como: voos diurnos, atividade alimentar diurna, incoordenação de movimentos, agressividade, contrações musculares, paralisias, encontrado durante o dia no chão ou em paredes); canídeos (raiva: canídeos domésticos ou silvestres que apresentaram doença com sintomatologia neurológica e evoluíram para morte num período de até 10 dias ou confirmado laboriatoriamente para raiva – leishmaniose visceral: primeiro registro de canídeo doméstico em área indene, confirmado por meio da identificação laboratorial da espécie *Leishmania chagasi*); roedores silvestres (peste: roedores silvestres mortos em áreas de foco naturais de peste).

Lista de Notificação Compulsória em Unidades Sentinelas (LNCS): acidente com exposição a material biológico relacionado com trabalho; acidente de trabalho com mutilações; acidente de trabalho em crianças e adolescentes; acidente de trabalho fatal; câncer relacionado com trabalho; dermatoses ocupacionais; distúrbios ostemusculares relacionados com trabalho (DORT); influenza humana; perda auditiva induzida por ruído (PAIR) relacionada com trabalho; pneumoconioses relacionadas com trabalho; pneumonias; rotavírus; toxoplasmose adquirida na gestação e congênita; e transtornos mentais relacionados com trabalho.

---

*Brasil. Ministério da Saúde. Portaria Nº 104, de 25 de janeiro de 2011 – *Define as terminologias adotadas em legislação nacional, conforme o disposto no Regulamento Sanitário Internacional 2005 (RSI 2005), a relação de doenças, agravos e eventos em saúde pública de notificação compulsória em todo o território nacional e estabelece fluxo, critérios, responsabilidades e atribuições aos profissionais e serviços de saúde.* Disponível em: <http://bvsms.saude.gov.br/bvs/saudelegis/gm/2011/prt0104_25_2011.html

PROGRAMA DE GESTÃO DE RISCOS E SEGURANÇA DO PACIENTE

Objetivos do Programa

Objetivos gerais

- Desenvolver ações permanentes, em geral definidas na legislação e nas normas técnicas sobre o gerenciamento de riscos (clínicos e não clínicos, mas relacionados com cuidado do paciente), em toda a instituição e serviços terceirizados que prestam assistência à saúde aos pacientes admitidos no hospital; e ações temporárias, tendo como referência o resultado do planejamento estratégico, da análise periódica das informações obtidas por meio de sistemas de vigilância epidemiológica e de monitoramento de indicadores de processos ou pela necessidade evidente de solucionar situações específicas.

- Aplicar de forma sistemática as medidas técnicas e administrativas para a prevenção de riscos advindos do cuidado ao paciente.

Objetivos Específicos

- Aplicar de forma sistemática as medidas técnicas e administrativas para a prevenção e o controle de riscos, por meio de: vigilância epidemiológica, educação permanente, supervisão sistemática de estruturas e processos, programas especiais – protocolos gerenciais monitorados.

- Incentivar a corresponsabilização e a participação de profissionais de saúde e usuários como protagonistas dos processos de planejamento estratégico, da educação permanente e da gestão participativa no controle de processos infecciosos relacionados com a assistência à saúde, por meio das ações de humanização, da qualificação da assistência e do ensino na educação permanente.

ESTRUTURA E FUNCIONAMENTO DA GESTÃO DE RISCOS

Composição da Comissão de Gestão de Riscos

A gestão de riscos (GR) deverá ser composta por profissionais da área de saúde, de nível superior, formalmente designados pelas diretorias do hospital.

Os membros da gestão de riscos são de dois tipos: consultores e executores.

O presidente ou coordenador da gestão de riscos será um de seus membros, indicado pela direção do hospital.

Os membros consultores representam os seguintes serviços: (1) médico; (2) enfermagem; (3) farmácia; (4) laboratório de microbiologia, (5) engenharia clínica; (6) saúde ocupacional; (7) hospitalidade/serviços administrativos; (8) comunicação; e (9) administração.

Os membros executores representam o serviço de gerenciamento de riscos e, portanto, são encarregados da execução do programa de segurança do paciente/qualidade.

Atuação/Atividades da Gestão de Riscos

O cerne da atuação da gestão de riscos é o estabelecimento de uma determinação formal (por meio da designação de uma comissão) entre as chefias interdisciplinares das unidades, que passam a constituir uma "equipe de gestores", que desenvolve um modelo de gestão centrado em ações gerenciais e educativas. Nesse modelo, as atividades da gestão de riscos estão potencializadas pelas "equipes de gestores" (Quadro 4.7).

Por meio da "equipe de gestores", as atividades relacionadas com vigilância, educação permanente, supervisão sistemática de estruturas e processos são trabalhadas obedecendo as metas e cronograma de atividades definidas pela equipe.

O comitê de risco desenvolve e monitora a gestão de processos por meio de:

a) Identificação de pontos críticos.

b) Eliminação de situação de retrabalho.

c) Clarificação das operações e das responsabilidades.

d) Construção da memória organizacional.

e) Eliminação de riscos (atividades/processos), gargalos e entraves dos processos.

f) Maior agilidade nos processos – equipes treinadas.

g) Monitoramento de indicadores de desempenho profissional/equipes multidisciplinares.

h) Padronização dos problemas com base nos indicadores.

i) Envio de relatórios à direção.

j) Redução de custos / excelência assistencial.

k) Auditorias internas.

l) Capacitação e desenvolvimento de pessoal junto ao serviço de educação continuada.

m) Orientação e padronização de produtos hospitalares de uso médico e correlatos.

n) Ficha de notificação em prontuários.

o) Consultorias/ recomendações.

p) Execução do programa de segurança do paciente/qualidade.

q) Revisão de manuais de normas e rotinas.

r) Promoção de debates/eventos internos ou externos.

Quadro 4.7 Itens que deverão estar contidos nos processos gerais para gestão de risco na instituição de saúde/hospital*

- Um setor/departamento responsável pelo gerenciamento de riscos
- Uma sistemática de auditorias internas
- Uma terminologia definida para o tratamento das ocorrências
- Um comitê/comissão multiprofissional nomeado para análise dos riscos e planejamento de ações corretivas
- Riscos não clínicos gerenciados no comitê/comissão de gerenciamento de risco
- Treinamento para o gerenciamento de riscos envolvendo todos os colaboradores
- Orientações informadas e esclarecidas inseridas no prontuário e no documento de alta
- Alertas sobre riscos nos impressos da instituição para equipe multidisciplinar
- Sinalizações no ambiente e no paciente para aumentar a vigilância e a prevenção ao risco
- Alta administração (governança) participando ativamente do processo de gerenciamento dos riscos
- Processos estabelecidos (escritos e práticos) para gerenciar o riscos pré-estabelecidos pela instituição
- Um processo formal de orientação para pacientes/acompanhantes
- Riscos avaliados por meio de escalas preditivas segundo matriz de tolerabilidade
- Uma forma padronizada (intranet e ficha) para identificar e notificar um evento de risco
- Todos os eventos de risco notificados/identificados sendo investigados
- Indicadores que monitoram os eventos

Benchmarking: Questionário utilizado pela ANAHP (Associação Nacional de Hospitais Privados) para a construção do diagnóstico sobre atividades de gestão de riscos nos hospitais, no qual 78% dos hospitais investigados têm um departamento responsável específico para gerenciar riscos (Observatório Anahp, 2011. Disponível em: < http://www.anahp.org.br/files/OBSERVAT%C3%93RIO%20FINAL.PDF>.).

Responsabilidades da Comissão de Gestão de Riscos

- **Comitê multidisciplinar**: composto por colaboradores/lideranças/gestores de várias áreas do hospital com atividades relativas aos riscos relacionados à qualidade assistencial, aos processos infecciosos relacionados à assistência à saúde, à responsabilidade civil e aos danos possíveis, com objetivos de minimizar e monitorar a qualidade através da cultura de gestão de risco em todo o hospital (Quadro 4.8).

- **Coordenação geral**: está a cargo dos gestores dos riscos clínico e não clínico com reporte mensal das atividades envolvidas para o conselho de administração/alta gestão do hospital.

Biossegurança – Gestão de Riscos – Controle de Infecções

Quadro 4.8 Indicadores que podem ser monitorados pela gestão de risco*

Riscos	Indicador proposto
Flebite	Índice de casos de flebite em pacientes com acesso periférico
Úlcera de pressão (UP)	Índice de prevalência de UP
Queda	Índice de lesões ao paciente decorrentes de queda
Trombose venosa profunda (TVP)	Índice de pacientes clínicos em risco de TVP
Problemas relacionados com medicamentos (PRM)	Índice de erros na administração de medicamentos no período de internação Índice de quase falhas na administração de medicamentos
Problemas relacionados à hemotransfusão	Índice de reações adversas imediatas e tardias devido ao uso de hemocomponentes na instituição
Problemas relacionados a equipamentos (PRE)	Índice de PRE (eventos) no período/paciente dia no período de internação
Intercorrências com serviços auxiliares de diagnóstico terapêutico	Taxa de intercorrência nos exames auxiliares de diagnóstico e terapêutica (ADT) Taxa de cancelamento de exames de diagnóstico por imagem por preparo inadequado Tempo de permanência hospitalar relacionado com atrasos de exames Taxa de laudos exames radiológicos e de imagem Índice de recoleta
Infecções relacionadas com assistência/ hospitalares	Índice de infecção em pacientes submetidos à hemodiálise Índice de bacteremia associada a uso de cateter venoso central nas UTIs** Índice de pneumonia relacionada à ventilação mecânica (PAV) Índice de infecção em sítio cirúrgico (ISC) Índice de infecção do trato urinário (ITU) relacionada com sonda vesical de demora (SVD) Adesão ao protocolo de antibioticoprofilaxia cirúrgica Análise da qualidade do ar Análise da qualidade da água Quantidade de resíduos coletado (tipo/setor) Controle da temperatura das geladeiras

(continua)

Quadro 4.8 Indicadores que podem ser monitorados pela gestão de risco* (*continuação*)

Segurança ocupacional	Índice de acidentes laborais por tipo de riscos (biológico, químico, físico, ergonômico, quedas) Taxa de eventos advindos de fogo ou fumaça Índices de acidentes laborais com danos ao profissional de saúde Índice de acidentes com material perfurocortante/material biológico
Intercorrências relacionadas com UTIs*	Índice de broncoaspiração Índice de pneumotórax após procedimento invasivo/cirúrgico (punção acesso central) Taxa de extubação acidental/não programada Taxa de perda de cateter acidental
Ecologia hospitalar/ microbiota	Tipo de agentes isolados segundo material de coleta e unidade de internação Consumo de antibióticos segundo tipos de microrganismos Perfil de sensibilidade aos antimicrobianos Taxa de doenças de notificação compulsória (urgência e internação)
Intercorrências relacionadas com o centro cirúrgico	Índice de morte por parada cardíaca no centro cirúrgico e sala de recuperação pós-anestésica Índice de parada cardiorrespiratória no centro cirúrgico e sala de recuperação pós-anestésica Índice de complicações relacionadas com anestesia e sedação Prevalência de lesões por queimaduras Índice de preenchimento do *checklist* para cirurgia segura META 4 – Adesão ao *time out*

Benchmarking: Observatório ANAHP. 2011. Disponível em: <http://www.anahp.org.br/files/OBSERVAT%C3%93RIO%20FINAL.PDF>.
** UTIs: Unidades de terapia intensiva.

PROGRAMA DE PREVENÇÃO DE INFECÇÕES

Seguindo as definições da Organização Mundial da Saúde (OMS), quanto às medidas de prevenção e controle infecções hospitalares (IH), também chamadas de infecções relacionadas com a assistência à saúde (IRAS) atendendo a Portaria 2.616/98 do MS (Ministério da Saúde), há necessidade de se ter uma Comissão de Controle de Infecções Hospitalares (CCIH) responsável pela implantação do programa de prevenção e controle de infecções em toda instituição e serviços terceirizados contratados de apoio à assistência.[30-33]

A CCIH é um órgão de assessoria da diretoria geral do hospital, que tem autonomia para decidir sobre assuntos que, direta ou indiretamente, estiverem relacionados com a prevenção e o controle de infecções relacionadas com a assistência à saúde (IRAS) no ambiente hospitalar.

Tem assegurada a flexibilidade necessária para poder interagir com os diversos serviços e seções do hospital, visando a um trabalho cooperativo de diagnóstico e de prevenção das infecções hospitalares/IRAS.[1-5,32]

O Programa de Controle de Infecção Hospitalar (PCIH) deverá conter o conjunto de ações a serem desenvolvidas deliberada e sistematicamente, com vistas à redução máxima possível da incidência de processos infecciosos relacionados com a assistência à saúde prestada pelo hospital, aos pacientes, assim como riscos de transmissão de infecções entre pacientes, funcionários, profissionais de saúde, colaboradores contratados, voluntários, estagiários e visitantes.[1-5,30,32]

O PCIH deverá ter uma liderança identificada, profissionais bem treinados, métodos para identificar e abordar proativamente os riscos de infecção, políticas e procedimentos apropriados, educação de profissionais e uma coordenação geral.

OBJETIVOS DO PROGRAMA DE PREVENÇÃO DE INFECÇÕES

Objetivos Gerais

- Desenvolver ações permanentes, geralmente definidas em legislação e normas técnicas sobre o controle de IRAS/IH, em toda a instituição e serviços terceirizados que prestam assistência à saúde aos pacientes admitidos no hospital e ações temporárias, tendo como referência o resultado do planejamento estratégico, da análise periódica das informações obtidas por meio de sistemas de vigilância epidemiológica e de monitoramento de indicadores de processos ou pela necessidade evidente de solucionar situações específicas[1-5,30].

- Aplicar de forma sistemática as medidas técnicas e administrativas para a prevenção e o controle de IRAS/IH.

Objetivos Específicos

- Aplicar de forma sistemática as medidas técnicas e administrativas para a prevenção e o controle de IRAS/IH, através de:
  - Vigilância epidemiológica
  - Educação permanente
  - Supervisão sistemática de estruturas e processos
  - Programas especiais – Uso racional de antimicrobianos e multirresistência
- Incentivar a corresponsabilização e a participação de profissionais de saúde e usuários como atores/responsáveis dos processos de planejamento estratégico, da educação permanente e da gestão participativa no controle de infecções relacionadas com assistência à saúde, por meio de ações de humanização, da qualificação da assistência e do ensino na educação permanente e sistemática.

ESTRUTURA E FUNCIONAMENTO DA CCIH

Composição da Comissão de Controle de Infecções Hospitalares segundo Portaria 2616/MS/ 98[30]

A CCIH deverá ser composta por profissionais da área de saúde, de nível superior, formalmente designados pelas diretorias do hospital/insitutição.

Os membros da CCIH são de dois tipos: consultores e executores.

O presidente ou coordenador da CCIH será um dos seus membros, indicado pela direção do hospital/instituição.

Os membros consultores representam os seguintes serviços:

1. médico
2. enfermagem
3. farmácia
4. laboratório de microbiologia
5. administração.

Os membros executores representam o serviço de controle de infecção e, portanto, são encarregados da execução do programa de controle de infecção hospitalar/relacionadas com assistência à saúde.

Os membros executores poderão ser dois técnicos de nível superior da área de saúde para cada 200 leitos ou fração desse número, com carga horária diária, mínima, de seis horas para o enfermeiro e quatro horas para os demais profissionais (Portaria 2616/ MS).[2,30,31]

A carga horária diária dos membros executores é calculada na base da proporcionalidade de leitos.

Quando da existência de leitos destinados a pacientes críticos, a CCIH poderá ser acrescida de outros profissionais de nível superior da área de saúde, sendo acrescida aos membros executores duas horas semanais de trabalho para cada dez leitos ou fração.[2,30,31]

De acordo com a Portaria 2616/MS, consideram-se pacientes críticos:

- Pacientes de terapia intensiva (adulto, pediátrico e neonatal).
- Pacientes de berçário de alto risco.
- Pacientes queimados.
- Pacientes submetidos a transplantes de órgãos.
- Pacientes hemato-oncológicos.
- Pacientes com Síndrome da Imunodeficiência Adquirida (AIDS) / outras imunodeficiências.

Atuação/Atividades da CCIH[1,5,30,32]

O foco da atuação do controle de infecção é o estabelecimento de uma determinação formal (por meio da designação de uma comissão) entre as chefias interdisciplinares das unidades* que passam a constituir uma "equipe de gestores" que desenvolve um modelo de controle de IRAS/IH centrado em ações gerenciais e educativas. Nesse modelo, os papéis da CCIH estão potencializados pelas "equipes de gestores" (Figura 4.2).

Por meio da "equipe de gestores", as atividades relacionadas com vigilância, educação permanente, supervisão sistemática de estruturas e processos, uso racional de antimicrobianos e multirresistência são trabalhadas obedecendo a metas e cronograma de atividades definidas pela equipe.

---

*Ou chefias e responsáveis de setores e serviços, compreendendo ainda responsáveis por atividades técnicas e educativas (médicos e enfermeiros rotinistas, preceptores).

Entende-se: vigilância epidemiológica (VE) como a observação sistemática e ativa da ocorrência e distribuição da infecção na população de pacientes internados e dos eventos ou condições que aumentam ou diminuem o risco de sua ocorrência.

A coleta de dados, a consolidação, a análise e a divulgação deles devem servir de base para estabelecer níveis endêmicos, identificar surtos, sensibilizar profissionais de saúde e administradores sobre a necessidade do controle e avaliar as medidas implantadas.

A VE para o controle das IH/IRAS, está fundamentada em objetivos específicos que no hospital deverão estar relacionados com uma estratégia que combina várias modalidades de vigilância tais como:

a) **Longitudinais** – Dirigida aos setores, aos procedimentos reconhecidamente de maior risco para infecção, e também a agentes específicos;

b) **Transversais** – Aplicada globalmente ou sequencialmente em alguns setores de Internação;

c) **Global** – Para microrganismos multirresistentes.

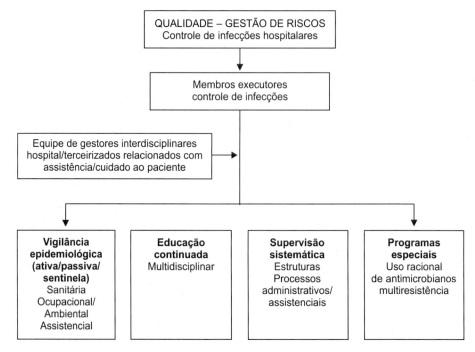

Figura 4.2 Estruturas e organização do controle de infecção.[30,31]

Biossegurança – Gestão de Riscos – Controle de Infecções

O planejamento, a execução, a análise dos dados e a divulgação são basicamente da responsabilidade da comissão de controle de infecções hospitalares (CCIH)/CCIRAS. O programa de vigilância deverá contemplar manuais de procedimentos que especificam e detalham as ações de VE (Quadro 4.9).[30,31]

Quadro 4.9 Programa de vigilância de Infecção Hospitalar (IH) e síntese das atividades da CCIH/IRAS

Setor/área	Evento vigiado	Característica da VE (vigilância epidemiológica)
Global	Todas as IH (infecções hospitalares)	Busca ativa (BA), busca passiva (BP), estudo transversal
UTI* – Neonatal e berçário	Sepse neonatal, pneumonia Outras infecções: enterocolite, impetigo e conjuntivite	BA
UTI* adulto Unidade Coronária (UCO*)	Pneumonia associada à ventilação mecânica (PAV) Infecção da corrente sanguínea (ICS) Infecção do trato urinário (ITU)	BA
UTI* Pediátrica/ Neonatal	Pneumonia associada com ventilação mecânica (PAV) Infecção da corrente sanguínea (ICS) Infecção do trato urinário (ITU)	BA
Clínicas cirúrgicas	Infecção do sítio cirúrgico (ISC)	BA internados + de egressos
Ginecologia	Infecção do sítio cirúrgico (ISC)	BA internados + de egressos
Ortopedia	Infecção do sítio cirúrgico (ISC)	BA internados + egressos
Obstetrícia	Infecção do sítio cirúrgico pós-cesariana, endometrite e mastite puerperal	BA internados + notificação pelos centros de saúde + egressos
Nefrologia	Infecções relacionadas ao acesso para hemodiálise e reação pirogênica	BA e BP
Multirresistência	Infecção ou colonização por bactérias multirresistentes.**	Vigilância laboratorial (setor de microbiologia)

*UTI: unidade de terapia intensiva; UCO: unidade coronariana.
**Microrganismos monitorados: *Staphylococcus* meticilino-resistente (MRSA), *Pseudomonas aeruginosa*, *Acinetobacter baumanni*, *Klebsiella* produtoras de carbapenemase (KPC) e *Clostridium difficili*.

Deverão ser identificados como setores/equipes estratégicos no hospital/ terceirizados para o controle de processos infecciosos relacionados à assistência à saúde (Quadro 4.10).[30,31]

Quadro 4.10 "Equipes de gestores" para o desenvolvimento do PCIH (Programa de Controle de Infecções Hospitalares)

Áreas de abrangências	Membros da equipe
Unidades de internação das clínicas médica/cirúrgica	Gestores médicos e de enfermagem/equipes interdisciplinares das unidades clínicas/cirúrgicas
Setor de urgência/emergência	Coordenador do setor
UTIs* adulta, coronária, neonatal e pediátrica	Gestores médicos e de enfermagem/equipes interdisciplinares de cada unidade
Blocos cirúrgicos	Coordenador dos blocos cirúrgicos
Maternidade	Coordenador da maternidade
Serviços terceirizados	Coordenador dos serviços de: imagem/radiologia, nutrição, limpeza, manutenção, lavanderia/ rouparia, engenharia clínica/mecânica, endoscopia, diálise, gerenciamento de resíduos, necrotério, arquitetura/engenharia, segurança do trabalho, transporte (interno/externo), laboratório, outros relacionados com assistência à saúde
Central de Material Esterilizado (CME)	Coordenador da CME

*UTIs: unidades de terapia intensiva.

ATIVIDADES ESPECÍFICAS DOS PROFISSIONAIS DA CCIH[30]

Ao Presidente da CCIH Compete:

- Representar a CCIH dentro do hospital/insituição, inclusive na diretoria
- Ser elo de ligação entre a CCIH e a administração
- Escolher os membros para composição da CCIH, com o mínimo de um médico infectologista, ou com conhecimentos em Epidemiologia e um enfermeiro: dentro dos padrões estipulados pela Portaria 930, de 27/08/92, do Ministério da Saúde
- Planejar e definir as diretrizes e programas para a ação de controle das infecções hospitalares (IH)

- Estabelecer, junto com a CCIH, sistema operacional prático para as notificações e avaliações das infecções hospitalares
- Convocar reuniões mensais ordinárias e/ou extraordinárias, quando necessário
- Incentivar pesquisas na área de controle de infecções hospitalares
- Solicitar à administração, quando necessário, recursos para implementação dos programas propostos pela CCIH
- Enviar à administração, relatórios mensais de atividades da CCIH
- Cumprir e fazer cumprir o Regimento da CCIH
- Desempenhar tarefas afins.

Ao Microbiologista Compete:

- Informar à CCIH sobre a presença de microrganismos incomuns ou de potencial de gravidade para o hospital/instituição
- Realizar exames sorológicos, bacteriológicos e parasitológicos do hospital
- Realizar culturas em locais mais propícios a infecções
- Pesquisar sobre e atualizar os modelos de sensibilidade a antibióticos
- Realizar o controle de qualidade dos exames
- Identificar todos os materiais tidos como contaminados/infectados
- Dar apoio e participar da investigação epidemiológica e treinamento de pessoal/equipes
- Ser o elo de ligação entre laboratório e corpo clínico do hospital
- Estabelecer normas para coleta, transporte e manuseio de amostras para cultura
- Padronizar, critérios de aceitação e/ou rejeição de pedidos médicos para realização de cultura
- Padronizar, juntamente com a CCIH, os antibiogramas realizados, adequando-os às circunstâncias clínicas
- Implementar novos avanços no diagnóstico microbiológico, mediante participação nos programas de controle de qualidade da Sociedade Brasileira de Microbiologia

- Cooperar na elaboração da padronização de antibióticos, soluções e desinfetantes
- Participar das reuniões da CCIH
- Cumprir e fazer cumprir o presente regimento
- Desempenhar tarefas afins.

Ao Enfermeiro/Coordenador do Programa de Controle de Infecções Compete:

- Realizar a vigilância epidemiológica sistemática, busca ativa através de:

A) Visitas regulares às unidades de internação

B) Revisão diária dos prontuários:

  - Verificação das anotações de enfermagem, pesquisando indícios de hiperemia, uso de antibióticos, drenagens de secreções, sondagens, e/ou outros indicativos de infecção, principalmente em pacientes com probabilidade de adquirir infecção hospitalar
  - Verificação de exames laboratoriais
  - Laudos de raios X
  - Verificação do tempo de uso de antibioticoterapia
  - Monitorações diárias de procedimentos invasivos

- Realizar campanhas educativas, principalmente quanto à higienização das mãos
- Realizar supervisão técnica em todos os setores ligados à infecção hospitalar: CME, lavanderia e limpeza, entre outros
- Realizar reciclagens de técnicas e procedimentos
- Induzir medidas de assepsia para prevenir a propagação da infecção na família e na comunidade
- Orientação técnica para isolamentos e/ou precauções universais
- Participar de reuniões da CCIH
- Atuar na orientação, treinamento e supervisão dos atos de enfermagem de acordo com a CCIH

- Codificar os dados obtidos na busca ativa
- Realizar visitas diárias ao berçário e unidades de terapia intensiva, orientando quanto aos procedimentos de risco
- Estabelecer metodologia própria, visando ao controle de pacientes egressos no ambulatório e consultórios médicos
- Participar de padronização de antibióticos
- Orientar e emitir laudos técnicos, quando da aquisição de materiais e equipamentos de uso de enfermagem
- Ser o elo de ligação entre o serviço de enfermagem e a CCIH
- Orientar na execução de testes biológicos, semanais, nas autoclaves
- Elaborar relatório mensal de atividades
- Cumprir e fazer cumprir o presente regimento
- Interagir com a farmácia hospitalar, quanto a treinamento, controle de qualidade dos medicamentos e materiais e/ou outros
- Desempenhar tarefas afins.

Ao Farmacêutico Compete:

- Elaborar o levantamento do consumo mensal de antibióticos, de acordo com a Portaria 930 de 27/08/92, do Ministério da Saúde
- Responsabilizar-se pela diluição de desinfetantes e soluções usadas na instituição, quando apropriado
- Cooperar e participar das normas de padronização do uso de antimicrobianos aprovados no estudo de sensibilidade bacteriana
- Preparar, controlar e armazenar as soluções para nutrição parenteral, inclusive com encaminhamento de amostras para cultura e controle de qualidade
- Notificar periodicamente, o custo dos fármacos de maior consumo no hospital, bem como de suas alternativas similares
- Padronizar a metodologia para o preparo de soluções para nutrição parenteral e diluições

- Elaborar e desenvolver projetos de pesquisa sobre estabilidade das soluções, toxicidade dos produtos químicos, espectro de ação antimicrobiana, interação entre medicamentos, produtos químicos e correlatos, entre outros

- Manter registro de informações para subsidiar programas de farmacovigilância

- Avaliar as interações medicamentosas, fármacos nutrientes e outros

- Coordenar, orientar e supervisionar as rotinas específicas para manipulação de fármacos e soluções, no laboratório da farmácia, assim como quanto a embalagem e estocagem desses produtos

- Coordenar, orientar e supervisionar estagiários

- Informar a CCIH o uso inadequado de qualquer produto que vise o controle profilático ou terapêutico da infecção hospitalar

- Participar da educação continuada

- Colaborar e participar das avaliações microbiológicas dos produtos usados pelo hospital

- Emitir parecer técnico/científico sobre todos os produtos químicos, esterilizantes, desinfetantes, degermantes, antissépticos e ceras usados na limpeza comum, hospitalar e na desinfecção e assepsias

- Cumprir e fazer cumprir o presente regimento

- Desempenhar tarefas afins.

Ao Médico Infectologista Compete:

- Interagir com o corpo clínico, no sentido de fazer cumprir as determinações da CCIH

- Promover treinamentos para colaboradores/equipes multidisciplinares na área de sua competência

- Avaliar e sugerir as prescrições médicas no que se refere ao uso de antibióticos, considerando seu tempo de ação e coeficiente sensibilidade/ resistência

- Avaliar pacientes pré e pós-cirúrgicos, quanto ao risco de infecção hospitalar

Biossegurança – Gestão de Riscos – Controle de Infecções

- Avaliar e determinar a necessidade de isolamento e/ou precauções universais
- Orientar quanto a realização e necessidade de culturas microbiológicas
- Participar das atividades de treinamento de maneira generalizada
- Representar a CCIH, quando for determinado
- Elaborar relatórios mensais de atividades relativas ao controle de infecções, incluindo os índices de infecção detectados, por clínica, topografia, geral e outros
- Verificar e orientar normas de admissão de pacientes e de assepsia
- Participar das reuniões da CCIH
- Participar e desenvolver programas de imunização dos funcionários e/ou profissionais
- Estabelecer normas e rotinas de funcionamento da CCIH
- Cumprir e fazer cumprir o presente regimento
- Desempenhar tarefas afins.

Ao Representante da Administração Compete:

- Prever e prover local apropriado para o funcionamento da CCIH
- Intermediar junto a administração superior das necessidades financeiras dos programas de controle de infecções hospitalares
- Estabelecer normas para os visitantes
- Participar ativamente das campanhas educativas promovidas pelo CCIH
- Participar das reuniões da CCIH
- Assegurar ligação contínua com as autoridades de saúde e com outros órgãos relacionados ao controle de infecções hospitalares
- Avaliar e agilizar as solicitações cabíveis que auxiliam no bom desempenho da CCIH
- Propiciar recursos humanos e materiais para a implantação dos programas de controle de infecções hospitalares

- Apoiar e divulgar os boletins epidemiológicos elaborados pela CCIH
- Publicar, divulgar e implementar o regimento da CCIH, visando a orientação e conhecimento de toda a comunidade hospitalar
- Divulgar amplamente em todo o hospital a Campanha da Higienização das Mãos
- Avaliar, constantemente, a atuação da CCIH
- Promover debates, no âmbito hospitalar sobre o controle de infecções
- Facilitar pesquisas e a participação dos membros da CCIH em congressos, cursos orientados para profilaxia, controle e combate às infecções hospitalares
- Prever serviços e instalações adequadas para as atividades relacionadas à microbiologia
- Cumprir e fazer cumprir o presente regimento
- Desempenhar tarefas afins.

ATIVIDADES DIÁRIAS NA PRÁTICA ASSISTENCIAL DESENVOLVIDADAS PELA CCIH[1,2,7,8,30,31]

- Auditorias internas
- Capacitação e desenvolvimento de pessoal junto ao serviço de educação continuada
- Sistema de vigilância epidemiológica das infecções hospitalares
- Controle de Infecção Hospitalar (CIH)
- Orientação e padronização de produtos hospitalares de uso médico e correlatos
- Ficha de notificação em prontuários
- Consultorias/recomendações
- Taxa de sensibilidade e resistência dos microrganismos aos antimicrobianos
- Execução do PCIH
- Levantamento e divulgação de indicadores

- Promoção do uso racional de antimicrobianos
- Investigação de surtos
- Revisão de manuais de normas e rotinas
- Padronização dos problemas com base nos indicadores
- Padronização de produtos de higiene, limpeza e desinfecção
- Envio de relatórios a direção, comissão estadual de saúde
- Promoção de debates/eventos internos ou externos
- Atuação no apoio ao colaborador acidentado por perfurocortante e outros agregados
- Busca pós-alta (egressos)
- Comunicação a outro hospital de caso de infecção/microrganismos multi-resistentes
- Manter atualizado o manual do sistema de controle de infecções hospitalares/biossegurança
- Participar do programa de imunização em profissionais
- Supervisão do uso de Equipamentos de Proteção Individual (EPIs)
- Acompanhamento do programa de gerenciamento dos resíduos sólidos de saúde

AÇÕES PROGRAMÁTICAS DO CONTROLE DE INFECÇÕES[1-5,30,31]

As atividades fundamentais do programa de controle de infecção hospitalar deverão ser divididas em quatro conjuntos principais, que se relacionam entre si e com possibilidade de reforço a partir do envolvimento das equipes e da intensidade da participação:

1. **Vigilância epidemiológica** (sistema de informação: indicadores de processos e resultados).
2. **Educação permanente** (inclui elaboração de normas/protocolos e discussão de casos clínicos).

3. Supervisão sistemática de estruturas e processos.

4. Programas especiais:
   - Uso racional de antimicrobiano e multiresistência.
   - Implantação da Meta 5 de segurança do paciente (*reduzir o risco de infecções associadas aos cuidados de saúde*) pela adoção de diretrizes disponíveis e aceitas para a higiene das mãos, contidas em um programa de higienização das mãos.

PRINCIPAIS PONTOS PROGRAMÁTICOS DO CONTROLE DE INFECÇÕES[30-32]

1. Manter e desenvolver as equipes de gestores, na qualidade de estratégia de intervenção nos setores mais críticos e de espaço necessário para o adequado desenvolvimento dos programas de vigilância, de educação e de supervisão em controle de infecção hospitalar e de uso racional de antimicrobianos.

2. Apoiar e participar sistematicamente do treinamento em controle de infecção hospitalar/IRAS dentro dos programas de educação permanente de cada unidade do hospital e terceirizados.

3. Aumentar o volume de atividades práticas, em parceria com as chefias setoriais, para consolidar as ações da educação permanente.

4. Desenvolver ações educativas para o uso racional de antimicrobianos junto às equipes médicas, com foco na discussão de casos e implantação de protocolos clínicos.

5. Divulgar recomendações, normas e protocolos técnicos elaborados pelo núcleo de IH, utilizando das visitas setoriais para efetivar a adesão e a pactuação de protocolos.

6. Otimizar os processos de vigilância, redimensionando sua carga e estabelecendo como ponto inicial do círculo de atividades.

7. Reestruturar a elaboração e a divulgação dos dados epidemiológicos em controle de infecção hospitalar, dentro do princípio de "informação para participação".

8. Reforçar a atuação da CCIH/IRAS, especialmente do grupo técnico-operativo e do colegiado, em conformidade com o regimento interno.

9. Implantar e qualificar a elaboração e a divulgação dos dados epidemiológicos, dos indicadores de processo, das recomendações técnicas, cursos e programas relacionados com o controle de infecções em toda instituição/ terceirizados.

METODOLOGIA DO CONTROLE DE INFECÇÕES[30-32]

A CCIH, por meio de seus membros executores e membros consultores, deverá realizar atividades de prevenção e controle de infecções em áreas críticas utilizando ferramentas da metodologia NNISS (*National Nosocomial Infection Surveillance*), desenvolvida pelo CDC (*Center for Disease Control and Prevention*); e nas áreas não críticas (demais leitos do hospital), mediante estudos de prevalência de base bimestral–trimestral. Também deverão ser realizadas vigilância passiva em todas as clínicas, investigando a incidência de infecção hospitalar em todo o hospital/instituição.

A vigilância microbiológica deverá ser realizada diariamente tendo como base todos os resultados do laboratório de microbiologia. São elaborados gráficos com a frequência dos microrganismos, geral e por setor do hospital determinando-se o nível endêmico, limite máximo esperado e projeção para o mês subsequente.

A instituição deve implementar medidas de precaução quando da identificação de microrganismos multirresistentes ou naqueles de risco de transmissão intra-hospitalar. Dessa forma, monitora e controla a ocorrência de surtos de infecções/IH. Também deve determinar o perfil de suscetibilidade dos microrganismos aos antimicrobianos, em todo o hospital e por setor e os perfis de suscetibilidade deste, que deverão ser utilizados para a composição da política de utilização de antimicrobianos.

Devido a ocorrência de multirresistência da microbiota hospitalar, um problema mundial de saúde pública, e não das instituições isoladamente, tem se observado pelos indicadores a necessidade de monitoramento continuado em todo hospital e da participação de todos os profissionais no controle. A higienização das mãos antes e após o contato com pacientes e superfícies hospitalares é a medida básica essencial para a prevenção da transmissão cruzada de microrganismos. A CCIH deverá realizar constantemente atividades de educação continuada e divulgar em seus murais, distribuídos em todos os setores do hospital, assim como orientações nesse sentido.

O controle do uso de antimicrobianos é realizado tendo como base as fichas de notificação e dados de consumo da farmácia. A partir da ficha de notificação de uso de antimicrobiano e dos relatórios de microbiota, o infectologista da CCIH orienta os médicos que prescrevem. Além disso, o médico infectologista emite parecer em diagnóstico e tratamento de infecção hospitalar e infectologia em geral. Dessa forma, o consumo de antimicrobianos no hospital está indo ao encontro da política de utilização desenvolvida pela CCIH, que é divulgada para todo o hospital.

A elaboração e implementação de rotinas de prevenção, diagnóstico e tratamento de infecção hospitalar é uma das atividades mais importantes da CCIH. O manual de prevenção e controle de infecção hospitalar deverá conter rotinas, que são constantemente atualizadas e emitidas para todos os setores. Essas rotinas deverão ser também divulgadas no *site* do hospital, quando existente. Para a implementação das rotinas, a CCIH realiza atividades regulares de educação continuada, diariamente emite orientações e atua junto aos setores para contribuir na implantação delas. Por meio de visitas de inspeção aos diferentes setores do hospital com elaboração de relatórios e emissão deles aos responsáveis, a CCIH inspeciona o cumprimento das recomendações, visando contribuir para a melhoria da qualidade na assistência. A CCIH deverá realizar também atividades de suporte a diversos setores, tais como engenharia, arquitetura, hotelaria, nutrição, central de material, farmácia, laboratório de microbiologia, rouparia e banco de sangue, visando contribuir para as ações que estão direta ou indiretamente ligadas a prevenção e controle de infecção hospitalar. Entre elas, estão as atividades de monitoramento da qualidade microbiológica de água potável, filtrada, destilada e do sistema de hemodiálise do hospital. Em situações de não conformidades a CCIH solicita aos responsáveis a adoção das medidas cabíveis para a prevenção e controle de infecção. Outra atividade importante é o apoio à hotelaria-hospitalidade para a melhoria da qualidade da limpeza e desinfecção de superfícies hospitalares e para o gerenciamento de resíduos no hospital.

Também devem ser feitos o monitoramento prospectivo dos acidentes com material biológico ocorridos no hospital, treinamento dos profissionais responsáveis pelo primeiro atendimento, acompanhamento na CCIH dos profissionais acidentados, treinamentos de todas as categorias profissionais visando a biossegurança, prevenção de acidentes e orientações sobre profilaxia pós-exposição e apoio ao setor de saúde ocupacional para o desenvolvimento de campanhas de vacinação. A CCIH deverá elaborar relatórios em base regular e emitir aos setores responsáveis pela biossegurança de profissionais de saúde, como também observar se há necessidade de treinamentos continuados de todos aqueles recém-admitidos no hospital e daqueles sob maior risco de exposição, assim como melhoria das condições para o acompanhamento.

As atividades de treinamento em serviço devem ser desenvolvidas com o setor de educação continuada de enfermagem junto ao RH (recursos humanos) do hospital que devem ser expandidas também para a clientela externa (pacientes, visitantes e acompanhantes) por meio de murais da CCIH, *folderes* e outros recursos sobre infecção hospitalar-IRAS.

A educação continuada e em controle de infecção hospitalar/IRAS visa às mudanças no processo de trabalho para a qualidade e o aperfeiçoamento contínuo da equipe de saúde, dentro de um programa de educação permanente, uma atribuição das gerências setoriais, que é desenvolvida por um trabalho coordenado (multidisciplinar/interdisciplinar) que auxilia o desenvolvimento dessas atividades junto a todas as lideranças/equipes que prestam assistência à saúde dos pacientes, oferecendo o treinamento em controle de infecção hospitalar/IRAS.

O treinamento deve ser voltado para o nível médio ou superior, e é aplicado setorialmente, em pequenas equipes, sendo dividido em dois blocos, básico e específico:

– *Básico:* precauções anti-infecciosas universais ou básicas (higienização das mãos, barreiras técnicas, biossegurança) e precauções adicionais ou isolamento hospitalar. Esse bloco constitui o treinamento mínimo obrigatório (especialmente durante processos admissionais) para todos os setores envolvidos com a assistência ao paciente. O programa de educação permanente de cada unidade ou setor deve prevê-lo em seu cronograma e ele é aplicado em parceria, envolvendo as equipes locais, junto à equipe de controle de infecções do hospital.

– *Específico:* realizado conforme a necessidade de cada equipe segundo temas como processamento de artigos e superfícies, controle de bactérias multirresistentes, prevenção de infecções relacionadas com cateteres vasculares, de infecção urinária, de pneumonia, infecções cutâneas, entre outros. Esse bloco é desenvolvido conforme o programa de educação permanente de cada unidade ou setor e adquire maior efetividade quando sustentado pela equipe operativa de gestores. Nessa situação, além do treinamento, são planejados conjuntamente os processos de atualização de normas e rotinas, de avaliação e de supervisão sistemática.

Programa de Supervisão Sistemática de Estruturas e Processos do Controle de Infecções

A supervisão sistemática na qualidade do PCIH, e não mais como ação isolada, tem caráter de continuidade e com tendência a expansão abrangente em toda a instituição/terceirizados. O monitoramento dos indicadores de processo é norteado por ações de gestão e de educação com o objetivo de aumentar a adesão às normas e recomendações técnicas/legislações. Dentro da perspectiva de evolução dos trabalhos das equipes operativas de gestores, são desenvolvidos projetos de avaliação de processos e procedimentos de maior interesse para os objetivos do controle de infecções.

PROGRAMAS ESPECIAIS REALACIONADOS COM O CONTROLE DE INFECÇÕES HOSPITALARES/IRAS[1-5,30,31]

Os programas especiais voltados para o desenvolvimento de um conjunto de ações relacionadas, direta ou indiretamente, com o controle de infecção hospitalar são coordenados por grupos de trabalhos ou comissões formalmente designadas (Quadro 4.11).

Quadro 4.11 Atividades dos programas especiais relacionados com o controle de infecção hospitalar

Subprogramas	Coordenação
Uso racional de antimicrobianos e controle e prevenção de bactéria multirresistente	CCIH por meio do comitê de promoção de uso racional de antimicrobiano
Biossegurança e prevenção de acidentes com material perfurocortante	Medicina do trabalho / CIPA (Comissão Interna de Prevença de Acidentes)
Resíduos sólidos	Coordenação de apoio operacional, por meio de uma equipe responsável pelo plano de gerenciamento de resíduos de serviços de saúde (PGRSS) junto com a CCIH e a hospitalidade

(continua)

Biossegurança – Gestão de Riscos – Controle de Infecções

107

Quadro 4.11 Atividades dos programas especiais relacionados com o controle de infecção hospitalar (*continuação*)

Subprogramas	Coordenação
Controle de pragas	Coordenação de apoio operacional, por meio da comissão de controle de pragas e/ou hospitalidade
Controle ambiental (controle da qualidade da água, do ar climatizado, da higienização hospitalar)	Coordenação de apoio operacional, por meio do DSG (Departamento de Serviços Gerais), hospitalidade ou comissões específicas
Comissões de vigilância (fármaco, hemo e tecnovigilância)	Comitê de gestão de risco, por meio de comissões específicas
Nutrição parenteral e enteral	Serviço de nutrição, por meio da comissão multiprofissional de terapia nutricional

Essas comissões são compostas por várias lideranças ou gerências e possuem, geralmente, o caráter permanente.

Alguns programas especiais voltados para as áreas de apoio ou para processos devem ser considerados essenciais pela CCIH, embora não diretamente ligados ao controle de infecção hospitalar (nutrição parenteral e enteral, controle de pragas, resíduos sólidos e controle ambiental, e vigilância de medicamentos, hemoderivados e equipamentos).

Os membros da CCIH participam ativamente desses grupos ou comissões e executam ações de sua competência junto às equipes.

PROGRAMA DE SUPERVISÃO SISTEMÁTICA DOS PROCESSOS INFECCIOSOS/IRAS[1-3,30,32]

Dentro da perspectiva de evolução dos trabalhos das equipes operativas de gestores são desenvolvidos projetos de avaliação de processos e procedimentos de maior interesse para os objetivos de melhoria da qualidade de assistência em controle de infecções hospitalares, em que visitas técnicas também fazem parte dessa estratégia (Quadros 4.12 a 4.14).

Para a solução dos problemas descritos nos relatórios das visitas técnicas é estabelecido um protocolo de parceria envolvendo a direção e os gestores relacionados com o setor e/ou tipo de problema detectado.

Quadro 4.12 Atividades do programa de supervisão sistemática em controle de infecção hospitalar

Atividade	Alvo	Principal executor
Avaliação das unidades de higienização das mãos	Unidades de higienização das mãos em todo o hospital	CCIH/IRAS*
Aplicação das precauções adicionais de isolamento hospitalar	Áreas de internação (incluindo UTIs*) e urgência	CCIH/IRAS*
Antibioticoprofilaxia cirúrgica	Unidades cirúrgicas/Blocos cirúrgicos / UTIs*	CCIH/IRAS*
Higienização – limpeza – desinfecção Hospitalar/ equipamentos/ Transporte/ necrotério	Todo o hospital	Hospitalidade/CCIH/IRAS*
Controle de pragas	Todo o hospital	Hospitalidade/CCIH/ IRAS*
Qualidade da água e conservação dos reservatórios/ Ar	Todo hospital	Hospitalidade/CCIH/IRAS*

*UTI: Unidades de Terapia Intensiva; CCIH/IRAS: Comissão de controle de infecções hospitalares/infecções relacionadas com a assistência à saúde.

Quadro 4.13 Precauções de isolamento e prevenção de infecções hospitalares[35,36]

Precauções-padrão

- Higienização das mãos (lavagem com água e sabão, uso de antissépticos e álcool-gel, se mãos limpas)
- Equipamentos de Proteção Individual (EPI): (1) colocar avental; (2) colocar máscara; (3) colocar óculos e (4) colocar luvas
- Retirada correta de equipamentos de proteção individual: (1) retirar luvas; (2) retirar óculos; (3) retirar máscara e (4) retirar avental
- Higiene respiratória/etiqueta de tosse: educar e treinar sobre a importância de contenção das secreções respiratórias, especialmente durante surtos sazonais de infecções virais do trato respiratório (gripes, vírus sincicial respiratório, adenovírus, parainfluenza, síndrome respiratória aguda grave – SARS)

(continua)

Biossegurança – Gestão de Riscos – Controle de Infecções **109**

Quadro 4.13 Precauções de isolamento e prevenção de infecções hospitalares[35,36] (*continuação*)

Precauções de contato

- Local de internação: quarto privativo

- Se isolamento tipo coorte: (1) manter distância entre os leitos (mínima de 1 metro); (2) realizar a troca da paramentação entre o atendimento aos pacientes; (3) evitar acomodação no quarto de pacientes que possam ter evolução mais grave diante de infecções

Precauções empíricas

- Instituídas quando: (1) pacientes transferidos de outros hospitais/unidades; (2) pacientes com diarreia sem etiologia definida; (3) pacientes com quadros exantemáticos sem etiologia definida

Precauções por gotículas

Partículas – Uso de máscara cirúrgica (dispersão de 1 m)

- Quarto privativo ou coorte, com distância mínima entre os leitos de 1 m

Precauções para aerossóis

- Particulas – Uso de máscara N95 (verificar vedação)

- Internação em quarto privativo, com pressão negativa (≥ 6 trocas de ar)/taxa de filtração a 90% e sem recirculação do ar. Manter o quarto com porta fechada. O sentido do fluxo do ar: limpo-contaminado (profissional de saúde limpo)

Ambiente protetor

- Está indicado para pacientes com **alto risco** (**TMO alogênico**) com objetivo de impedir a aquisição de esporos fúngicos do ambiente, que podem ser carreados por reformas e construções ou vasos e plantas

- Consiste: (1) uso de filtro HEPA (99,7%) no ar que entra no quarto com antessala - filtragem do ar (≥ 12 trocas de ar por hora); (2) fluxo do ar dirigido (monitorado); (3) pressão positiva em relação ao corredor (2,5 Pa); (4) quartos bem lacrados; (5) estratégias para diminuir a poeira; (6) proibição de flores/plantas; (7) reforço das práticas de precaução-padrão; (8) transporte de pacientes limitados; (9) durante períodos de construção ou reformas no hospital, utilizar a máscara do tipo respirador (N95) ao sair do quarto; e (10) superfícies de materiais/mobílias lisas e laváveis

(*continua*)

Quadro 4.13 Precauções de isolamento e prevenção de infecções hospitalares[35,36] (*continuação*)

Pacientes imunodeprimidos

Deverão ser internados em ambientes com: (1) pressão do ar positiva (≥ 12 trocas de ar); (2) quartos privativos; (3) sentido dor ar limpo-contaminado (paciente limpo); (4) taxa de filtração do ar – 99,97%; e (5) recirculação do ar

Centro cirúrgico

Deverá ter: (1) pressão positiva (15- 25 trocas de ar); (2) área fechada; (3) sentido do ar: fluxo direcionado para o campo cirúrgico; (4) taxa de filtração (90%); e (5) recirculação do ar

Precauções para pacientes com microrganismos multirresistentes (MR)

- Política Institucional: (1) designar a prevenção de MR uma prioridade na instituição; (2) rever número de recursos humanos; (3) implantar o programa de monitoramento e adesão; (4) identificação precoce de MR[36,37]
- Educação e treinamento: risco e prevenção de transmissão
- Uso racional de antimicrobianos: (1) de acordo com microbiota; (2) evitar tratar colonização; (3) vigilância (1- Contato com laboratório, CCIH/Diretorias) (4) identificar os MR; (5) especificar unidade de monitoração dos MR
- Local da Internação: (1) quarto privativo para pacientes que de alguma maneira possam estar transmitindo facilmente microrganismos (MR); (2) coorte; (3) se impossibilidade de coorte, distribuir pacientes de baixo risco de aquisição e complicação e de provável internação curta para o mesmo local
- As precauções deverão ser instituídas quando houver evidências de transmissão contínua de MR ou taxas acima do nível endêmico, apesar das medidas de controle ou se surgir novo MR epidemiologicamente importante
- Instituir precauções de contato por tempo não definido
- Realizar higiene das mãos com álcool gel ou solução antisséptica degermante (PVP-I ou clorexidina) antes e após contato com pacientes
- Uso de luvas não estéreis e avental para realizar procedimentos que facilitem o contato com os líquidos corporais do paciente
- Está indicado para pacientes colonizados ou infectados por:
  - *Acinetobacter baumanni* resistente a carbapenens
  - *Pseudomonas aeruginosa* resistente a carbapenens
  - *Enterobacter, Klebisiella* e *E. coli* resistentes a cefalosporinas e carbapenens
- Estafilococos e enterococos resistentes à vancomicina

Biossegurança – Gestão de Riscos – Controle de Infecções

Quadro 4.14 Recomendações para elaboração de protocolos de reprocessamento de artigos/produtos[1]*

PRÉ-REQUISITOS PARA REPROCESSAMENTO DE ARTIGOS/PRODUTOS

São pré-requisitos para a análise e pré-seleção dos artigos/produtos a serem reprocessados:

- O produto não deve constar na lista negativa da RE 2605/ 2006 da ANVISA
- Não trazer na sua rotulagem "PROIBIDO REPROCESSAR"
- Deverá ser feita a análise do custo-benefício do reprocessamento (custo do produto, volume esperado de reprocessamento, custo do processo de trabalho, dos materiais e despesas gerais para o reprocessamento, riscos e consequências da falha do produto e risco ocupacional)
- A tecnologia disponível para o reprocessamento do produto deverá ser compatível com sua propriedades
- O produto deverá possuir características que permitam a rastreabilidade e o controle do número de reprocessamentos
- A instituição deverá ter acesso aos métodos indicados nesta pela Resolução 2.605/2006 para controle da qualidade do produto
- Deverá ser descrito o produto a ser reprocessado especificando nome, número de registro ou cadastro na ANVISA, nome do fabricante, dimensões, estrutura e composição
- Classificar o produto segundo o risco em: crítico e semicrítico
- Descrever o tamanho da amostra e do número de reprocessamentos a que o produto será submetido no teste
- Descrever o método de reprocessamento proposto, compatível com o número de registro do produto e sua classificação de risco, especificando:
  - As fases de reprocessamento de forma detalhada – limpeza, enxágue, secagem, desinfecção, empacotamento, esterilização, rotulagem e acondicionamento
  - Materiais e insumos a serem utilizados
  - Medidas de proteção coletiva e equipamentos de proteção individual necessários
- Descrever a técnica de validação para cada fase do reprocessamento – padrões de referência para cada fase (físicos, químicos e microbiológicos) e métodos de verificação
- Definir testes de segurança (esterilidade, apirogenicidade, atoxicidade e integridade) e de desempenho
- Avaliar os resultados da aplicação do protocolo-teste, que poderá ser elaborado utilizando-se como referência protocolos já validados em outras instituições. Elaborar o protocolo de reprocessamento
- Validar o protocolo, que deve ser assinado pelo responsável técnico do serviço de saúde ou da empresa reprocessadora

---

(continua)

Quadro 4.14 Recomendações para elaboração de protocolos de reprocessamento de artigos/produtos[1]* (*continuação*)

- O protocolo deve ser elaborado a partir dos protocolos-teste validados que devem conter: (1) descrição do produto especificando: nome, número de registro ou cadastro na ANVISA, nome do fabricante, dimensões, estrutura e composição; (2) o controle do protocolo: data de redação, edição, público-alvo, critério de recolhimento e nome e assinatura dos responsáveis pela validação do protocolo-teste e do responsável técnico; síntese dos resultados da aplicação do protocolo-teste; descrição do método de reprocessamento aprovado por meio do protocolo-teste, especificando:
  - As fases de reprocessamento de forma detalhada – limpeza, enxágue, secagem, desinfecção, empacotamento, esterilização, rotulagem e acondicionamento
  - As medidas de proteção coletiva e os equipamentos de proteção individual necessários
  - Os materiais e insumos a serem utilizados.
- Capacitação necessária à implantação e ao controle de qualidade dos protocolos de reprocessamento
- Os critérios de descarte do produto reprocessado, considerando o número máximo de reprocessamentos definido no protocolo-teste e outros fatores relacionados com o aspecto e as características do produto que indiquem as necessidades de descarte
- Descrever os mecanismos de rastreabilidade do produto, incluindo o modelo do prontuário de identificação do produto
- Descrever o monitoramento da implantação do protocolo de reprocessamento (vigilância de processos e resultados)
- Descrever o monitoramento dos eventos adversos associados ao uso do produto, incluindo a classificação dos eventos, formas de registro, de notificação e de medidas corretivas a serem adotadas
- Descrever o monitoramento do descarte dos produtos reprocessados

Os produtos devem ser classificados como críticos e devem ter garantida a sua rastreabilidade individual

Os produtos críticos e ou semicríticos reprocessados deverão ser identificados quanto:
- Nome do artigo
- Identificação individual do produto
- Número do registro da ANVISA/MS
- Nome do fabricante
- Nome do fornecedor
- Descrição da estrutura e composição
- Dimensões
- Nome do responsável pelo reprocessamento
- Local da realização do reprocessamento
- Data de cada reprocessamento

(continua)

Quadro 4.14 Recomendações para elaboração de protocolos de reprocessamento de artigos/produtos[1]* (*continuação*)

Devem ser fornecidas à empresa reprocessadora as informações contidas em cada prontuário até o tópico referente às dimensões tanto dos artigos críticos quanto dos artigos semicríticos, além de garantir:
- Capacitação permanente da equipe para implantação dos protocolos
- Monitoramento da implantação dos protocolos de reprocessamento
- Monitoramento dos eventos adversos associados ao uso dos produtos reprocessados
- Monitoramento do descarte dos produtos reprocessados

A revisão do protocolo de reprocessamento deverá focar:
- Alteração das tecnologias utilizadas no reprocessamento (insumos, equipamentos ou processo de trabalho)
- Resultados desfavoráveis da avaliação dos eventos adversos
- Novas evidências científicas que indiquem risco à segurança do paciente

COMITÊ DE REPROCESSAMENTO
- Instituir um comitê de reprocessamento de artigos médico-hospitalares para avaliação e definição dos artigos passíveis de reprocessamento na instituição/hospital composto por:

- **Membros permanentes:**
  - Enfermeiro da Central de Materiais e Esterilização (CME)
  - Enfermeiro da Comissão de Controle de Infecção Hospitalar (CCIH)
  - Enfermeiro e um médico, ambos executores do Programa de Prevenção e Controle de Infecção Hospitalar/IRAS
  - Representante do setor de compras
  - Representante da comissão de padronização
  - Representante da acessória Jurídica
  - Representante da direção médica
  - Representante da divisão de enfermagem
- **Membros consultores:**
  - Médico e Enfermeiro da Hemodinâmica
  - Enfermeiro do centro cirúrgico
  - Enfermeiro do centro obstétrico
  - Profissionais médicos por especialidades habilitados no uso do artigo médico hospitalar em discussão
- **Boas práticas**
  - Todas as atividades do CME deverão ser executadas segundo os requisitos de boas práticas para o processamento de produtos para a saúde (Resolução – RDC 15, de 15 de março de 2012)

(continua)

Quadro 4.14 Recomendações para elaboração de protocolos de reprocessamento de artigos/produtos[1]* (*continuação*)

LISTA DE PRODUTOS MÉDICOS ENQUADRADOS COMO DE USO ÚNICO PROIBIDOS DE SER REPROCESSADOS (RE 2605/ 2006 – ANVISA)

1. Agulhas com componentes, plásticos não desmontáveis
2. Aventais descartáveis
3. Bisturi para laparoscopia com fonte geradora de energia, para corte ou coagulação com aspiração e irrigação
4. Bisturis descartáveis com lâmina fixa ao cabo; (funcionalidade)
5. Bolsa coletora de espécimes cirúrgicos
6. Bolsas de sangue
7. Bomba centrífuga de sangue
8. Bomba de infusão implantável
9. Campos cirúrgicos descartáveis
10. Cânulas para perfusão, exceto as cânulas aramadas
11. Cateter de balão Intra-aórtico
12. Cateter epidural
13. Cateter para embolectomia, tipo Fogart
14. Cateter para oxigênio
15. Cateter para medida de débito por termodiluição
16. Cateter duplo J, para ureter
17. Cateteres de diálise peritoneal de curta e longa permanência
18. Cateteres e válvulas para derivação ventricular
19. Cateteres para infusão venosa com lúmen único, duplo ou triplo
20. Cobertura descartável para mesa de instrumental cirúrgico
21. Coletores de urina de drenagens, aberta ou fechada
22. Compressas cirúrgicas descartáveis
23. Conjuntos de tubos para uso em circulação extracorpórea
24. Dique de borracha para uso odontológico
25. Dispositivo para infusão vascular periférica ou aspiração venosa
26. Dispositivo linear ou circular, não desmontável, para sutura mecânica
27. Drenos em geral
28. Embalagens descartáveis para esterilização de qualquer natureza
29. Equipos descartáveis de qualquer natureza, exceto as linhas de diálise, de irrigação e aspiração oftalmológicas
30. Esponjas oftalmológicas
31. Expansores de pele com válvula
32. Extensões para eletrodos implantáveis
33. Equipos para bombas de infusão peristálticas e de seringas
34. Extensores para equipos com ou sem dispositivo para administração de medicamentos
35. Filtros de linha para sangue arterial

(*continua*)

Biossegurança – Gestão de Riscos – Controle de Infecções

Quadro 4.14 Recomendações para elaboração de protocolos de reprocessamento de artigos/produtos[1]* (*continuação*)

36. Filtros para cardioplegia
37. Filtros endovasculares
38. Fios de sutura cirúrgica: fibra, natural, sintético ou colágeno, com ou sem agulha
39. Geradores de pulso, implantáveis
40. Hemoconcentradores
41. Injetores valvulados (para injeção de medicamentos, sem agulha metálica)
42. Lâmina de Shaver com diâmetro interno menor que 3 mm
43. Lâminas descartáveis de bisturi, exceto as de uso oftalmológico
44. Lancetas de hemoglicoteste
45. Lentes de contato descartáveis
46. Luvas cirúrgicas
47. Luvas de procedimento
48. Óleos de silicone oftalmológico e soluções viscoelásticas oftalmológicas
49. Oxigenador de bolhas
50. Oxigenador de membrana
51. Pinças e tesouras não desmontáveis de qualquer diâmetro para cirurgias videoassistidas laparoscópicas
52. Produtos implantáveis de qualquer natureza, tais como: cardíaca, digestiva, neurológica, odontológica, oftalmológica, ortopédica, otorrinolaringológica, pulmonar, urológica e vascular
53. *Punch* cardíaco plástico
54. Reservatórios venosos para cirurgia cardíaca de cardioplegia e de cardiotomia
55. Sensor débito cardíaco
56. Sensores de pressão intracraniana
57. Seringas plásticas, exceto de bomba injetora de contraste radiológico
58. Sondas de aspiração
59. Sondas gástricas e nasogástricas, exceto as do tipo fouché
60. Sondas retais
61. Sondas uretrais e vesicais, exceto uso em urodinâmica
62. Sugador cirúrgico plástico para uso em odontologia
63. Registro multivias de plástico, exceto os múltiplos, tipo manifold
64. Cúpulas isoladas para transdutores de pressão sanguínea
65. Trocater não desmontável com válvula de qualquer diâmetro
66. Tubo de coleta de sangue

*Adaptado: (1) Brasil. Ministério da Saúde. Hospital Geral de Bonsucesso.Comissão de Controle de Infecção Hospitalar. Rotina D5(30/10/2010). Disponível em: <http://www.hgb.rj.saude.gov.br/ccih/Todo_Material_2010/ROTINA%20D/rotina_d5_protocolo_de_validacao_de_reprocessamento_de_artigos.pdf>; (2) Resolução 2.605, de 26 de agosto de 2006. Disponível em: <http://www.saude.mg.gov.br/atos_normativos/legislacao-sanitaria/estabelecimentos-de-saude/produtos-para-a-saude/res_2605.pdf>.

RECOMENDAÇÕES DE PREVENÇÃO DE INFECÇÕES RELACIONADAS COM A CONSTRUÇÃO

O objetivo de uma política de construções é promover maior proteção aos pacientes, principalmente os imunossuprimidos, para não permitir a dispersão de partículas que possam ser fonte de microrganismos, como *Aspergillus* sp. e outros fungos (Quadro 4.15).[37]

São considerados imunossuprimidos aqueles apresentam distúrbios imunológicos (AIDS, síndrome da imunodeficiência adquirida), doenças crônicas (diabetes, câncer, enfisema, insuficiência cardíaca) ou terapia imunossupressora (radiação, quimioterapia citotóxica, medicação antirrejeição ou corticoesteroide em dose imunossupresssora).[2]

Quadro 4.15 Recomendações de prevenção de infecções relacionadas com a construção*

Os pacientes imunossuprimidos deverão ser orientados a não andar em locais próximos de obras. Caso seja necessário o trânsito, eles deverão utilizar máscara cirúrgica e as lesões cutâneas deverão estar cobertas

Pacientes de risco para infecções fúngicas invasias (aspergilose) devem ser preferencialmente removidos para setores do hospital afastados da área de construção. Nos casos em que não se puder garantir que o ar da área de construção estará isolado do sistema de ventilação do hospital, esses pacientes devem ser alocados em quartos com filtros HEPA e os pacientes de altíssimo risco devem ser alocados em quartos com pressão positiva, além do filtro HEPA

Durante obras será obrigatório o uso de tapumes para completa vedação (do chão até o teto, sendo complementada por panos úmidos) dos locais em construção, de modo a impossibilitar/evitar a transmissão de poeiras/microrganismos. A parte externa dos tapumes, voltada para a área clínica, deve ser forrada com fórmica para permitir a adequada higienização dessa superfície, conforme procedimentos-padrão institucionais

Deverá existir uma antessala, quando a via de entrada e saída dos trabalhadores da obra for através da barreira de contenção

Deverão ser colocados panos ou tapetes na saída da área de construção (pelo lado de dentro) para a contenção de poeira e estes devem ser trocados pelo menos uma vez por dia

Todas as portas, ductos de ventilação, bocais de luz, elevadores, assim como qualquer outra via que sirva de comunicação com o ar do restante do hospital, devem ser selados na área de construção

Os trabalhadores devem usar vestimentas protetoras para o trabalho, que devem ser removidas e acondicionadas adequadamente antes de eles saírem da área de construção

---

(continua)

Biossegurança – Gestão de Riscos – Controle de Infecções

Quadro 4.15 Recomendações de prevenção de infecções relacionadas com a construção* (*continuação*)

A pressão na área de construção deve ser mantida negativa, com uso de ventiladores ou exaustores, jogando o ar diretamente para o ambiente externo ao prédio

O acesso dos trabalhadores à obra deve ser preferencialmente externo, de forma a não haver trânsito pela área clínica. Se isso não for possível, o tráfego deles para entrar e sair da zona de construção deve ser feito por um trajeto o mais separado possível de áreas com pacientes; e essas pessoas devem circular o mínimo possível por outras áreas do hospital que seja fora da zona de construção

Para profissionais de saúde ou outros funcionários do hospital que precisem passar pela área de construção, deve ser criada uma rota alternativa, assim como para transporte de materiais e pacientes, que teriam de passar pela zona de construção, mesmo que o caminho a ser feito seja mais longo e demorado

A área de construção deve ser limpa com panos úmidos; nunca varrida e aspirada uma vez por dia

Manter controles para a prevenção da dispersão de poeira, mesmo na área externa, ao transportar os entulhos de obra. Estes deverão ser acondicionados em carros de transporte fechados com tampa ou sacos plásticos ou cobertos por plásticos completamente selados. Materiais de demolição que estiverem mofados e com pontos negros, sugerindo conter fungos, deverão ser acondicionados em saco de cor branca com inscrição resíduo infectante e encaminhado para disposição final em aterro sanitário controlado segundo política institucional

O entulho deve ser removido no final do dia de trabalho, em *containers*/carros fechados, de preferência pela janela para não ter de passar por outras áreas do hospital

Situações de riscos/não conformes que possam ser fontes de processos infecciosos deverão ser notificadas ao serviço de controle de infecções/gerenciamento de riscos durante a atividade de reconstrução

Ao término da obra, deverá ser realizada completa limpeza e desinfecção em todas as superfícies do ambiente. Deve-se também abrir janelas para permitir a entrada de ar limpo; ligar o sistema de ventilação por uma hora com o ambiente vazio para permitir a troca do ar; assim como abrir todas as torneiras por cinco minutos, e solicitar o parecer final do setor de controle de riscos/infecções para determinar quando será o início do funcionamento do setor construído/reformado

*Adaptado: Brasil. Ministério da Saúde. Hospital Geral de Bonsucesso. Comissão de Controle de Infecção Hospitalar (01/06/2000/revisada 21/09/2005/2ª revisão dezembro 2010).Rotina F1. Disponível em: <http://www.hgb.rj.saude.gov.br/ccih/Todo_Material_2010/ROTINA_F/rotina_f1_prevencao_infeccao_hospitalat_relacionada_construcao.pdf>.

EPIDEMIAS E SURTOS NO AMBIENTE HOSPITALAR

Epidemias/surtos são termos que podem ser considerados sinônimos. Os *Centers for Disease Control* (CDC) – Estados Unidos da América (EUA) conceitua surto como a ocorrência de dois ou mais casos relacionados entre si no tempo e/ou no espaço, atingindo um grupo específico de pessoas e, claramente, um excesso de ocorrências quando comparadas à frequência habitual da situação analisada. Conceito que se aplica às infecções hospitalares. Os surtos hospitalares ocorrem em uma frequência estimada de uma para cada 10.000 admissões. Cerca de 40% dos surtos têm solução espontânea e podem passar despercebidos. Na maioria das vezes, são infecções de corrente sanguínea em doentes de unidades de terapia intensiva. A maioria é prevenível o que ressalta a importância da sua investigação o mais precocemente possível. Um surto de infecção hospitalar é definido quando existe aumento estatisticamente significativo de determinada infecção, acima dos valores máximos esperados ou do limite superior endêmico (p<0,05).[1-5,38,39]

Pseudossurto/epidemia é um falso surto. Embora exista aumento significante de notificação do número de casos de uma determinada infecção, na verdade, não está ocorrendo aumento real de casos.[1-5,38,39]

Para que haja melhor definição sobre os conceitos relativos a epidemia/surtos, evitando-se a interpretação errônea, é importante estar atento para possíveis mudanças nas técnicas de laboratório para a identificação de agentes envolvidos, mudança na técnica de coleta de dados sobre infecção hospitalar e mesmo a contaminação de frascos de coleta de material.

Endemia é a frequência de determinada doença, agente ou evento relacionado com a saúde, presente em determinado grupo populacional, em um espaço geográfico delimitado e em um determinado período de tempo, mantendo-se dentro de intervalos regulares.[39,40]

São fontes de infecções:[1-5,38]

1. **Paciente** – Colonização de microrganismos a partir de procedimentos invasivos e/ou uso de antimicrobianos de amplo espectro que altera a sua microbiota (colonização da orofaringe, da pele e do trato digestivo), permanecendo colonizado por microrganismos multirresistentes aos antimicrobianos usados.

Biossegurança – Gestão de Riscos – Controle de Infecções

2. **Profissional de saúde** – Pode se colonizar transitoriamente no manuseio de pacientes infectados/colonizados.

3. **Equipamentos/meio ambiente** – São processos infecciosos advindos da quebra de barreiras a partir de indivíduos colonizados por microrganismos (pacientes/profissionais) da microbiota hospitalar. São instrumentos envolvidos: circuitos de ventiladores, termômetros, estetoscópios, cateteres venosos centrais, sondas urinárias, cateteres arteriais, mobílias/ambiente.

Infecção e colonização por microrganismos resistentes:[1,38]

1. **Infectados** – Pacientes com cultura positiva para (enterococos, pseudomonas, acinetobacter) resistentes a dois ou mais antimicrobianos de classes diferentes, que manifestaram sinais de processo infeccioso, internados no hospital em um determinado período/local.

2. **Colonizados** – Pacientes com cultura positiva para (enterococos, pseudomonas, acinetobacter) resistentes a dois ou mais antimicrobianos de classes diferentes, que não manifestaram sinais de processo infeccioso, internados no hospital em um determinado período/local.

Resultado laboratorial compatível – Definido para espécimes coletados (ferida cirúrgica, trato respiratório, trato urinário ou corrente sanguínea), cultura, identificação molecular.

Fonte comum – Microrganismos são transportados pela água, alimentos, ar ou introduzidos por inoculação

Fonte progressiva – Transmissão direta ou indireta de um microrganismo de um indivíduo colonizado ou com infecção, para um indivíduo suscetível (inclui microrganismos multirresistentes).

Culturas de vigilância – São culturas periódicas de feridas cirúrgicas, secreção traqueal, queimaduras, outras, em pacientes hospitalizados com grande risco de adquirir o agente sob investigação. São usadas na investigação de colonização de *S. aureus* resistente à oxacilina; num surto de infecção de ferida cirúrgica ou em um surto de infecção causado por enterococo resistente à vancomicina, com objetivo de erradicar o agente; ou para identificar os pacientes previamente colonizados e infectados por um determinado microrganismo no momento da internação.

FATORES DE RISCOS PARA INFECÇÕES HOSPITALARES/IRAS[1-5,38]

1. Pacientes de risco para infecção ou colonização por bacilos Gram-negativos:
   - Longa permanência hospitalar
   - Uso prévio de antimicrobianos
   - Internação em UTI (unidade de terapia intensiva)
   - Gravidade das doenças de base e deficiência imunológica
   - Queimaduras graves ou cirurgia extensa
   - O uso de procedimentos invasivos
2. Reservatórios dos bacilos Gram-negativos:
   - Pacientes e profissionais de saúde colonizados ou infectados
   - Artigos hospitalares contaminados (estetoscópio, termômetro, torniquetes, nebulizadores, umidificadores, circuito de respirador e outros)
   - As bactérias têm predileção por locais úmidos, pias, panos de chão, medicamentos abertos, vegetais, e são altamente resistentes a variações de temperatura

ETAPAS DE INVESTIGAÇÃO DE SURTOS[1]

O período de surto é definido a partir do aparecimento do primeiro caso que preencha a definição estabelecida pelo Programa de Controle de Infecções do Hospital. Qualquer informação que chegue ao conhecimento do setor de controle de infecções/gerenciamento de riscos da instituição/hospital sobre um provável surto deverá ser valorizada.

As fontes de informações são profissionais de saúde de equipes multidisciplinares, a vigilância epidemiológica realizada pelos setores de controle de infecções/gerenciamento de riscos da instituição/hospital e o laboratório de microbiologia (relatório mensal da microbiota hospitalar e perfil de sensibilidade aos antimicrobianos).[1]

Antes de tudo, os setores de controle de infecções/gerenciamento de riscos da instituição/hospital comparam as taxas de infecção hospitalar/IRAS, entre o período endêmico (pré-endêmico) e o epidêmico. A definição de infecção é a mesma usada para os dois períodos. A definição de casos consiste na PADRONIZAÇÃO DE UM CONJUNTO DE CRITÉRIOS (clínicos, laboratoriais e

Biossegurança – Gestão de Riscos – Controle de Infecções

epidemiológicos), com o objetivo de estabelecer se determinado paciente deve ser classificado como caso, com referência ao agravo de interesse à investigação.

Após a definição de caso e a verificação se realmente existe um surto, o passo mais importante é proceder a uma revisão rápida e detalhada da literatura para conhecer (1) o modo de transmissão do agente ou síndrome clínica; (2) a fonte de infecção (reservatório), e (3) os fatores de riscos para aquisição do agente envolvido (unidade e período em que o paciente permaneceu internado; leitos que ocupou; se utilização de cateteres/procedimentos invasivos/ ventilação mecânica/hemoderivados/medicamentos-lotes/nutrição parenteral prolongada, ou outros de acordo com as caracterísiticas de cada surto).

Além dessas informações, é feita uma revisão da literatura/*benchmarking* sobre casos semelhantes ao ocorrido na instituição.

Também é feita uma busca ativa/passiva dos prontuários para obter informações sobre a assistência prestada que podem ou não estar relacionadas com o surto em questão.

São formuladas hipóteses, a partir dos dados coletados e registrados em fichas para os possíveis reservatórios e/ou modo de transmissão do agente causador do surto, estabelecendo a relação causa-efeito e ao mesmo tempo implantando medidas de controles a partir dos dados sugestivos de infecções já identificados (Quadros 4.16 e 4.17).

Quadro 4.16 Passos para investigação de um surto hospitalar

- Definição de caso
- Revisão ampla da literatura/*benchmarking*
- Primeiras medidas de controle
- Trabalho em equipe
- Coleta de informações
- Desenho da curva epidêmica
- Revisão de prontuários e preenchimento de fichas de coleta
- Formulação de hipóteses
- Estudo tipo caso-controle para análise de evidências epidemiológicas e confirmação de hipóteses
- Atualização de medidas de controle
- Documentação da fonte de infecção (isolamento da cepa responsável) e o modo de transmissão
- Documentação da eficácia das medidas de controle instituídas por meio da vigilância epidemiológica contínua
- Relatório final

Quadro 4.17 Medidas quando um surto é identificado

- Orientação e treinamento das equipes multidisciplinares envolvidas
- Reforços de medidas de prevenção: higiene das mãos (lavagem com água e sabão, uso de antissépticos ou álcool gel); cuidados com manuseio de secreções/fluidos corpóreos/aspriados traqueais/curativos/cateteres/sondas/limpeza e esterelização de materiais/limitação do uso, do tempo de utilização e do emprego de técnica asséptica para realização de procedimentos invasivos (instalação de cateteres, sondas, outros).
- Revisão das técnicas de preparação e manipulação de líquidos para infusão parenteral (hemoderivados/nutrição), alimentação oral (lactário) e enteral
- Se possível separação dos pacientes com infecção ou colonizados, dos outros pacientes internados
- Identificação da fonte de infecção para implementação de medidas de controle

Nessa fase são aplicados os estudos de investigação epidemiológica e métodos laboratoriais de identificação dos prováveis microrganismos envolvidos, que são armazenados por um tempo prolongado, possibilitando análise microbiológica mais ampla, posteriormente.

TIPOS DE ESTUDOS EPIDEMIOLÓGICOS[1]

O setor de controle de infecções/gerenciamento de riscos escolhe o desenho do estudo de investigação epidemiológica tendo como bases o conhecimento científico sobre o tipo de exposição/agentes infecciosos e a doença, segundo definições (Quadro 4.18). São tipos de estudos:

- **Estudo transversal ou de prevalência** – É um estudo do tipo observacional usado para avaliar a relação entre a doença e outras variáveis e como elas existem na população definida em um determinado tempo.

- **Estudo tipo caso-controle** – É do tipo retrospectivo, usado quando existe pouco conhecimento sobre a doença (ou desfecho de interesse), feito através de grupo de casos (pacientes com a doença) e um grupo de controle (pacientes sem a doença). É utilizado quando o aparecimento da doença é após um longo tempo depois da exposição; as informações da exposição têm alto custo para serem coletadas; a doença é rara; há pouco conhecimento sobre a doença; a população de base é dinâmica (população de urgências/pronto-atendimentos) e por ter baixo custo e curto período de tempo para a investigação.

Medida de Associação entre Causa e Evento[1,40,41]

A medida de associação entre "causa" (exposição) e o "evento" (doença), quando do estudo de caso-controle, utilizada pela CCIH/GR (Gerência de Risco) na análise de surtos/processos infecciosos é feita pela *odds ratio* (OR) – razão entre os riscos ou estimativa do risco relativo – que é calculada a partir da frequência do fator de risco (avaliado entre os pacientes com o evento estudado), com objetivo de comparar a frequência da exposição ao fator avaliado entre os casos (evento presente).

A partir das frequências calculadas, a OR é obtida por meio da divisão simples da frequência, entre aqueles que desenvolveram o evento, pela frequência dos que não desenvolveram.[40,41]

OR com valor superior a 1 indicará que a presença do fator aumenta o risco de desenvolvimento do evento. Portanto, o fator estudado tem a possibilidade de ser um fator de risco para o evento (p. ex., OR, de 1,76, poderá significar que o paciente com o fator estudado possui um risco 1,76 vez maior ou 76% superior) de ocorrência de um dado evento. Um resultado inferior a 1 indica que a presença do fator protege contra a ocorrência do evento, enquanto OR igual a 1 indica que o fator não está associado à ocorrência.

O intervalo de confiança (IC) para a razão entre os riscos (OR) considerado é o de 95 (IC95%) – utilizado para informar se existe significado estatístico, variabilidade do efeito em uma faixa de valores e para dar ideia do tamanho da amost ra.[40,41]

Quadro 4.18 Sinais e sintomas de doenças e agentes etiológicos envolvidos

Tempo do início de sintomas após a contaminação	Sinais e sintomas	Agentes etiológicos envolvidos Transmissão água e alimentos
TRATO GASTROINTESTINAL SUPERIOR		
Menos de 1 hora	Náuseas, vômitos, sensação de queimação na boca, alteração do paladar	Sais metálicos
1-2 horas	Náuseas, vômitos, cianose, cefaleia, vertigem, dispneia, tremores, fraqueza, perda de consciência	Nitritos

Quadro 4.18 Sinais e sintomas de doenças e agentes etiológicos envolvidos (*continuação*)

Tempo do início de sintomas após a contaminação	Sinais e sintomas	Agentes etiológicos envolvidos Transmissão água e alimentos
1-6 horas (média de 2-4 horas)	Náuseas, vômitos/ ânsia de vômitos, diarreia, dor abdominal, prostração	*Staphylococcus aureus* e suas enterotoxinas e *Bacillus, cereus* (toxinas)
8-16 horas (com possíveis vômitos entre 2 a 4 horas)	Náuseas, vômitos, cólicas abdominais, diarreia	*Bacillus cereus* (toxinas)
6-24 horas	Náuseas, vômitos, diarreia, sede, dilatação da pupila, colapso, coma	Amanita – espécie de cogumelo
APARELHO RESPIRATÓRIO SUPERIOR		
12-72 horas	Dores de garganta (sensação de estar inflamada), febre, náuseas, vômitos, secreção nasal e às vezes rash cutâneo	*Streptococcus pyogenes*
2-5 dias	Dores de garganta (sensação de estar inflamada e dificuldade para engolir), nariz com exsudato escuro/cinza, febre, calafrios, mal-estar, hipertrofia ganglionar cervical	*Corynebacterium diphtheriae Streptococcus* do grupo A de Lancefield
TRATO GASTROINTESTINAL BAIXO		
2-36 horas (média de 6-12 horas)	Cólicas abdominais, diarreia, (do tipo putrefeita associada a *Clostridium perfringens*), náuseas e vômitos (ocasionais)	*Clostridium perfringens, Bacillus cereus (toxina diarreica), Enterococcus faecalis* e *Enterococcus faecium*
12-74 horas (média de 18-36 horas)	Cólicas abdominais, diarreia, vômitos, febre, calafrios, cefaleia, náusea, mal-estar, diarreia com sangue ou muco (ocasional), lesão cutânea (associada *Vibrio* vulnificus) A *Yersínia* enterocolítica pode apresentar quadro clínico semelhante a uma gripe e apendicite aguda, dependendo da faixa etária (adultos jovens)	Várias espécies de *Salmonellas, Shigella, Escherichia. coli enteropatogênica, outras enterobacteriaceas, Vibrio parahaemolyticus, Yersínia enterocolítica, Pseudomonas aeruginosa (?), Aeromonas hydrophila, Plesiomonas shigelloides, Campilobacter jejuni, Vibrio cholerae (O1 e não-O1), Vibrio. vulnificus, Vibrio fluvialis.*

(continua)

Biossegurança – Gestão de Riscos – Controle de Infecções

Quadro 4.18 Sinais e sintomas de doenças e agentes etiológicos envolvidos (*continuação*)

Tempo do início de sintomas após a contaminação	Sinais e sintomas	Agentes etiológicos envolvidos Transmissão água e alimentos
3-5 dias	Diarreia, febre, vômitos, dor abdominal, sintomas respiratórios (tosse)	Vírus entéricos
1-6 semanas	Diarreia com muco, fezes gordurosas, dor abdominal, perda de peso	*Giardia lamblia*
1 a muitas semanas	Diarreia, dor abdominal constipação, cefaleia, tontura, úlceras (assintomática, na maioria das vezes)	*Entamoeba histolytica*
3-6 meses	Nervosismo, insônia, dor tipo estar com fome, anorexia, perda de peso, dor abdominal, gastroenterite (ocasional)	*Taenia saginata* e *Taenia solium*
SINTOMAS/SINAIS NEUROLÓGICOS		
Menos de 1 hora	Sintomas gastrointestinais e/ou neurológicos	*Moluscos* (toxina)
	Gastroenterite, visão turva, dor torácica, cianose, contrações musculares, convulsões	Fosfatos orgânicos
	Salivação excessiva, perspiração, gastroenterite, pulso irregular, constrição de pupilas, respiração do tipo asmática	Muscaria – espécie de cogumelo
	Tinido, sensação de entorpecimento, tontura, palidez, hemorragia gástrica, descamação de pele, olhos fixos, perda de reflexos, contrações musculares, paralisias	Toxina *Tetraodon* (tetraodotoxina)

(*continua*)

Quadro 4.18 Sinais e sintomas de doenças e agentes etiológicos envolvidos (*continuação*)

Tempo do início de sintomas após a contaminação	Sinais e sintomas	Agentes etiológicos envolvidos Transmissão água e alimentos
1-6 horas	Tinido, sensação de entorpecimento, gastroenterite, sonolência, boca seca, dor muscular, pupilas dilatadas, visão turva, paralisia	Toxina *Ciguatera* (barracuda)
	Náuseas, vômitos, tinido e tontura, fraqueza, anorexia, perda de peso, confusão.	Hidrocarbonetos clorinatados
2 horas a 6 dias (comumente 12-36 horas)	Vertigem, visão turva ou dupla, perda de reflexo para a luz, dificuldade de engolir, falar e respirar, boca seca, fraqueza, paralisia respiratória	*Clostridium botulinum* e sua neurotoxina
> 72 horas	Dormência, fraqueza das pernas, paralisia espástica, diminuição da visão ou cegueira, coma	Mercúrio orgânico
	Gastroenterite, dor na perna, andar desajeitado, pé e punho caídos	Fosfato triorthocresil
SINTOMAS ALÉRGICOS		
< 1 hora	Dor de cabeça, sonolência, náuseas, ardência no paladar, ardor de garganta, aumento de gânglios faciais, edema, rubor facial, dor de estômago, coceira na pele.	Histamina (escombroide - peixes da família Scombridae) e tiramine (queijos frescais)
	Sensação de entumescimento em volta da boca, sensação de formigamento, rubor facial, tontura, dor de cabeça, náuseas	Glutamato monossódico
	Rubor facial, sensação de calor, coceira, dor abdominal, inchaço de face e joelhos	Ácido nicotínico

(*continua*)

Biossegurança – Gestão de Riscos – Controle de Infecções **127**

Quadro 4.18 Sinais e sintomas de doenças e agentes etiológicos envolvidos (*continuação*)

Tempo do início de sintomas após a contaminação	Sinais e sintomas	Agentes etiológicos envolvidos Transmissão água e alimentos
SINAIS/SINTOMAS DE INFECÇÃO GENERALIZADA		
4-28 dias (média de 9 dias)	Gastroenterite, febre, edema próximo aos olhos, perspiração, dor muscular, calafrios, prostração, respiração difícil	*Trichinnella spiralis*
7-28 dias (média de 14 dias)	Mal-estar, dor de cabeça, febre, tosse, náuseas, vômitos, constipação, dor abdominal, calafrios, roséolas cutâneas, fezes sanguinolentas	*Salmonella typhi*
10-13 dias	Febre, dor de cabeça, mialgia, rash cutâneo, adenomegalias	*Toxoplasma gondii*
10-50 dias (média de 25-30 dias)	Febre, mal-estar, lassidão, anorexia, náuseas, dor abdominal, icterícia	Vírus (provável)
Períodos variáveis (dependente da doença específica)	Febre, calafrios, dor de cabeça ou nas juntas, prostração, mal-estar, hipertrofia ganglionar	*Bacillus anthracis, Brucella melitensis, Brucella abortus, Brucella suis, Coxiella burnetii, Francisella tularensis, Listeria monocytogenes, espécies de Mycobacterium, Pasteurella multocida, Streptobacillus moniliformis, Campylobacter jejuni, espécies de Leptospira.*
SINTOMAS GASTROINTESTINAIS E/OU NEUROLÓGICOS		
30 min – 2 horas	Formigamento, sensação de queimação, torpor, sonolência, fala incoerente, paralisia respiratória	Toxina paralisante de moluscos bivalves (PSP) saxitoxinas
2-5 min – 3-4 horas	Sensação alternada de frio e calor, tremores, intumescimento de lábios, língua e garganta, dores musculares, vertigem, diarreia e vômitos	Toxina neurotóxico de moluscos bivalves (NSP) brevetoxina

(*continua*)

Quadro 4.18 Sinais e sintomas de doenças e agentes etiológicos envolvidos (*continuação*)

Tempo do início de sintomas após a contaminação	Sinais e sintomas	Agentes etiológicos envolvidos Transmissão água e alimentos
30 min - 2-3 horas	Náuseas, vômitos, diarreia, dor abdominal, calafrios e febre	Toxina diarreica de moluscos bivalves (DSP) (toxina dinophysis, ácido osadaico, pectenotoxina, yessotoxina)
24 horas (gastrointestinal) – 48 horas (neurológico)	Vômitos, diarreia, dor abdominal. Confusão, perda de memória, desorientação, derrame cerebral, coma	Toxina amnésica de moluscos bivalves (ASP) (ácido domoico).

*Adaptado: FDA/CFSAN Bad Bug Book - Onset, Duration, and s...http://vm.cfsan.fda.gov/~mow/app2.html. Disponível em: < http://www.cve.saude.sp.gov.br/htm/hidrica/lfn_quadro.htm>.

QUESTÕES APLICATIVAS

Uma infecção hospitalar/IRAS causada por falta de adesão às medidas preventivas de controle, como a higienização das mãos antes e após cada procedimento é um erro?

Referências

1. Hinrichsen SL. Vigilância Epidemiológica.In: Hinrichsen SL. Biossegurança e Controle de Infecções. Risco Sanitário Hospitalar. Medsi. Rio de Janeiro. 2004. pp.282-284.

2. Hinrichsen SL. A importância do ambiente na transmissão de infecções em pacientes imunodeprimidos. Revista Visão Médica em Oncologia. RVMO. Ano II. Edição 08. 2008: 5-11.

3. Hinrichsen SL. Biossegurança: Precauções Padrão. Racional Hospitalar. 2002. 5(11): 14-15.

4. Hinrichsen SL. Níveis de biossegurança física em serviços de saúde. Prática Hospitalar. 2001; 16:23-9.

5. Hinrichsen SL. Princípios da administração de qualidade e o controle de infecções. Gerenciamento de Riscos. Prática Hospitalar. Ano X. no 60. Nov-Dez/2008:57-63.

6. Beuzekom MV, Boer F, Akerboom S, Hudson P. Patient safety: latent risk factors. British J. Anaesthesia. 2010; 105(1):52-9.

7. Pradhan M. Quality in healthcare: process. Best Practice & Research Clinical Anaesthesiology. Vol. 15. No 4.2001: 555-571.

8. Gomes AQF. Iniciativas para a segurança do paciente difundidas pela Internet por organizações internacionais: estudo exploratório. Dissertação. 2008. Disponível em: <bvsp.icict.fiocruz.br/lildb/docsonline/get.php?=1902>

9. CBA. Consórcio Brasileiro de Acreditação Padrões de Acreditação da Joint Commission International para Hospitais. Rio de Janeiro. CBA. 2010. pp . 288.

Biossegurança – Gestão de Riscos – Controle de Infecções

10. Schreiber, W. Infectio. Infectio diseases in the history of Medicine. Basle. Roche. 1987. pp .232.

11. Thornwald J. O século dos cirurgiões. Hemus. São Paulo. 2002. pp .352.

12. EUA. Center for Dieseases Control and Prevention. Draft guideline for isolation precautions in hospitals. Department of Health and Human Services. Federal register. Nov. 7th. 1994; 59(214).

13. Hökerberg YHM, Snatos MAB, Passos SRL et al. O processo de construção de mapas de risco em um hospital publico. Ciência Saúde Coletiva. 2006; 11(2):503-13.

14. Mapa de Risco. Disponível: < www . btu.unesp.br/cipa/mapaderisco.01.htm>.

15. Rapparini C. Risco biológico. Riscos profissionais. Disponível em <http://www.riscobiologico.org/riscos/riscos.htm>.

16. Leão MTC. A NR32 e os adornos em estabelecimentos de saúde. Prática Hospitalar. Ano IX. Nº 52. Jul--Ago.2007:44-45.

17. Brasil MT. Portaria nº 485, de 11 de novembro de 2005. (DOU. De 16 /11/05. Seção 1) Aprova a Norma Regulamentadora nº 32 (Segurança e Saúde no Trabalho em Estabelecimentos de Saúde). Disponível em: <http://www.anvise.gov.br/servicosaude/avalia/saude_do_trabalhador_portaria_485_aprova_NR32.pdf>.

18. Garner J. Guideline for isolation precautions in hospitals. Infect. Control. Hosp. Epidemiolo. 1996; 17:54-80/ Disponível em: <wonder.cdc.gov/wonder/prevguid/p0000419/entire.htm>.

19. Roark J. Fomites: Small risk or real trheat? Infection Control Today. 09/2004: Clinical Update. Disponível em: <http://www.infectioncontroltoday.com./articles/2004/09/infection -control09-2004-clinical-update.aspx>.

20. Câmara Municipal do Recife. Projeto 124/2009. Lei 15.601/2009. Dispõe sobre a proibição do uso de aventais e jalecos, pelos profissionais de saúde fora do ambiente de trabalho. Disponível em: <http://sapl.recife.pe.gov.br/temp_folder/130435586562.pdf>. Publicada: Diário Oficial do Município N° 001/09 DE 05/01/09.

21. ANVISA. Agência Nacional de Vigilância Sanitária. Rede Sentinela. Disponível em: < http:// www.anvisa.gov.br/servicosaude/hsentinela/apresentacao.htm>.

22. Organización Panamericana de La Salud (PAHO). Guias para el diseño, implementación y evaluación de sistemas de vigilância epidemioloigca de lesiones. Vigilancia Epidemiológica (VE). Disponível em: <http://www.paho.org/spanish/ad/dpc/nc/guidelines-5-sp pdf>.

23. Wikpedia. Gerenciamento de riscos do projeto. Disponível em: <http://wikpedia.org/wiki/gerenciamento de riscos do projeto>.

24. Wikpedia. Gestão do risco (administração). Disponível em: <http://pt.wikipedia.org/wiki/Risco_(administra%C3%A7%C3%A3o)>.

25. Organização Mundial de Saúde (OMS). The conceptual framework for the international classification for patient safety. Final Technical Report and Technical Annexes, 2009. Disponível em: <http:// www.who.int/patientsafety/taxonomy/wn>.

26. Patient Safety-Quality Improvement Department of Community and Family Medicine. Duke Universtity Medical Center. Disponível em: <http://patitentsafetyed.duhs.edu/>.

27. IHI. Institute of Healthcare Improvement. Campanha 5 milhões de vidas. Disponível em: <http://www.ilh.org/IHI/Programs/Campaign/>.

28. Falconi, V. O Verdadeiro Poder. Nova Lima:INDG Tecnoloiga e Serviços Ltda. 2009. pp.158.

29. ONA. Organização Nacional de Acreditação. Diretrizes do Sistema e do Processo de Acreditação. Normas Técnicas, Normas Orientadoras. Nº 1: Manual da Organização Nacional de Acreditação: ONA. 2001. Disponível em: <URL:http://www.ona.org.br>.

30. Portaria MS 2616/98, que regulamenta as ações de controle de infecções no Brasil, em substituição a Portaria MS 930/92. Disponível em: <http://www.ccih.med.br/portaria2616.html>.

31. Programa de Controle de Infecção Hospitalar. Ano 2008. Disponível em: <www.saude.df.gov.br/sites/100/163/00004143.doc>.

32. Fernandes AT et al. "Infecção Hospitalar e suas Interfaces na Área da Saúde", Editora Atheneu, São Paulo, 2000, pp. 1780.

33. EUA. Center for Dieseases Control and Prevention. Draft guideline for isolation precautions in hospitals. Department of Health and Human Services. Federal register. Nov. 7th. 1994; 59(214).

34. An introduction to FMEA. Using failure mode and effects analysis to meet JCAHO's proactive risk assessment requirement. Failure Modes and Effect Analysis. Health Devices. 2002;31(6):223-6.

35. Guideline for Isolation Precautions: Preventing Transmission of Infectious Agents in Healthcare Settings2007. Disponível em: <http://www.cdc.gov/ncidod/dhqp/pdef/isolation2007.pdf>.

36. Medeiros EAS. Investigação e controle de epidemias (Surtos) hospitalares. Agência Nacional de Vigilância Sanitária. Módulo 3. São Paulo. 2004. Versão 1.0. Disponível em: <http://www.anvisa.gov.br/servicosaude/manuais/iras/M%F3dulo%203%20-%20Investiga%E7%E3o%20e%20Controle%20de%20Surtos%20Hospitalares.pdf>.

37. Bartley J. Prevention of infections related to construction, renovation and demolition. In: Mayhall CG. Hospital Epidemiology and Infection Control, 3 ed. Lippincott Williams & Wilkins, Philadelphia, 2004:1549-1575.

38. Medeiros EAS. Investigação e controle de epidemias (Surtos) hospitalares. Agência Nacional de Vigilância Sanitária. Módulo 3. São Paulo. 2004. Versão 1.0. Disponível em: <http://www.anvisa.gov.br/servicosaude/manuais/iras/M%F3dulo%203%20-%20Investiga%E7%E3o%20e%20Controle%20de%20Surtos%20Hospitalares.pdf>.

39. França NB. Endemia, Epidemia e Pandemia. Disponível em: <http://www.infoescola.com/doencas/endemia--epidemia-e-pandemia/>.

40. Rumel, D. "Odds Ratio": Algumas Considerações. Rev. Saúde Públ. S. Paulo, 20. 1986: 251-6.

41. Francisco PMSB, Donalisio MR, Barros MBA et al. Medidas de associação em estudo transversal com delineamento complexo: razão de chances e razão de prevalência. Rev. Bras. Epidemiol. vol.11 no.3 São Paulo Sept. 2008.

Ciência dos *Bundles*

"Rir é correr o risco de parecer tolo.
Chorar é correr o risco de parecer sentimental...
Defender seus sonhos e ideias diante da
multidão é correr o risco de perder as pessoas..."
Sêneca (55 a.C. 39 d.C.)

Sempre trabalhamos controlando riscos associados ao cuidado, em especial, os processos infecciosos relacionados com a assistência à saúde/hospitalares, através de buscas ativas diárias, passivas e sentinela (hemovigilância, tecnovigilância, farmacovigilância, saneantes).

Todo o nosso foco foi o de monitorar a microbiota hospitalar e o uso de antimicrobianos segundo perfil de sensibilidade; a infraestrutura e os fluxos de materiais perigosos/resíduos.

Sabíamos, entretanto, que o *Institute for Healthcare Improvement* (IHI) estava incentivando a implementação de "pacote" (*bundle*), o qual enfatizava que as chances de prevenir complicações aumentavam quando havia adesão completa a um "pacote" de estratégias preventivas(tudo ou nada).

Entretanto, na nossa região, falar em *"bundles*-pacotes" parecia algo fora da realidade. Seria, então, mais um conceito a ser introduzido e mais um paradigma a ser quebrado.

Assim, iniciamos uma verdadeira peregrinação a fim de convencer as equipes de que valeria a pena iniciar um piloto em uma área fechada de tratamento para pacientes graves, onde os problemas/complicações fossem mais predominantes.

Resolvemos, então, escolher o *"bundle*-pacote" de mais fácil execução e que tivesse impacto na mortalidade de pacientes (prevenção de pneumonia associada à ventilação mecânica – PAV) e na redução de danos (prevenção de infecção por *Staphylococcus aureus* resistente à oxacilina).

E durante 14 meses ficamos sem PAV em uma unidade de tratamento intensivo para adultos.

GERENCIAR RISCOS

A mudança é o único processo constante que existe nas organizações. E uma organização eficaz é aquela que toma providências deliberadas para gerenciar as mudanças sem grandes problemas, embora saiba-se que uma mudança poderá ser um processo traumático.

Uma mudança poderá ser estratégica a longo prazo e abrangente para a instituição segundo visão, objetivos e filosofias institucionais.

Já uma mudança operacional está ligada a novos sistemas, procedimentos, estruturas ou tecnologias que terão efeito imediato sobre os arranjos de funcionamento em uma parte da organização.

Correr riscos é um processo que leva as pessoa à liberdade, a escolhas e faz mudar cenários, especialmente quando se tem um ideal, um foco, um objetivo. E qual o melhor objetivo profissional, especificamente na área da saúde, do que o de aglutinar pessoas, em busca da qualidade, do diferencial, que traduza a segurança do paciente?

Promover uma mudança na qual riscos existem, sobretudo, para pacientes e vidas humanas, não é só derrubar muros (*Another Brick in the Wall* – Pink Floyd), mas construir, juntos, dia a dia, bases para uma cultura sustentável que garanta a qualidade assistencial e a segurança do paciente.

"No hospital sonhado e acreditado (seja ele público ou privado), a existência de situações adversas ou de riscos, como apagões/catástrofes da natureza, possibilidade de faltar insumos/exames, quebra de equipamentos ou mesmo de um paciente deixar de ser atendido pela inexistência de profissionais/leitos, assim como transferências internas ou externas inseguras não deixarão de existir por completo, mas poderão ser amenizadas significativamente, se existir uma política de sistematização de processos (escrita, divulgada e treinada) implantada de forma preventiva e proativa que trabalhe dentro de uma visão de gestão efetiva, multidisciplinar – compartilhada em que todos se incluem no processo, sempre focada na qualidade, não só como segurança do paciente, mas como uma percepção, um diferencial.

> Existirá qualidade e segurança do paciente, do meio ambiente, do profissional, uma excelência assistencial, quanto menos se tiver riscos e ou quanto melhor eles estiverem sendo controlados, monitorados, discutidos, transformados e gerenciados.
>
> Ter qualidade ou excelência na saúde nem sempre depende de recursos financeiros, mas, muitas vezes, da vontade que se tem de mudar as realidades existentes e das atitudes que se tenha para poder contagiar as pessoas."
>
> *(Hinrichsen, SL & Ranieri, F).*

É cada vez maior a preocupação das instituições de saúde com a segurança do paciente em todas as fases do cuidado assistencial. Na medida que se evolui tecnologicamente, também aumentam as exigências de segurança e de controle de eventos adversos que possam levar a danos permanentes e/ou morte dos pacientes.[1-6]

No início da década de 1990 houve aumento da preocupação com os erros na Saúde. Após a publicação do livro *To err is human*, várias foram as discussões em torno da qualidade e segurança do paciente.[6-8]

De acordo com o *Institute of Medicine* (IOM), dos Estados Unidos da América (EUA), no estudo Cruzando o Abismo da Qualidade: um Novo Sistema de Saúde para o Século 21 (*Crossing quality chasm: a new health system for the 21st century*), um atendimento de qualidade deve sempre estar focado nos seguintes preceitos: (1) preocupar-se com a segurança do paciente, e (2) prover serviços efetivos, com uso responsável dos recursos, evitando uso excessivo ou insuficiente, mantendo sempre a assistência focada no paciente, no tempo adequado com eficiência.[6-8]

Eventos adversos ou também chamados de sentinela (os que causam danos permanentes e/ou morte) ocorrem por falhas nos processos (atividades), na organização dos serviços (estrutura), na falta de liderança e/ou de atitudes que modifiquem as realidades existentes.[9-12]

Ainda é significativa a incidência de eventos adversos nas instituições de saúde (hospitais), onde ocorre um evento adverso para cada dez internações hospitalares.[8]

Também é importante o número de infecções relacionadas com a assistência à saúde (IRAS) causando mortes.[7,10,13-15]

Vários são os fatores que contribuem para que existam erros na prática assistencial devido a interdependência entre os profissionais envolvidos que acreditam que todos estão fazendo a sua parte, e assim tudo fica na informalidade, sem controle e sem processos sistematizados.

E dentro desse raciocínio é comum: (1) o médico prescreve; (2) o farmacêutico acredita que a prescrição está correta e quem prepara a medicação, também crê que tudo está correto; (3) a enfermagem que administra não faz dupla checagem, pois crê que todos os itens antecedentes foram checados (medicamento correto, dose, hora e paciente), até o momento em que um erro acontece tornando-se inevitável o seu conhecimento.[1-4]

Quando ocorre um erro, a primeira coisa que se busca é de quem foi a responsabilidade (culpa), para que haja uma resolução rápida do problema e consequentemente a punição, esperando-se, assim, que o fato não mais aconteça(?).[16]

Na maioria das instituições de saúde ainda não existe a cultura de se buscar a falha no processo, na organização/estrutura e assim rever os possíveis planos de ação de reestruturação que venham a impedir novas falhas e/ou eventos adversos.[1-3]

Ainda é forte o sentimento de medo, vergonha e de perda da confiança ou posição, em qualquer segmento, em especial, na saúde, quando algum profissional comete um erro assistencial independentemente de sua magnitude.[1,2,4,6]

Entretanto, em sua maioria, os erros nas atividades assistenciais podem ser evitados, pois são, em geral, decorrentes da falha do sistema e não só humana.[2-6,10]

Assim, para se prevenir riscos, é necessário identificar e analisar a origem do evento para que ações preventivas possam ser implantadas de forma proativa.

Estabelecer uma sistemática de gerenciamento de riscos na instituição poderá, com certeza, ser o caminho para se buscar melhor controle e monitoramento de processos. E para que isso ocorra de forma habitual, como uma cultura de qualidade, faz-se necessário uma política institucional que envolva todos os profissionais de equipes multidisciplinares.

No Brasil, ainda não se tem uma cultura de identificação/notificação de riscos e/ou erros como oportunidades de melhorias. Embora, em 2001, a Agência Nacional de Vigilância Sanitária (ANVISA) tenha criado o projeto dos hospitais-sentinela, a fim de identificar e monitorar eventos adversos por meio de uma rede de hospitais de referência.[12]

Hoje, passado o tempo, com certeza observa-se que o projeto sentinela da ANVISA foi, sem a menor dúvida, uma iniciativa de grande importância para o país; ele fundamentou as bases de uma mudança de cultura que hoje torna-se mais abrangente e disseminada, pois vive-se em tempos de qualida-de/segurança do paciente, dentro de conceitos de Acreditação.[12,17-20]

No gerenciamento de projetos é fundamental decidir qual o trabalho que deve ser feito, por que ele precisa ser feito, quem irá fazê-lo, quanto irá custar, quando deverá ser concluído (total ou parcial) e onde ele será executado.

No gerenciamento de riscos à saúde, vários têm sido os projetos que buscam minimizar inseguranças para os pacientes. E implantar a sistematização da assistência por meio de *bundles* (pacotes de medidas) do IHI (*Institute of Healthcare Improvement*) parece ser um início para grandes mudanças.[7,9,10]

SISTEMATIZAÇÃO DA ASSISTÊNCIA ATRAVÉS DE *BUNDLES*

"Para tudo existe uma boa metodologia, até para descascar batatas."
Laurente Suaudeau – Cartas a um jovem Chef

Trabalhar processos na saúde não tem sido uma tarefa fácil, sendo, portanto, um grande desafio para todos os profissionais de equipes multidiciplinares, especialmente quando se busca qualidade e segurança assistencial.[9-11]

Todos os progressos diagnósticos e terapêuticos das diversas especialidades na saúde tornaram a assistência aos pacientes um processo complexo e com custos adicionais de impacto.[9,21]

Há necessidade de se formar equipes profissionais interligadas, que se comuniquem com efetividade e eficiência e que sejam continuamente treinadas com foco no paciente. Pois, construir um sistema assistencial à saúde seguro e com custos dentro da realidade de cada instituição é, sem a menor dúvida, o grande desafio que se tem no dia a dia.

Por isso, é preciso criar ambientes seguros em todas as fases assistenciais e multidisciplinares, nos quais os relatos de erros e/ou eventos adversos sejam considerados como uma forma de melhorar o cuidado ao paciente, sem buscar apenas culpas e/ou culpados.[6,16] Oferecer treinamentos focados em um aprendizado em que o erro é o elemento modificador da segurança do paciente e consequentemente da qualidade da instituição poderá ser um grande diferencial e um início para mudanças.

Para se obter bons resultados dentro de alta complexidade assistencial, às vezes, a implantação de algumas medidas simples pode fazer diferença na segurança do paciente.[7,22-24]

Um *bundle* é uma forma estruturada de melhorar os processos e os resultados dos cuidados para o paciente. É um conjunto pequeno e simples de práticas baseadas em evidências (em geral 3 a 5) que, quando executadas coletivamente, de maneira uniforme e de forma confiável, melhora os resultados para os pacientes.[7,9,10,22-25]

A princípio, um *bundle* parece ser um lista de atividades, mas é mais do que isso, pois possui elementos específicos que o tornam único. E nesse sentido, não pode ser aplicado isoladamente, mas de forma coesa na qual todos os passos sugeridos devem ser seguidos para se ter resultados com sucesso (Quadro 5.1).[7,9,10,22-24,26]

As ações utilizadas nos *bundles* são todas baseadas em estudos clínicos randomizados de nível 1 de evidências, que têm como objetivo fornecer o melhor cuidado ao paciente.[7,9,22]

Quadro 5.1 Diferença entre *bundle* e *checklist*[7,9,10,22-24,26]

Bundle

É um grupo de intervenções relacionadas com processos de cuidados que quando executados conjuntamente, resultam em melhor prognóstico do que quando implantados isoladamente

Está fundamentado pelo nível de evidências científicas

Quando um elemento do *bundle* é perdido, o paciente pode estar em risco muito maior de complicações graves

Há também um nível de responsabilidade associado a um *bundle* que nem sempre se tem em um *checklist*

Com o *bundle* está claro quem tem de fazer o quê e quando, dentro de um prazo específico

Um *bundle* é de responsabilidade de uma pessoa ou de uma equipe por um período

A responsabilidade e o foco dão ao *bundle* muito do seu poder

---

Checklist

É um instrumento importante para garantir cuidados seguros e confiáveis

São lembretes que auxiliam na condução dos processos

Os elementos em um *checklist* são muitas vezes uma mistura de tarefas ou processos bons para serem feitos (coisas úteis e importantes, mas não necessariamente ações baseadas em evidências)

Pode ter muitos elementos

Ciência dos *Bundles*

São 13 as intervenções(*bundles*) para a segurança do paciente, estando focadas em medidas que reduzem a mortalidade e danos[7,9,10,22-24] (Quadro 5.2).

Para que os resultados desses *bundles* sejam obtidos e tenham consistência, é fundamental o envolvimento das equipes multidisciplinares a fim de se mudar e reduzir os riscos oriundos das práticas assistenciais e aos sinais de gravidade do paciente[7,9,10,24,25] (Quadros 5.3 e 5.4).

Quadro 5.2 *Bundles:* pacote de medidas/intervenções para a segurança do paciente[7,9,10,22-24]

Medidas que reduzem danos
1. Prevenir infecção por *Staphylococcus aureus* resistente à oxacilina
2. Prevenir danos por medicações de alto risco (anticoagulante, sedativos, insulina)
3. Reduzir complicações cirúrgicas (infecções e TVP – trombose venosa profunda)
4. Tratamento baseado em evidências para insuficiência cardíaca congestiva (ICC)
5. Prevenir úlceras por pressão (UP)
6. *Get Boards on Board*/Governança

Medidas que reduzem a mortalidade
1. Implementar equipe de resposta rápida
2. Prevenir eventos adversos com medicações (reconciliação medicamentosa)
3. Melhorar os cuidados no infarto agudo do miocárdio (IAM)
4. Prevenir Infecções do sítio cirúrgico (ISC)
5. Prevenir infecções relacionadas com cateter venoso central (CVC)
6. Prevenir pneumonia associada à ventilação (PAV)
7. Prevenir infecção urinária associada a cateter

Quadro 5.3 Sinais que alertam sobre deterioração clínica do paciente[10,24]

Modificação do nível de consciência: sonolência, confusão mental, agitação, convulsão

Pressão arterial sistêmica (PSA) < 90 mmHg ou > 200 mmHg

Frequência cardíaca (FC) < 50 bpm ou > 100 pbm

Frequência respiratória (FR) < 8 ipm ou > 20 ipm

Temperatura < 36°C

Saturação < 90%(mesmo que com O_2)

Ausência de diurese por mais de 6 horas (ou < 50 ml/h em 6 h)

Enchimento capilar 2 segundos

Dor nova ou piora de dor preexistente

Sangramento agudo

Impressão que o paciente não está bem

138

Ciência dos *Bundles*

Quadro 5.4 Medidas que previnem infecções (*Institute for Health Improvement*)*

Pneumonia associada à ventilação mecânica (PAV)

Elevar a cabeceira da cama entre 30-45°

Interrupção diária da sedação e avaliação diária das condições de extubação

Profilaxia de úlcera péptica (úlcera de estresse)

Profilaxia de TEV (tromboembolismo venoso) – a menos que contraindicado

Infecção urinária

Inserção e manutenção asséptica do cateter

Remoção precoce do cateter – colocar lembretes

Ultrassonografia da bexiga – pode evitar cateterização vesical

Só cateterizar quando extremamente necessário

Uso de preservativos ou cateterismo intermitente em pacientes adequados

Infecção associada a cateter central (CVC)**

Higienização das mãos

Precaução de barreira máxima (gorro,máscara, avental e luvas estéreis além de campo estéril duplo com mínima área descoberta para a passagem do cateter)

Antissepsia da pele com clorexidina a 2% aplicando por pelo menos 30 minutos antes de passar o CVC (relatar alergia à clorexidina e substituir por outro antisséptico)

Seleção do melhor local para passagem do CVC – (evitando a cateterização da veia femoral em adultos) – preferência subclávia (CVC não tunelados)

Revisão diária da necessidade de permanência do CVC – retirando os que não têm mais indicação de permanência. Anotar data da passagem

Infecção de sítio cirúrgico (ISC)

Uso adequado de antibióticos profiláticos – 60 minutos antes da incisão

Tricotomia adequada (uso de clipadores em vez de lâminas para remoção de pelos antes da cirurigia)

Controle glicêmico (6 h da manhã) para pacientes em pós-operatório de cirurgia cardíaca

Manutenção da normotermia em pós-operatório imediato de pacientes submetidos à cirurgia colorretal

(continua)

Ciência dos *Bundles* **139**

Quadro 5.4 Medidas que previnem infecções (*Institute for Health Improvement*)* (continuação)

Infecção por *Staphylococcus aureus* (SMR) metilcilino-resistente
Higienização das mãos
Descontaminação do ambiente e equipamentos
Vigilância ativa
Precauções de contato para pacientes colonizados e infectados
Bundle (de cateter central e de ventilação)

Disponível em: (1) http://www.iqg.com.br; (2) http://www.premierinc.com/safety/topics/bundling/national. jsp. A Campanha "5 milhões de vidas" do IHI teve como objetivo evitar 5 milhões de eventos adversos relacionados com a assistência em saúde nos Estados Unidos entre 2006 e 2008. O IHI é uma organização sem fins lucrativos que busca colaborar para melhorias na assistência à saúde, que tem atuação também no Brasil. **Outros grupos/centros, incluíram na lista, evitar a cateterização da veia femoral.

COMPLICAÇÕES DA ASSISTÊNCIA À SAÚDE

Assim como as infecções hospitalares, outras complicações da assistência à saúde também devem ser implementadas para a segurança do paciente, tais como (1) tromboembolismo venoso (TEV); (2) úlceras de pressão (UP); (3) acidente vascular encefálico (AVE); (4) infarto agudo do miocárdio (IAM); (5) quedas, entre outras (Biblioteca Internacional de Medidas JCI (*Joint Commission International*). Disponível em: <http://pt.jointcommissioninternation al. org/enpt/News/2010/8/20/International-Library-of-Measures/>).

Tromboembolismo Venoso

As diretrizes para tromboembolismo (TEV) são complexas e dependem da adesão às estratégias profiláticas realizadas por meio de sistemas, como *checklists* e suporte à decisão informatizado, que possibilitem o seu uso (Tabelas 5.1-5.3).[22]

São condições de risco associadas a trombose venosa: infecção, traumatismo, cirurgia, artroscopia, imobilidade, obesidade, varizes venosas, insuficiência cardíaca congestiva, câncer, estrógenos/anticoncepcionais, síndrome nefrófica, idade avançada. Os principais sinais e sintomas de tromboembolismo pulmonar (TEP) são: (1) *sinais*: dor torácica, dispneia, dor pleurítica, opresão, tosse, hemoptise e síncope; *sintomas*: taquipneia, hipernefrose de segunda bulha, estertores, taquicardia, febre, flebite e cianose. A profilaxia do TVP é feita por medidas farmacológicas ou mecânicas, devendo ser individualizada e aplicada conforme o grau de risco que o paciente apresenta (Tabelas 5.1 e 5.2). Mesmo após a alta hospitalar, deverá ser mantida entre os que ainda apresentem algum risco.[7,10,22]

Tabela 5.1 Características clínicas de doenças selecionadas – Tromboembolismo venoso (TEV)*

Tipos de pacientes	Frequência	(n)	(%)
	Idade > 40 anos **com** risco		
Pacientes clínicos	Idade > 40 anos **sem** risco		
	Idade < 40 anos **com** risco alto		
	Idade < 40 anos **sem** risco		
Total			
Total de pacientes com risco			
Total de pacientes sem risco			
Pacientes clínicos com risco			
2 ou mais fatores de risco			
1 fator de risco			

Tipos de pacientes	Tipo de profilaxia	(n)	(%)
	Profilaxia mecânica		
Pacientes clínicos	Profilaxia medicamentosa		
	Ambas as profilaxias		
Total de pacientes com risco			
Total de pacientes sem risco			
Total			
Classificação	Pacientes (**com risco**) **sem** uso de profilaxia		
	Pacientes (**com risco**) **com** uso de profilaxia		
	Pacientes (**sem risco**) **sem** uso de profilaxia		
	Pacientes (**sem risco**) **com** uso de profilaxia		
Total			

*Rocha AT, Paiva EF, Araújo DM, Cardoso DN, Pereira ACH, Lopes AA, Darzé ES. Impacto de um programa para profilaxia de tromboembolismo venoso em pacientes clínicos em quatro hospitais de Salvador (BA). Rev Assoc Med Bras 2010; 56(2): 197-203. Disponível em: <http://www.scielo.br/pdf/ramb/v56n2/a19vS6n2.pdf>.

Tabela 5.2 Características clínicas de doenças selecionadas – Tromboembolismo venoso (TEV)*

Tipos de pacientes	Quanto ao uso da profilaxia (pacientes com risco)	(n)	(%)
Pacientes clínicos	Total de pacientes sem uso adequado da profilaxia		
	Total de pacientes utilizando adequadamente a profilaxia		
Total			
Tipos de pacientes		**(n)**	**(%)**
Pacientes cirúrgicos	Cirurgia de alto risco		
	Cirurgia de alto e médio portes com risco intermediário		
	Cirurgia de baixo risco		
	Pacientes sem risco		
Total			
Total de pacientes com risco			
Tipos de pacientes	**Tipo de profilaxia**	**(n)**	**(%)**
Pacientes cirúrgicos	Profilaxia mecânica		
	Profilaxia medicamentosa		
	Ambas as profilaxias		
Total de pacientes com risco			
Total de pacientes sem risco			
Total			
Classificação	Pacientes (**com risco**) **sem** uso de profilaxia		
	Pacientes (**com risco**) **com** uso de profilaxia		
	Pacientes (**sem risco**) **sem** uso de profilaxia		
	Pacientes (**sem risco**) **com** uso de profilaxia		
Total			

(continua)

Tabela 5.2 Características clínicas de doenças selecionadas – Tromboembolismo venoso (TEV)* (*continuação*)

Tipos de pacientes	Quanto ao uso da profilaxia (pacientes com risco)	(n)	(%)
Pacientes cirúrgicos	Total de pacientes sem uso adequado da profilaxia		
	Total de pacientes utilizando adequadamente a profilaxia		
Total			

*Rocha AT, Paiva EF, Araújo DM, Cardoso DN, Pereira ACH, Lopes AA, Darzé ES. Impacto de um programa para profilaxia de tromboembolismo venoso em pacientes clínicos em quatro hospitais de Salvador (BA). Rev Assoc Med Bras 2010; 56(2): 197-203. Disponível em: <http://www.scielo.br/pdf/ramb/v56n2/a19v56n2.pdf>.

Tabela 5.3 Número de pacientes que receberam profilaxia medicamentosa para TEV nas primeiras 24 horas da incisão cirúrgica para artroplastia de joelho e quadril

Procedimento cirúrgico	Frequência	
	(n)	(%)
Artroplastia de joelho		
Artroplastia de quadril		

Úlcera de Pressão

Quanto às úlceras de pressão (UP), a prevenção pode ser feita pelo uso de ferramentas validadas de avaliação de risco, seguidas da atenção à higiene da pele, nutrição e hidratação, além do alívio da pressão continuada.[7,10,22]

São medidas que diminuem o risco de UP (*Bundle* IHI)[7,22]:

- Avaliação na admissão de todos os pacientes para o risco de UP e se existem lesões de pele preexistentes.

- Inspeção diária da pele.

- Controle da umidade da pele (manter a pele seca e hidratada).

Nutrição e hidratação do paciente.

- Minimizar a pressão mediante mudança de decúbito e/ou reposicionamento do paciente a cada duas horas.

QUEDAS

A prevenção de quedas inicia com a avaliação de risco, seguida de estratégias como a mobilização precoce, treinamento de força e diminuição da altura da cama em pacientes de alto risco.[22]

A avaliação do risco de quedas deve ser feita na admissão ou até duas horas após, e deverá consistir de: (1) reavaliação sempre que houver mudança no estado clínico do paciente; (2) queixas de fraqueza, vertigem, sonolência; (3) acréscimo ou mudança de medicamentos, especialmente os que atuam no sistema nervoso central ou cardiovascular; (4) avaliação diária dos pacientes de alto risco para quedas; (5) durante a transferência do paciente para outro setor; e (6) imediatamente após uma queda (Tabela 5.1) (Biblioteca Internacional de Medidas JCI (*Joint Commission International*). Disponível em: <http://pt.jointcommissioninternational.org/enpt/News/2010/8/20/International-Library-of-Measures/>).

São pontos a serem avaliados para reduzir o risco de quedas: (1) medicamentos (atenção para drogas recentemente adicionadas que possam aumentar o risco de quedas por seus efeitos colaterais); (2) orientação para o acompanhante/cuidador para ajudar o paciente quando deambulando; (3) monitoramento se ou quando déficit visual (manter locais usados para deambulação livres de obstáculos, lembrar do uso de óculos quando prescritos); (4) observar se houve mudanças súbitas no estado mental; e (5) usar calçados com ajuste ou com cadarços desamarrados (evitar pantufas).

Em relação a estrutura predial esta deverá ser planejada segundo riscos de quedas, com atenção especial para o piso, mobílias e barras de segurança, especialmente em banheiros, corrimão nas escadas e boa iluminação.

Deverão ser avaliados sistematicamente se: (1) presença de piso molhado (evitar ceras, sinalizar irregularidades e manter local seco); (2) há excesso de móveis ou obstáculos (para facilitar a deambulação); (3) existem condições clínicas de riscos (mentais, desidratação, medicamentos).

São ferramentas para identificar o risco de quedas: (1) escala de risco STRATIFY por ser validada, de fácil execução e implementação por todas as equipes multidisciplinares; (2) uso de pulseira de identificação para quedas (cor laranja); (3) redução da necessidade de contenção no leito; (4) implementação de fluxos e protocolos de prevenção de quedas); e (5) processo de educação continuada para todos os profissionais multidisciplinares, pacientes, acompanhantes e visitantes.

Tabela 5.4 Registro de quedas

Registro de quedas de pacientes

Número de ocorrências	Número de pacientes identificados para o risco	Número de fichas de notificação preenchidas

Total de ocorrências

DERRAME (AVE) Acidente Vascular Encefálico Isquêmico (AVEI)

As doenças cerebrovasculares estão relacionadas com prevalência de hipertensão arterial sistêmica na população, aderência ao tratamento da hipertensão e fatores de risco determinantes, tais como tabagismo, sedentarismo e obesidade. A procura imediata aos serviços de saúde no momento do início dos sintomas e o diagnóstico rápido desse tipo de caso na chegada à emergência são ações de prevenção secundária que definem o prognóstico e o grau de incapacidade e, portanto, a qualidade de vida para o indivíduo e o impacto social para as famílias após a alta do paciente.

Hoje já se observam a redução das taxas de mortalidade no Brasil, com variações ao longo do ano entre 3,5% e 9,8%, próximo aos valores encontrados em outros serviços de excelência (ANAHP. Observatório. 2011).

Os dados relativos a AVEI devem ser avaliados apenas quanto ao número global de casos, gerenciados segundo dados específicos predeterminados pela equipe de neurologia e gestão de riscos/qualidade (pacientes com derrame isquêmico recebem prescrição de terapia antitrombótica na alta) e número de óbitos (Tabela 5.5).

Tabela 5.5 Indicadores clínicos de doenças selecionadas. Acidente vascular encefálico isquêmico (AVEI)*

Indicadores	Frequência	
	(n)	(%)
Tempo de porta RNM (minutos)**		
Tempo de porta tomografia		
Tempo de porta trombólise (minutos)		
Taxa de tomografia – AVEI		
Taxa de mortalidade – AVEI		
Média de permanência – AVEI		
Óbito		
Total		

*(1) ANAHP. Observatório. 2011. Disponível em: (2) Biblioteca Internacional de Medidas JCI (Joint Commission International). Disponível em: <http://pt.jointcommissioninternational.org/enpt/News/2010/8/20/International-Library-of-Measures/>.
**RNM: ressonância nuclear magnética.

Infarto Agudo do Miocárdio (IAM)

As doenças do aparelho circulatório são a primeira causa de morte em todas as regiões brasileiras e corresponderam ao coeficiente de mortalidade de 167,6 por 100.000 habitantes em 2008. O infarto agudo do miocárdio (IAM) é, entre as doenças do sistema circulatório, a segunda causa de morte no Brasil e a primeira nas Regiões Sudeste e Sul (ANAHP. Observatório. 2011).

Dados do Observatório ANAHP 2011, relativos ao IAM, revelam que o tempo médio de porta-balão (tempo entre a chegada na porta do hospital e realização do procedimento – angioplastia primária), com diminuição da variabilidade ao longo do ano, é de 108 minutos (padrão ideal de 90 minutos).

Em relação ao processo de atenção, a média de permanência preconizada como padrão, segundo as diretrizes internacionais, é de 6 a 8 dias para os casos de IAM (média de 6,4 a 7,9). E a taxa de prescrição de aspirina na alta apresenta tendência de crescimento e menor variabilidade (média entre 65% a 87%, ideal de 85%). A taxa de angioplastia primária é acompanhada apenas para os casos de IAM com supradesnivelamento (varia de 59% a 92%).

O principal indicador de resultado é a taxa de mortalidade, que vem declinando de forma significativa, por conta da procura mais rápida da população aos serviços, ao acesso e ao diagnóstico oportuno dos casos nos pronto-atendimentos (em torno de 14%).

Tabela 5.6 Indicadores clínicos doenças selecionadas. Infarto agudo do miocárdio (IAM)*

Indicador	Frequência	
	(n)	(%)
Tempo de porta-balão (minutos)		
Taxa de angioplastia – IAM		
Taxa de aspirina – IAM		
Taxa de mortalidade – IAM		
Média de permanência – IAM (dias)		
Total		

*(1) ANAHP. Observatório. 2011. Disponível em: (2) Biblioteca Internacional de Medidas JCI (Joint Commission International). Disponível em: <http://pt.jointcommissioninternational.org/enpt/News/2010/8/20/International-Library-of-Measures/

Melhoria de Cuidado Cirúrgico – Artroplastia – Antibioticoprofilaxia

A implantação de próteses articulares tornou-se uma cirurgia amplamente utilizada por cirurgiões no mundo inteiro, proporcionando melhor qualidade de vida aos pacientes que anteriormente estariam condenados ao leito. Apesar de todos os esforços e melhoria de algumas questões éticas, essa cirurgia pode vir acompanhada de uma complicação gravíssima, a infecção (média de 2%) (Biblioteca Internacional de Medidas JCI (*Joint Commission International*). Disponível em: <http://pt.jointcommissioninternational.org/enpt/News/2010/8/20/International-Library-of-Measures/>.

Em uma artroplastia total de joelho realizada durante isquemia, a administração de antibióticos profiláticos imediatamente antes da liberação do torniquete não é inferior à administração-padrão.

Sabe-se que o melhor momento para a infusão de antibiótico profilático encontra-se entre 30 e 60 minutos antes da incisão. Contudo, nenhum dos estudos prévios incluiu procedimentos cirúrgicos realizados durante uma isquemia (Tabelas 5.7 e 5.8).

Observou-se que não há uma rotina sistematizada na antibioticoprofilaxia quanto ao horário de aplicação para até uma hora antes do procedimento (http://www.anvisa.gov.br/servicosaude/manuais/criterios_nacionais_ISC.pdf).

Ciência dos *Bundles*

Tabela 5.7 Número de pacientes que fizeram antibioticoprofilaxia até uma hora antes da incisão cirúrgica para artroplastia*

Procedimento cirúrgico	Frequência	
	(n)	(%)
Artroplastia de joelho		
Artroplastia de quadril		
Total		

*Biblioteca Internacional de Medidas JCI (Joint Commission International). Disponível em: <http://pt.jointcommissioninternational.org/enpt/News/2010/8/20/International-Library-of-Measures/>.

As equipes estão iniciando a antibioticoprofilaxia no momento da indução, uma prática usada com bases de literatura (*Aust Prescr 2005; 28: 38-40*), cujos estudos sugerem que se tem melhor nível sérico adequado do antibiótico no momento da agressão tissular, seguindo um importante princípio de prevenção da infecção cirúrgica, que é a aplicação do antibiótico cerca de 30 minutos antes (http://www.anvisa.gov.br/servicosaude/manuais/criterios_nacionais_ISC.pdftes) do início da cirurgia, geralmente coincidindo com o momento da indução anestésica (http://www.hucff.ufrj.br/novo_hu/especialidades/ccih/recomendacoes_antibiotico_cirurgia.php).

O plano de ação proposto é reunir as equipes cirúrgicas para discussão sobre o momento da antibioticoprofilaxia (antibiótico e tempo de uso) segundo evidências/recomendações(http://www.anvisa.gov.br/servicosaude/manuais/criterios_nacionais_ISC.pd), a fim de estabelecer a rotina na instituição de forma mais sistematizada.

Tabela 5.8 Número de próteses ortopédicas realizadas*

Mês	Frequência	
	(n)	(%)
Total		

*Biblioteca Internacional de Medidas JCI (Joint Commission International). Disponível em: <http://pt.jointcommissioninternational.org/enpt/News/2010/8/20/International-Library-of-Measures/>.

CLASSIFICAÇÃO INTERNACIONAL DE SEGURANÇA DO PACIENTE

"De onde vem tanta calma? Da confiança.
Talvez, por saber o que estou fazendo..."

Resiliência, segundo a física, pode ser exemplificada como um objeto simples, elástico, que tem a capacidade de retornar ao seu estado inicial, após sofrer influência externa.[25]

Dentro do contexto da segurança do paciente, resiliência pode ser definida como o grau com que um sistema continuamente previne, detecta, atenua ou melhora seus riscos e incidentes.[25]

Estão incluídos na classificação internacional para a segurança do paciente (CISP): (1) detecção e fatores de atenuação, que são influenciados por aquilo que já existe para diminuir o risco e fornecem informações para novas ações nesse sentido; e (2) as ações de melhoria, que tanto influenciam quanto fornecem informações para o item (1), que são as ações tomadas para a diminuição do risco. Todas as informações geradas ajudam a criar a prevenção primária aos incidentes.[25]

Define-se como DETECÇÃO a ação ou circunstância que resulta na descoberta de um incidente, como a notificação, gatilhos, revisão de prontuário, gerenciamento de riscos, entre outros. Pode ser reativa à ocorrência do incidente, sendo considerada de prevenção secundária.[25]

São FATORES DE ATENUAÇÃO as ações ou circunstâncias que previnem ou minimizam a chance de um incidente causar dano ao paciente. Fatores atenuantes são concebidos para minimizar a chance de danos para o paciente após o erro ter ocorrido e para desencadear mecanismos de controle de dano. Por serem reativos à ocorrência do incidente também são considerados de prevenção secundária.[25]

AÇÕES DE MELHORIA são as medidas tomadas ou circunstâncias que são alteradas para melhorar ou compensar qualquer dano após um incidente. Aplicam-se ao paciente e à organização (avaliação da equipe, mudança cultural, gestão do sinistro). Por só ocorrerem após o incidente são consideradas de prevenção terciária.[25]

AÇÕES TOMADAS PARA DIMINUIÇÃO DO RISCO são medidas tomadas para evitar a repetição de incidentes idênticos ou semelhantes aos de casos prévios, aumentando a resiliência do sistema: (1) para o paciente

Ciência dos *Bundles*

(assistência adequada, suporte à decisão); (2) para a equipe (treinamento, protocolos); (3) para a organização (melhorar a liderança, avaliação de riscos proativa); e (4) para tratamentos/equipamentos (auditorias, funções forçadas).[25,27,28]

São itens de classificação internacional de segurança do paciente: (1) tipo de evento; (2) desfechos do paciente; (3) características do evento; (4) fatores contribuintes/riscos; (5) desfechos na instituição; (6) detecção; (7) fatores de mitigação; (8) ações de melhoria; e (9) ações tomadas para a redução do risco.[27]

O tipo de evento também deverá ser classificado segundo: (1) administração clínica; (2) procedimento/processo clínico; (3) documentação; (4) infecção hospitalar/relacionada com assistência à saúde; (5) medicação/fluidos endovenosos; (6) hemoderivados; (7) nutrição; (8) gases/oxigênio; (9) equipamento médico; (10) comportamento; (11) acidentes com o paciente; (12) estrutura; e (13) gerenciamento de recursos/organizacional.[27]

GOVERNANÇA – *Board on Board*[7,9,10,20,22]

Os administradores da instituição podem fazer uma diferença enorme no processo da gestão do risco/qualidade quando (1) o CEO (*chief executive officer*) responsabiliza-se pelas metas de qualidade e segurança; (2) a alta administração participa no desenvolvimento de critério explícito para guiar o *staff* médico; (3) o comitê de qualidade da alta administração anualmente revê a pontuação de satisfação dos clientes; (4) a alta administração define a agenda da qualidade; e (5) o *staff* médico é envolvido na definição da agenda para discussão da qualidade com a alta administração.[7,9,10,20,22,29]

Os melhores resultados da gestão de riscos e consequentemente da qualidade institucional estão associados a hospitais/instituições nos quais (1) a alta administração gasta mais de 25% do seu tempo em assuntos ligados à qualidade; (2) a alta administração recebe relatório de medidas de desempenho da qualidade; (3) quando existe um nível alto de interação entre a alta administração e o *staff* médico em estratégias de qualidade; (4) a compensação dos líderes é baseada em parte do desempenho da qualidade; e (5) o CEO é identificado como a pessoa com o maior impacto na qualidade, especialmente quando é identificado como o executivo responsável pela qualidade.[7,9,10,29,30,31] (Quadro 5.5).

Quadro 5.5 Recomendações para uma estrutura de liderança com objetivos de melhorias da alta administração[7,22,29,30,31]

Estabelecer a missão, visão e estratégia
- Definir uma direção e monitorar o desempenho
- Integrar a estratégia e a qualidade
- Monitorar a cultura da qualidade e da segurança
- Estabelecer projetos para melhoria da segurança e da qualidade

Construir a base para um sistema eficaz de liderança
- Estabelecer um comitê da qualidade multidisciplinar
- Trazer líderes com conhecimento em qualidade para a alta administração
- Definir e ativar padrões educacionais para o corpo administrativo
- Construir uma cultura sobre melhoraria de assistência durante as reuniões do comitê e da alta administração, com médicos e demais profissionais, e com a administração
- Atribuir recursos adequados para o treinamento contínuo dos colaboradores sobre melhoria da qualidade

Demonstrar determinação
- Estabelecer uma política de total transparência sobre dados de qualidade e segurança
- Insistir na revisão de dados apoiando-se nas informações dos pacientes e de familiares
- Ajudar pacientes e suas famílias, registrando suas histórias para apoiar as decisões do *staff*, líderes e da alta administração
- Estabelecer políticas e práticas sobre erros que se enfatizam pela comunicação, práticas de respeito, divulgação, desculpas, apoio e resolução
- Entender o desempenho contínuo de sua organização e os níveis de desempenho das melhores organizações do mundo
- Mostrar que se entende o problema e que se está coordenando e colocando qualidade primeiramente na agenda da alta administração e deixando 25% ou mais da agenda para isso
- Ter atitudes – Contagiar pessoas – Promover mudanças – *Não ficar parado*

Assegurar o acesso às ideias
Alta administração deve solicitar das lideranças quatro questões para o desenvolvimento de novas ideias para o processo de qualidade e segurança:
- *"Quem é o melhor do mundo nesse assunto?"*
- *"Você entrou em contato com eles para ver como eles fazem isso?"*
- *"Quantas ideias você teve?"*
- *"Que ideias nossos clientes e o staff tiveram para melhorar?"*

Acompanhar incansavelmente a execução
Estabelecer responsabilidades para execução do projeto
Estabelecer um processo eficaz de acompanhamento, incluindo:
- Dedicar 25% do tempo das reuniões da alta administração para qualidade e segurança
- Monitorar suas próprias ações de melhoria (em vez de só utilizar *benchmarking*)
- Rever dados gerados semanalmente ou, no máximo, mensalmente
- Provocar continuamente questões difíceis, incluindo:
  1. *Estamos mesmo ativando o projeto?*
  2. *Se não, por que não? Qual a estratégia para melhoria?*
  3. *Quais são os passos-chave planejados para a execução de larga escala?*

QUESTÕES APLICATIVAS

"Em cerca de 54 pacientes com retenção de corpos estranhos por um período de mais de 16 anos, quase 2/3 tinham compressas (pedaços de gaze absorvente usada durante o procedimento para absorver sangue do campo cirúrgico) e 1/3 era de instrumental cirúrgico."

> Gawande AA, Studedert DM, Oray EJ et al. *Risk factors for retainde instruments and sponges after surgery. N Engl J Med 2003; 348: 229-235.*

"Os procedimentos cirúrgicos têm se tornado cada vez mais frequentes, e associam-se a morbidade e mortalidade significativas. Estima-se que a mortalidade associada aos procedimentos esteja entre 0,4% e 0,8% e a incidência de complicações entre 3% e 17% dos procedimentos, números que podem variar de acordo com o serviço e complexidade dos procedimentos.[2,3] Além disso, dados sugerem que pelo menos metade das complicações relacionadas aos procedimentos pode ser prevenida,[2,3] o que levou a Organização Mundial de Saúde (OMS) a publicar diretrizes para garantir a segurança dos pacientes cirúrgicos ao redor do mundo.[4]

Resultados

A taxa de mortalidade foi de 1,5% antes da introdução do *checklist* e diminuiu para 0,8% após sua introdução (p = 0,003). Complicações pós-operatórias ocorreram em 11% dos pacientes previamente à introdução do *checklist*, e esta taxa caiu para 7% após sua introdução (p<0,001). Os autores concluem que esse *checklist*, se aplicado em uma escala global, teria o potencial de prevenir grande número de mortes e condições debilitantes.

> *A Surgical Safety Checklist to Reduce Morbidity and Mortality in a Global Population. N Engl J Med 2009;360:491-9".*
> *Gawande A. Checklist – Como fazer as coisas bem feitas.*
> *Sextante. 2009.*

Referências

1. Lima LF, Leventhal LC, Fernandes MPP. Identificando os riscos do paciente hospitalizado. Einstein. 2008; 6(4):434-8. Disponível em: <http://apps.einstein.br/REVISTA/arquivos/PDF/992-Einsteinv6n-4port434-438.pdf>.

2. Harada MJCS, Pedreira MLG, Peterlini MAS, Pereira SR, organizadores. O erro humano e a segurança do paciente. São Paulo: Atheneu; 2006.

3. Padilha KG. Ocorrências iatrogênicas na UTI e o enfoque de qualidade. Rev Latino-am Enferm. 2001; 9(5):91-6.

4. Paine LA, Baker DR, Rosenstein B, Pronovost PJ. The Johns Hopkins Hospital: identifying and addressing risks and safety issues. Jt Comm J Qual Saf.2004;30(10):543-50.

5. Santos Junior BJ, Hinrichsen SL, Lira C, Vilella TAS. Riscos ocupacionais em centro de radiodiagnóstico. Rev Enferm UERJ. Rio de Janeiro. 2010; 18(3):365-70.

6. Kohn KT, Corrigan JM, Donaldson MS (eds). To err is human: Building a safer healthsystem. Washington, DC: National Academy Press, 1999.

7. IHI. Institute of Healthcare Improvement – Campanha 5 Milhões de Vidas. Disponível em: <http://www.ihi.org/IHI/Programs/Campaign/ >.

8. de Vries EN, Ramrattan MA, Smorenburg SM *et al*. The incidence and nature of in hospital adverse events: a systematic review. Qual Saf Health Care. 2008. Jun; 17(3): 216-23.

9. Branco Filho JRC. Tolerância zero em infecção hospitalar. Prática Hospitalar. 2010; 69:34.

10. Hinrichsen SL. A ciência dos *bundles* e a segurança do paciente. Farmacêutico em Foco. No 1. Dezembro 2010: 0-11.

11. Leape L, Berwick D, Clancy C, Conaway J *et al*. for the Lucian Leape Institute at the National Patient Safety Foundation. Transforming healthcare: a safety imperative. Qal. Saf Health Care. 2009; 18: 424-28.

12. Brasil. Ministério da Saúde. Agência Nacional de Vigilância Sanitária. Serviços de Saúde. Hospitais Sentinela [Internet]. 2007; ANVISA. Disponível em: <http://anvisa.gov.br/servicosaude/hsentinela/ index.htm>.

13. Gaynes R, Richards C, Edwards J *et al*. Feeding Back Surveillance Data To Prevent Hospital-Acquired Infections. National Nosocomial Infections Surveillance (NNIS) System Hospitals. Disponível em: <http://www.cdc.gov/ncidod/eid/vol7no2/gaynes.htm>.

14. O'Brien JM, Lu B, Ali NA, Levine DA *et al*. Insurance type and sepsis-associated hospitalizations and sepsis-associated mortality among US adults: a retrospective cohort study. Critical Care 2011, 15:R130. Disponível em: <http://www.infectioncontroltoday.com/news/2011/05/risks-of-sepsis-associated-hospi-talization-death-vary-by-insurance.aspx>.

15. Costa IC, Hinrichsen SL, Alves JL *et al*. Prevalência e custos de processos infecciosos em unidade de terapia intensiva. RAS. 2003; 5(20):7-16.

16. Rosa MB, Perini E. Erros de medicação: quem foi? Rev Assoc Med Bras. 2003;49(3):335-41.

17. Consórcio Brasileiro de Acreditação (CBA). Padrões de Acreditação da Joint Commission International para Hospitais. Manual de Acreditação. 2010. pp. 28.

18. ONA. Organização Nacional de Acreditação. Disponível em: <www.onal.org.br>.

19. Instituto Qualisa de Gestão. Accreditation Canada. Disponível em: <www.iqg.com.br/acreditaao-cchsa.php>.

20. McCannon CJ, Hackbarth AD, Griffin FA. Miles to go: An introduction to the 5 Million Lives Campaign. Joint Commmission Journal on Quality and Patient Safety. 2007; 33(80):477-84.

21. Branco Filho, JRC. Construindo um modelo de segurança do paciente. Prática Hospitalar. Ano XIII. No 74. Mar-Abr/2011: 8-9.

22. IHI. Institute of Healthcare Improvement. What is a bundle? Disponível em: <http://www.ihi.org/IHI/Topics/CriticalCare/IntensiveCare/ImprovementStories/WhatIsaBundle.htm>.

23. IHI. Institute of Healthcare Improvement. Prevent Catheter-Associated Urinary Tract Infections . Disponível em: <http://www.ihi.org/IHI/Programs/ImprovementMap/PreventCatheterAssociatedUrinaryTractInfections.htm>.

24. Zambon LS. Equipe de resposta rápida e sinais de alerta. Disponível em: <http://www.medicinanet.com.br/conteudos/gerenciamento/1289/equipe_de_resposta_rapida_e_sinais_de_alerta.htm >.

25. Zambom LC. Classificação Internacional para a Segurança do Paciente da OMS – Sistema de Resiliência. Disponível em: <http://www.medicinanet.com.br/conteudos/gerenciamento/3018/classificacao_internacional_para_a_seguranca_do_paciente_da_oms_%E2%80%93_sistema_de_resiliencia.htm>.

26. Wikpedia. Checklist. Disponível em: <http://en.wikipedia.org/wiki/Checklist>.

27. Organização Mundial de Saúde (OMS). The Conceptual Framework for the International Classification for Patient Safety v1.1. Final Technical Report and Technical Annexes, 2009. Disponível em: <http://www.who.int/patientsafety/taxonomy/en/>.

28. An introduction to FMEA. Using failure mode and effects analysis to meet JCAHO's proactive risk assessment requirement. Failure Modes and Effect Analysis. Health Devices. 2002;31(6):223-6.

29. Lockee C, Kroom K, Zablocki E, Bader B. Quality. The Governance Institute; 2006.

30. Vaughn T, Koepke M, Kroch E, Lehrman W, Sinha S, Levey S. Engagement of leadership in quality improvement initiatives: executive quality improvement survey results. Journal of Patient Safety. 2006;2(1):2-9.

31. Wachter RM. Compreendendo a segurança do paciente. Artmed. Porto Alegre. 2010. pp. 320.

6

Qualidade e Segurança do Paciente: Riscos Clínicos e Não Clínicos

"Should I give up or should I chasing pavements?
*Even if it leads nowhere..."**
Adele

* "Eu deveria me render,
Ou eu deveria continuar perseguindo sonhos impossíveis?
Até mesmo se não conduz a parte alguma..."

Ao longo de 30 anos realizamos uma caminhada cheia de aprendizados, desafios com ondas de sucessos e insucessos (temporários), mas que valeram a pena, pois mudanças ocorreram e ainda poderão ocorrer, e elas são sempre necessárias.

Vive-se, nos últimos 15 anos, em um mundo globalizado, rápido, cheio de tecnologias e processos virtuais. O processo de mudança é inexorável, pois pessoas deslocam-se de suas comunidades, trazem consigo hábitos e exigências que quem quer que seja, em qualquer que venha a ser o local, terá de absorver esses novos padrões.

A qualidade e a segurança saem da indústria, da aviação, das cidades verdes e entram com toda a força nas instituições de saúde/hospitais.

Surgem, então, novos tempos para serem trabalhados.

Não é fácil mudar modelos administrativos em instituições de saúde, sejam elas públicas ou privadas, especialmente se em regiões onde ainda predominam as gestões familiares e ainda não profissionalizadas.

Fazer a transição dos modelos de gestão não é um processo de curto prazo, mas de médio e até longo prazos, pois envolve mudanças culturais, multiprofissionais e, principalmente, pessoais, nem sempre desejadas, uma vez que mudar é um processo, em primeiro lugar, pessoal. Só se muda alguma coisa, quando primeiro se muda a si mesmo (*Falconi V.* 2009).

Quando os primeiros medicamentos e/ou equipamentos de saúde foram descobertos, não eram preciso estatísticas para avaliar eficácia, eficiência e resultados. Mas, hoje, passado o tempo, quando se está "ligado" e "globalizado" dentro de mundos "virtuais" que aumentam as diferenças e as subjetividades, falar em algum tema relativo à saúde e/ou qualquer outro assunto, ter números, dados, estatísticas é fundamental.

Hoje, tudo é importante quando se analisam fatos e dados. Existem indicadores de controle para tudo!

O dia a dia de qualquer profissional, inclusive os da área de saúde, está pautado em metas, resultados, desempenho, qualificações e revisões sistemáticas que apontem evidências científicas para condutas clínicas, diagnósticas e terapêuticas.

As origens das publicações são vitais para que deem forças de evidências a muitas das condutas e/ou rotinas a serem adotadas por qualquer que seja a instituição e/ou empresa que busque qualidade e segurança nos seus processos.

Os grandes erros evidenciados nas práticas assistenciais e/ou em qualquer que seja o segmento do negócio, não estão nas estatísticas, mas na metodologia adotada pelas equipes profissionais.

Quando compramos, escolhemos um produto (ou produtos), a primeira coisa que nos vêm à mente é o que ele quer nos dizer, como é a sua durabilidade, eficácia, segurança e o que ele vai fazer de diferente em nossas vidas.

Sempre relacionamos um produto, seja ele qual for, a um marca que acreditamos... e com a saúde, não é diferente, sobretudo, em tempos de certificações de qualidade e de políticas de segurança do paciente, do meio ambiente e de nós mesmos.

Ter qualidade na saúde como uma cultura organizacional é atualmente o grande desafio das instituições, no Brasil e em todo o mundo.

A assistência à saúde, hoje está focada na assistência ao paciente e nos processos administrativos das diversas atividades que estão relacionadas com seu cuidado.

Ter excelência em qualquer que seja a atividade-fim de uma empresa/negócio ou mesmo assistindo a doentes em instituições de saúde é um critério específico e bastante subjetivo. Não existem fórmulas mágicas e/ou receitas prontas para fazer com que uma instituição organizacional seja reconhecida como a melhor, a mais segura e/ou a com melhor padrão de qualidade.[1-9]

O critério para se dizer que se tem excelência será o que se permite dizer do que se está querendo provar a qualidade. E, dentro desse contexto, haverão sempre as perguntas: "Qualidade é igual a Excelência?" " Excelência é diferente de Qualidade?"

Quando se fala em qualidade sempre está associada ao custo dela. Há quem ache que "qualidade é caro", é algo só acessível para alguns... Mas, o que é caro? Ser caro, não vai depender do retorno que se vai ter?

Com certeza, implantar processos de qualidade, sistematização organizacional, poderá aumentar o custo na hora da implantação. Mas, com o decorrer do tempo, desde que o conceito da qualidade esteja incorporado entre as equipes, esse custo será diluído com os benefícios advindos do "fazer sempre certo" dentro de metodologias validadas pela força das evidências.

Na saúde, sempre ouvimos dizer, que "a vida não tem preço" e que são "intangíveis as consequências de erros que possam levar a eventos adversos/sentinela, que resultem em morte e/ou perdas permanentes".

Assim, ter qualidade é hoje um diferencial buscado por todos, especialmente na área da saúde onde vidas estão sendo assistidas, não como produtos, mas como "gente", "pessoas pensantes, que vivem".

Para se ter "Excelência" em qualquer que seja o negócio e/ou empresa/instituição é fundamental ouvir, amadurecer ideias, desenhar processos e treinar continuamente.

Excelência não significa perfeição, pois esta não existe. E qualidade, também tem a ver com expectativas.[1-9]

É importante, em todo processo de aprendizado para se ter qualidade, excelência, ter coragem de mostrar o que faz(expor), estar aberto para receber sugestões e estar em condições de aceitar o que vê e o que ouve.

Aliar o processo de qualidade à humanização também é vital para que se consiga a excelência, especialmente, nos serviços de saúde, onde vida, sofrimento, alegria e morte, estão juntos no dia a dia de todos que prestam cuidados a pacientes. "*A humanização depende da nossa capacidade de falar e de ouvir o outro*". Barchifontaine, C-2004.

É importante lembrar que são vitais para o processo da qualidade, equipes motivadas, treinadas, atuando em um clima organizacional ético, transparente e com líderes como exemplos. A instituição de saúde deverá definir seu conceito de qualidade e segurança do paciente atrelando-os aos seus valores e missão. Deverá existir clareza nos critérios institucionais para a seleção dos seus fornecedores e parceiros. Todos devem também buscar qualidade.

Os contratos estabelecidos entre a instituição/hospital e seus terceirizados deverão conter termos de corresponsabilidades com a qualidade e segurança do paciente, segundo legislações.[2,4,9]

Deverá haver rastreabilidade em todos os processos implementados nas diversas áreas/equipes multidisciplinares e erros deverão ser vistos como oportunidades de melhorias, que subsidiarão treinamentos introspectados a cultura da qualidade e segurança intitucional.

RISCOS CLÍNICOS E NÃO CLÍNICOS

> " Às vezes o que podemos fazer é ficar ao lado,
> cuidando, vigiando, protegendo..."

Sempre existirão riscos durante o processo assistencial a pacientes, sejam eles clínicos ou não clínicos, mesmo quando se tem qualidade. E nesse contexto é fundamental que a instituição de saúde desenhe processos focados nas: (1) intervenções internas (erros, eventos adversos/sentinelas, riscos de adoecimento e os advindos de tratamentos); (2) intervenções externas (legislações, informações acessíveis, internet, situação econômica); e (3) consequências (processos civis/por dano moral, imagem da instituição/ profissional).[1-4]

São considerados riscos clínicos, todos os *riscos focados no paciente e que estão* associados à ação direta ou indireta dos profissionais da área da saúde, resultante da *ausência/deficiência de políticas* e ações organizadas na prestação de cuidados de saúde.[1-3] Resultam quase sempre em *eventos-sentinela*, que podem determinar danos *irreversíveis* à saúde física ou psicológica dos pacientes.[2] Para que eles não ocorram será necessária a aplicação sistemática de políticas, procedimentos e práticas de gestão das atividades de manutenção da estrutura dos processos que garantam de forma universal a segurança não só do paciente, mas de todos os profissionais que trabalhem na instituição de saúde/hospital.[2-9]

São riscos não clínicos os que decorrem das políticas institucionais/governança e que têm influência nos processos do cuidado aos pacientes e/ou na saúde ocupacional dos profissionais da instituição em todas as situações que possam ser causa de adoecimento, estando relacionados com (1) estrutura física/arquitetura/engenharia; (2) equipamentos médicos; (3) ar-condicionado/barreiras físicas; (4) riscos elétricos e de incêndio/emergências; (5) gases medicinais/sistemas utilitários (água, luz, ar e vácuo); (6) higiene/limpeza/desinfecção/esterelização; (7) qualidade dos insumos/medicamentos/equipamentos não médicos; (8) segurança/saúde ocupacional/segurança e proteção; (9) gerenciamento de resíduos/materiais perigosos; e (10) governança (valores, missão, ética).[2,7-9]

DIRETRIZES

Qualquer que seja a empresa/instituição/hospital eficaz busca a organização de suas atividades. Organizar envolve a divisão da tarefa gerencial geral em uma varidade de processos e atividades e, a seguir, o estabelecimento de meios para assegurar que esses processos sejam efetivos. E um projeto organizacional baseia-se na análise de atividades, processos, decisões, fluxos de informações e papéis.[11]

Atividades afins devem ser agrupadas, de forma lógica, em funções e departamentos dentro de um sistema que otimize a estrutura, podendo ser desenvolvida por uma organização do tipo matricial, na qual equipes de projetos multidisciplinares são criadas especialmente para realizar tarefas específicas, mas os membros dessas equipes se reportam permanentemente a um líder funcional que os aloca a projetos, avalia seu desempenho, provê recompensas e cuida das necessidades de treinamento e desenvolvimento de carreiras.[11]

Uma política (norma, diretriz) de qualidade em uma instituição de saúde/hospital deverá estar atrelada a sua visão, missão, valores e programa de qualidade e segurança com objetivos de (1) assistir com prontidão e competência aos seus pacientes, oferecendo serviços de saúde e produtos diferenciados, em condições especiais e, quando cabível, específico, através de processos confiáveis e ágeis, voltados para resultados compatíveis com as melhores práticas.[1-4,11,12]

A instituição/hospital prestadora de assistência à saúde deverá ser licenciada, e ter a responsabilidade de melhorar a qualidade de seus cuidados e serviços, por meio de atividades assistênciais que garantam a segurança do paciente segundo padrões nacionais/internacionais de assistência.

As responsabilidades e a prestação de contas do governo deverão estar descritas em estatutos, políticas e procedimentos ou outros documentos similares, que orientem sua execução.

A instituição/hospital deverá ter um sistema de liderança efetivo que ajude a superar barreiras e problemas de comunicação entre os departamentos e serviços, com vistas a maior eficiência e efetividade, integrando todas as atividades de gerenciamento e melhoria da qualidade institucional acarretando melhores resultados para a segurança do paciente.[2,4,12]

Os responsáveis pelo governo deverão aprovar e tornar pública a declaração da missão da instituição, assim como políticas, planos operacionais, com alocação de recursos necessários para cumprir a missão da instituição. São eles que nomeiam o(s) dirigente(s) sênior(es) ou diretor(es), que participam do gerenciamento da instituição segundo o programa de qualidade e segurança do paciente.[2,4,12]

A instituição deverá utilizar equipamentos, suprimentos e medicamentos recomendados por organizações profissionais ou outras fontes de autoridade. E seus líderes devem supervisionar os contratos referentes aos serviços clínicos ou administrativos, sempre atentos às legislações.

Todos os líderes médicos, de enfermagem e/ou de equipes multidisciplinares deverão ser educados nos conceitos de melhoria da qualidade que assegurem a existência de programas uniformes para o recrutamento, manutenção, desenvolvimento e educação continuada de todos os profissionais.[2,9]

Os diretores recomendarão o espaço físico, equipamentos, recursos humanos e outros necessários pelo departamento ou serviço, assim como critérios para selecionar os profissionais colaboradores dos diversos departamentos que receberão treinamentos para um melhor desempenho técnico como equipe multidisciplinar.[2,4]

A instituição também estabelecerá um arcabouço para o gerenciamento de questões éticas, que garantam que o cuidado ao paciente seja prestado dentro das normas empresariais, financeiras, éticas e legais e que proteja os pacientes e seus direitos.[4]

O arcabouço institucional para o gerenciamento de questões éticas dará suporte às decisões nos processos de cuidado, dentro de princípios nos quais os interesses empresarial e profissional não se choquem com os interesses e segurança do paciente.

OPORTUNIDADES DE MELHORIAS

A melhoria integral ou global da qualidade corresponde à redução contínua dos riscos para pacientes e profissionais. Riscos que podem estar presentes nos processos clínicos e também na estrutura física.[2-6,9]

Deverá existir liderança e planejamento dos novos processos clínicos e administrativos, além de monitoramento do bom andamento dos processos por meio de coleta de dados utilizando indicadores para manter o foco nas questões prioritárias que garantem a demonstração de melhorias sustentáveis.[2-4,9 12]

A qualidade e a segurança do paciente deverão estar fundamentadas no trabalho diário de cada profissional de saúde e de outros profissionais da instituição, sempre dentro de padrões que garantam a redução de riscos.[7-9]

Os programas de qualidade precisam abranger toda a instituição e outros serviços parceiros. Devem visar treinamentos contínuos, tomadas de decisões com base em dados resultantes da utilização de indicadores (para monitorar áreas clínicas, administrativas) que fundamentam a realização de melhorias que são comparadas com outras instituições, em âmbito nacional e/ou internacional.[1-6,9]

O programa de qualidade será definido e implementado para identificar e reduzir riscos à segurança de pacientes e profissionais, assim como aos eventos adversos inesperados, quase-falhas e/ou sentinela, garantindo a cultura da qualidade sustentável.[2,5,6,9]

Para dar suporte à sua missão de melhorar a segurança e a qualidade dos cuidados de saúde prestados, as atividades da instituição deverão ser analisadas em relação aos eventos-sentinela (ocorrência inesperada que implique morte ou perda grave e permanente de função), com objetivos de investigar suas causas e estabelecer estratégias de prevenção, de modo a manter a confiança nos seus processos assistenciais.[2,5,6,9]

A instituição deverá utilizar ferramentas para gerenciar processos que incluam: (1) ciclo do PDCA (*plan, do, control, act*); (2) controles proativos para o gerenciamento de riscos; (3) controles reativos (método de análise e solução de problemas); (4) controle das não conformidades; (5) *benchmarking*; (6) satisfação dos clientes; e (7) ferramentas de manutenção do sistema. [2,9,12]

Infecções relacionadas com assistência à saúde (IRAS) representam um importante risco para os pacientes, não só pela sua alta frequência, que leva a um prolongamento de internações e consequentes gastos, mas principalmente pela alta letalidade associada e consequência para a imagem da instituição/ processos jurídicos. [5,6,8,9]

Assim, a instituição/hospital deverá desenvolver um programa de controle de infecções/prevenção de riscos cujo objetivo será o de identificar e reduzir não só os riscos de adquirir e transmitir infecções ou outras ameaças à saúde/vida entre pacientes, profissionais de saúde, trabalhadores contratados, voluntários, estudantes e visitantes, por meio de lideranças identificadas (com formação, experiência ou certificação), profissionais bem treinados, métodos de identificar e agir prontamente sobre os riscos de infecções. [2,7,8,9]

Deverá haver um mecanismo designado para coordenar todas as atividades de controle de infecção/prevenção de riscos, que envolva médicos, enfermeiros e outros profissionais, apropriado ao tamanho e complexidade da instituição.

O programa de controle de infecções/prevenção de riscos terá por base os conhecimentos científicos atuais, as diretrizes aceitas para a prática e as leis e regulamentos aplicáveis. E todo o programa deverá ser suportado por recursos adequados disponibilizados pelos líderes da instituição. [8,9]

Todas as áreas da instituição, por onde circulam pacientes, profissionais e visitantes, deverão estar incluídas no programa de controle de infecção/prevenção de riscos. E as prioridades serão estabelecidas para que haja redução de infecções associadas aos cuidados da saúde.

Limpeza, esterilização dos equipamentos e uma adequada gestão da lavanderia e rouparia deverão ser incluídos como atividades priorizadas no programa de controle de processos infecciosos. E a instituição/hospital deverá reduzir os riscos de infecções pelo descarte adequado dos resíduos, instrumentos cortantes e agulhas, assim como monitorar os processos dos serviços de nutrição, engenharia mecânica e clínica, assim como do ambiente nas suas instalações durante a ocorrência de demolições, construções e reformas, desde o planejamento das obras físicas estruturais até as suas finalizações.[2,7-9]

Deverão ser disponibilizadas precauções de barreira e procedimento de isolamento para proteger os pacientes, os visitantes e os profissionais, contra doenças transmissíveis (infectocontagiosas), assim como pacientes imunossuprimidos contra às infecções às quais estão suscetíveis.[7-9]

Serão disponibilizados, quando necessário luvas, máscaras, proteções oculares e outros equipamentos de proteção individual (EPI), assim como sabão e desinfetantes de qualidade.

Em relação à melhoria da qualidade e segurança do paciente a instituição/hospital deverá rastrear os riscos, as taxas e as tendências de infecções associadas aos cuidados de saúde (IRAS). O monitoramento incluirá a utilização de indicadores relacionados com as doenças de importância epidemiológica para a instituição.[7-9]

As informações sobre riscos, taxas e tendências de infecções/riscos deverão ser utilizadas para desenhar ou modificar processos para reduzir todas as oportunidades de ameaças à vida/saúde associados aos cuidados assistenciais, para níveis, os mais baixos possíveis, segundo bases de dados comparativas.[2,7-9]

Os resultados do monitoramento de infecções/riscos na instituição/hospital deverão ser regularmente comunicados aos líderes e profissionais, assim com aos órgãos externos de saúde pública locais e/ou nacionais.

Também deverá ser fornecida educação sobre práticas de controle de infecção/prevenção de riscos aos profissionais de equipes multidisciplinares, pacientes e, conforme apropriado, aos familiares e outros prestadores de cuidados.[2]

ESTRUTURA – PROCESSOS – RESULTADOS[13]

"O acaso vai me proteger enquanto eu andar distraído..."
Epitáfio – Sérgio Britto

É fundamental que a instituição/hospital tenha uma política que ofereça segurança a todos que nela estejam, por meio de um gerenciamento eficaz da sua estrutura física predial, dos equipamentos médicos, dos materiais perigosos, dos sistemas utilitários, segurança contra incêndio, de emergências (resposta rápida a epidemias, desastres), da segurança e proteção e das pessoas, com objetivos de reduzir e controlar perigos e riscos (clínicos e não clínicos); prevenir acidentes e lesões; e manter condições de segurança segundo leis e inspeções realizadas.[7-9]

Deverá existir um plano para inventariar, estocar, manipular e utilizar materiais perigosos, e para controlar e descartar resíduos e outros materiais perigosos.[2,7-9] Também deverão existir um plano e um programa de gerenciamento de emergências, epidemias e desastres que garantam que todos os seus ocupantes estejam protegidos contra fogo e fumaça e outras emergências em suas instalações, que inclui a prevenção, detecção rápida, eliminação, redução e evacuação segura das instalações, em resposta às emergências relacionadas ou não com incêndios (inclusive quaisquer dispositivos relacionados com detecção precoce e eliminação com documentação de resultados).[2]

Faz-se também necessário um plano para limitar o tabagismo entre profissionais e pacientes, assim como restrições de fumo nas áreas assistenciais, além de um programa de gerenciamento de equipamentos, incluindo um sistema de recolhimento adequado deles segundo legislações que protejam o ambiente.[2]

Água potável e energia elétrica deverão estar disponíveis 24 horas por dia, sete dias por semana, através de fontes regulares ou alternativas, para atender às necessidades essenciais relativas ao cuidado ao paciente. E deverão existir processos (testados, documentados e utilizados para planejar as necessidades) de emergência que protejam as pessoas em caso de interrupção, contaminação ou falha do sistema elétrico ou hidráulico. Os sistemas elétricos, hidráulico, de lixo, ventilação, gases medicinais e outros essenciais deverão ser regularmente inspecionados, mantidos e, quando apropriado, aperfeiçoados, assim como monitorados por autoridades ou profissionais designados.[2,7-9]

Deverão também existir educação e treinamento periódicos (com demonstração, simulações e outros) para os profissionais quanto aos seus papéis nos planos de segurança e proteção contra incêndio, materiais perigosos e emergências. Assim como políticas de qualidade focadas na assistência ao paciente que garantam a sua segurança em todas as etapas do cuidado prestado pelas equipes multidisciplinares[1-4] (Quadros 6.1 e 6.2).

Uma equipe multiprofissional bem treinada é, sem dúvida, uma grande segurança institucional na qualidade e segurança do paciente.

Longas horas de trabalho e baixa relação profissional-pacientes têm sido associados a piores resultados, pela fadiga, o que leva a maior probabilidade de erros. E algumas etratégias têm sido usadas para também melhorar as passagens de plantões, para não prejudicar o desempenho na transição do cuidado.[14,15]

As instituições deverão ter como prioridade a realização de treinamentos continuados para todas as equipes multiprofissionais, incluindo simulações de procedimentos para que existam menos riscos aos pacientes, devido as curvas de aprendizados dos profissionais. Aprender com os pacientes, hoje, tem sido considerado antiético, quando há alternativas práticas mais seguras.[16]

Além dos profissionais deverá haver engajamento dos pacientes no processo da qualidade e da sua própria segurança, quando em uma instituição/hospital.

Para que sua participação seja de fato efetiva, há necessidade que o paciente entenda realmente o seu diagnóstico, tratamento e todos os benefícios e riscos advindos deles.

Entretanto, sabe-se que nem sempre existe boa compreensão por parte de muitos pacientes, relacionadas com uma baixa educação sobre saúde, que por sua vez está associada a piores resultados.

Várias têm sido as estratégias para minimizar os efeitos da baixa educação dos pacientes (por baixa escolaridade, idade avançada/demências) sobre a saúde, entre elas, a distribuição de folhetos, rótulos de medicamentos simplificados e autoexplicativos; ou treinamento de profissionais para atuarem junto aos pacientes na repetição da informação dada, averiguando se houve entendimento correto e/ou diminuindo as barreiras linguísticas e de crenças.[2]

Para que haja boa comunicação após um erro médico também é importante que as equipes sejam treinadas para assumirem o incidente, falando sobre o ocorrido ao paciente/família; assumindo a responsabilidade; pedindo desculpas e explicando o que será feito para prevenir futuras ocorrências.[17,18]

Pacientes e familiares podem ajudar participando na sua própria segurança, mas a responsabilidade para fornecer o cuidado seguro anida é da instituição/hospital/equipes multiprofissionais e legislações.[18]

Quadro 6.1 Políticas de qualidade e segurança do paciente*

Política	Objetivos
Acesso ao cuidado	Oferecer assistência multidisciplinar ao paciente, como parte de um sistema integrado de serviços, profissionais de saúde e níveis de cuidado, grarantindo a continuidade do cuidado de forma adequada aos serviços disponíveis com as necessidades de saúde dos pacientes, por meio de uma coordenação que inclui a admissão, o planejamento da alta/referência e do acompanhamento, transferências e transportes
Avaliação da assistência prestada	Identificar todas as necessidades dos pacientes mediante um processo de avaliação bem estabelecido, com base em padrões profissionais, leis e regulamentos, que inclui a avaliação de fatores físicos, psicológicos, sociais e econômicos, inclusive o exame físico e o histórico de saúde. Deverão ser incluídas as situações de emergência que são completadas nas primeiras 24 horas de internação e/ou transferências para outras instituições, quando não for possível a assistência no hospital além dos serviços de laboratório, radiologia/diagnóstico por imagem, de alto risco, terapia nutricional, de dor, assim como suporte em final de vida
Medicamentos	O uso de medicamentos deverá ser feito de acordo com as leis e regulamentos aplicáveis e organizado de modo eficiente para atender às necessidades do paciente, realizado por farmacêutico(s), técnicos e outros profissionais treinados e devidamente licenciados, que supervisionam a lista e o uso, garantindo o acesso a eles quando não estocados e/ou disponíveis na instituição A prescrição, requisição e transcrição deverão ser orientadas por procedimentos seguros e sistematizados, que identificam os profissionais qualificados e autorizados a prescrever ou solicitar medicamentos, que são anotados no prontuário e monitorados através de indicadores, usados na melhoria dos processos, com monitoramento para a automedicação e possíveis erros que possam ser relatados
Anestesia e cirurgia	Serviços efetuados segundo legislação feitos por profissional qualificado, responsável pelo gerenciamento dos processos de anestesia, assim como procedimentos que orientam o cuidado aos pacientes sob sedação moderada ou profunda, incluindo a avaliação pré-anestésica e a avaliação pré-indução e estado pós-anestésico, documentados no prontuário do paciente. Além do planejamento e registro de todos os procedimentos relativos à cirurgia (*sign in/antes – time out /durante – sign out/após procedimento cirúrgico*)

(continua)

Direitos e deveres do paciente e familiares	Cuidar do paciente considerando e respeitando suas crenças e valores, assim como a necessidade de privacidade/confiabilidade de suas informações/doença, além do zelo aos seus pertences contra perda ou furto Existência de processos relativos aos direitos/deveres do paciente/familiares bem como suas responsabilidades quando da recusa ou interrupção do tratamento e o gerenciamento da dor/terminalidade. Um processo educativo deverá ser mantido para garantir a participação dos pacientes e familiares nas decisões e processos relativos à assistência prestada
Comunicação e informação	Existência de prontuários dos pacientes disponíveis para os prestadores de cuidado, para facilitar a comunicação das informações essenciais, que são transferidas junto ao paciente, de forma confidencial e integral, protegidos contra perda, destruição, adulterações e acesso ou não uso autorizado Registros do plano diagnóstico/terapêutico, além da identificação dos profissionais através de assinaturas e carimbos, bem como data e horário da anotação legível sobre o cuidado prestado
Qualificação e educação de profissionais	Profissionais de equipes multidisciplinares qualificados, treinados e avaliados continuamente (atualizações a cada 3 anos) em relação às suas credenciais (licenças, formação, treinamentos e experiências) de acordo com as exigências regulamentais, para poderem prestar cuidado aos pacientes segundo privilégios concedidos

*Adaptado dos padrões de acreditação da Joint Commission International para Hospitais[2]

Quadro 6.2. Eventos que não devem ocorrer numa instituição com qualidade[18]*

Cirúrgicos	• Cirugia realizada no local errado do corpo • Cirurgia realizada no paciente errado • Procedimento errado realizado no paciente • Retenção não intencional de objeto estranho no paciente após cirurgia ou procedimento • Morte no transoperatório ou no pós-operatório imediato em paciente classificado como ASA I (*American Societ of Anesthesiologists*)

(continua)

168 Qualidade e Segurança do Paciente: Riscos Clínicos e Não Clínicos

Quadro 6.2. Eventos que não devem ocorrer numa instituição com qualidade[18]* (*continuação*)

No cuidado ao paciente	• Evento-sentinela associado a erro de prescrição de medicamentos (medicamento errado, dose errada, paciente errado, velocidade errada, tempo errado, preparação errada ou via de administração errada)
	• Evento-sentinela associado a uma reação hemolítica causada por sangue ou produtos sanguíneos incompatíveis
	• Evento-sentinela por morte materna associado a trabalho de parto ou parto em gestação de baixo risco durante atendimento na instituição
	• Evento-sentinela associado a falha na identificação e tratamento de hiperbilirrubinemia em neonatos (*Kernicterus*)
	• Úlceras de pressão estágio 3 ou 4 adquiridas após a admissão na instituição
Com produtos ou materiais	• Evento-sentinela decorrente do uso de medicamentos, instrumentos ou materiais biológicos contaminados fornecidos durante o internamento
	• Evento-sentinela decorrente por uso errado de tecnologias
	• Evento-sentinela associado a embolia gasosa intravascular durante internamento
Ambientais	• Quedas do paciente com evento sentinela durante internamento
	• Contenção do paciente no leito com evento-sentinela
	• Queimadura do paciente durante internamento com evento-sentinela
	• Qualquer incidente com linha de gás errada (oxigênio ou outro gás) ou com substâncias toxicas administrada ao paciente
	• Choque elétrico no paciente durante o internamento com evento-sentinela
Proteção do paciente	• Recém-nascido entregue a pessoa errada ou sequestrado
	• Saída inadvertida do paciente do hospital com evento-sentinela
	• Vulnerabilidade emocional do paciente com evento sentinela (suicídio ou tentativa que resulte em incapacidade físcia grave)
Criminais	• Profissionais não credenciados pela instituição e ou "falsos profissionais"
	• Abdução de paciente de qualquer idade
	• Estupro de paciente durante internamento
	• Ataque físico entre paciente e funcionário resultando em evento-sentinela

Adaptado: The National Quality Forum. Disponível em: <http://www.qualityforum.org/pdf/news/perserius-ReportableEvents10-15-06.pdf>.

* Evento-sentinela: ocorrência inesperada que implique morte ou perda grave e permanente de função.[2]

QUESTÕES APLICATIVAS

A qualidade é com certeza decorrência do monitoramento, oriundo de indicadores assistenciais e administrativos e da prevenção de riscos. Ela estará presente quando houver cultura sustentável institucional que garanta a excelência em todos os momentos do cuidado ao paciente, em qualquer que seja o serviço que adote procedimentos sistematizados segundo políticas e processos operacionais baseados em evidências científicas.

As instituições de saúde/hospitais deverão buscar incansavelmente a segurança de todos os seus profissionais e de seus pacientes, que deverão ter direito a uma assistência universal, integral e igual.

É assim que deve ser... Não é um processo fácil... Também, não é tão difícil... mas exige paciência e tempo... tempo... tempo...

Afinal, não se implanta uma cultura de excelência, de qualidade, apenas seguindo manuais... mas, introduzindo conceitos, quebrando paradigmas, sempre com ideias inovadoras que estimulem as pessoas a querer mudar...

Gilberto Freyre
Casa-Grande & Senzala, 1933
Sobrados e Mucambos, 1936
Nordeste: Aspectos da Influência da cana sobre a vida e a paisagem, 1937
Assucar, 1939
Vida Social no Brasil nos meados do século XIX, 1964

Referências

1. ONA – Organização Nacional de Acreditação. Disponível em: <www.ona.org.br>.

2. CBA – Consórcio Brasileiro de Acreditação. Padrões de Acreditação da Joint Comission International para Hospitais. Rio de Janeiro. CBA. 2010. pp. 288.

3. Instituto Qualisa de Gestão. Accreditation Canada. Disponível em: <www.iqg.com.br/acreditacao-cchsa. php>.

4. IHI. Institute for Healthcare Improvement. Disponível em: <www.ihi.org/ihi>.

5. Branco Filho JRC. Construindo um modelo de segurança do paciente. Prática Hospitalar. Ano XIII. Nº 74. Mar-Abr/2011: 8-9.

6. Branco Filho JRC. Medidas de impacto para a segurança do paciente. Atualização Médica. Bayer Health Care/Schering Pharma. 2009: 1-6.

7. Hinrichsen SL. Níveis de biossegurança física em serviços de saúde. Prática Hospitalar. 2001;16:23-9.

8. Hinrichsen SL. Biossegurança e controle de infecções. Risco Sanitário Hospitalar. Medsi. Rio de Janeiro, 2004. pp. 865.

9. Hinrichsen SL. Princípios da administração de qualidade e controle de infecções. Gerenciamento de Riscos. Prática Hospitalar. 2008;60:57-63.

10. Wikpedia. Novidade. Disponível em: <http://pt.wikipedia.org/wiki/Novidade>.

11. Armstrong, M. Como ser um gerente melhor. Clio Editora. 2010. pp. 367.

12. Falconi V. O Verdadeiro Poder. Nova Lima (MG): INDG Tecnologia e Serviços Ltda. 2009. pp. 158-67.

13. Donabedian A. Evaluating the quality of medical care. Milbank. Mem. Fund. Q. 1966; 44(Suppl.): 166-206.

14. Vidyarth AR, Auerbach AD, Wachter RM et al. The impact of duty hours on resident self reports of errors. J. Gen. Intern. Med. 2007; 22: 205-9.

15. **Needlemna J, Buerhaus P, Mattke S et al.** Nurse-staffing leves and the quality of care in hospitals. N. Engl. J. Med. 2002; 346:1715-22.

16. Salas, E; Wilson, KA; Burke, CS et al. Using simulation-based training to improve patient safety: what does it take? Jt Comm J Qual Patient Saf. 2005; 31:363-71.

17. When Things Go Wrong: Responding to Adverse Events. Disponível em: < http://www.macoalition.org/documentes/respondig To dverseEvents.pdf.>).

18. Wachter RM. Compreendendo a segurança do paciente. Artmed. 2010. pp. 320.

Políticas e Protocolos

"Ninguém é melhor do que todos nós juntos"

Ray Kroc

Na década de 1990 até início de 2000 tivemos uma experiência de gestão interessante e importante, com uma franquia de *fast food* padrão internacional em uma cidade do Nordeste do Brasil.

Foi uma experiência de gestão repleta de mudanças e introdução de conceitos novos e revolucionária para a região. Traziam-se padrões internacionais para uma cultura ainda muito "nossa" e com certeza foram grandes as mudanças intropectadas, hoje, incorporadas no dia a dia de todos.

Eram recomendações, manuais, treinamentos, repetições de processos reconhecidos mundialmente. Os produtos tinham *de ser absolutamente iguais, pois tinha de se manter "um padrão"*.

Durante as convenções, gigantescas, com cerca de 15 mil pessoas do mundo inteiro, aprendíamos a importância do espírito de equipe, sobre lideranças, treinamentos, motivação, mudanças e principalmente que tudo poderia ser "manualizado" e repetido em qualquer lugar, por qualquer pessoa e em qualquer cultura.

UMA HISTÓRIA DE SUCESSO

"Números mostram que 7% dos trabalhadores americanos (1 em cada 15) tiveram seu primeiro emprego no *McDonald's* e que por meio de um sistema de franquias a empresa conseguia, desde que *Dick* e *Mac McDonald*, em 1948 venderam seu primeiro hambúrguer em San Bernadino, California (EUA), operar em mais de 40 países.

O *McDonald's* não era conduzido nem por um só homem, nem por um comitê executivo. Na verdade, não era sequer apenas uma companhia. Era uma federação de centenas de empresários independentes (*franchisees*/franqueados), fornecedores e gerentes – unidos em uma complexa teia de participação e criatividade".

Love, JF. *A verdadeira história do sucesso McDonald's,1996*

CRIANDO UMA CULTURA DE QUALIDADE NA SAÚDE

"A qualidade começa pela educação e acaba na educação. Uma empresa que progride em qualidade é uma empresa que aprende, que aprende a aprender."
Ishikawa

O principal papel e desafio de uma diretoria clínica e técnica de um instituição/hospital é o de promover a integração entre a administração e a assistência. A administração necessita de uma política de sistematização das práticas assistenciais e organização das práticas profissionais de saúde/corpo clínico, como forma de alinhar estrategicamente os padrões de qualidade e segurança do paciente.

Nesse contexto é fundamental a implantação de um conjunto de ações que deem suporte ao seu corpo clínico, tais como: (1) reuniões periódicas do corpo clínico; (2) sessões de mortalidade com a comissão de revisão de prontuários/óbitos; (3) núcleo de qualidade técnico-assistencial; (4) epidemiologia hospitalar (como ferramenta de qualidade); (5) comissão de ética; (6) gerência de risco; (7) sessões clínicas; (8) capacitação gerencial (desenvolvimento de lideranças); (9) núcleo de práticas clínicas baseada em evidências; (10) reuniões de análise crítica (como ferramenta de segurança do paciente), entre outras.

Serão membros do corpo clínico de uma instituição/hospital: chefias e rotinas médicas; chefias e rotinas de enfermagem; chefias e rotinas multidisciplinares (fisioterapia, psicologia, nutrição, serviço social, fonoaudiologia, serviços de apoio terceirizados de radiologia/imagem, endoscopia, laboratório de análises, hemodiálise, entre outros); médicos assistenciais; médicos de referência; médicos de setores críticos(urgência/emergência, sala de recuperação pós-anestésica; unidades de terapia intensiva (UTI); médicos hospitalistas/time de resposta rápida.

A atividade clínica deve ser organizada segundo padrões da gestão da qualidade pelo órgão/núcleo institucional que busque rotineiramente as informações, avalie os resultados clínicos por meio de indicadores assistenciais, que acompanhe a elaboração dos planos de ações oriundos das práticas de melhorias (medidas corretivas), utilizando conceitos de epidemiologia hospitalar (vigilância ativa, passiva e sentinela) da gestão da qualidade. Todos os dados gerados a partir dessas observações deverão ser considerados institucionais e publicados universalmente.

A qualificação técnica do corpo clínico deve ser uma prioridade institucional, pois por meio dela poder-se-ão evitar riscos para o paciente.

O corpo clínico de uma instituição/hospital deverá ser composto por todos os médicos credenciados/profissionais multidisciplinares, nos termos de seu estatuto social e normas administrativas (regimento/regulamento) previamente aprovadas pela alta governança.

Os médicos poderão ser contratados como colaboradores da instituição/hospital (com vínculo empregatício) ou serem contratados como equipes de trabalhos segundo especialidades que seguem as políticas institucionais de assistência/qualidade e segurança do paciente.

A equipe de enfermagem tem um papel fundamental no contexto do corpo clínico institucional/hospital, pois é ela quem faz, no dia a dia, a interface entre médicos assistentes, pacientes e demais serviços.

Um outro ponto de grande importância, na interface do corpo clínico e o paciente, é o serviço de atendimento ao consumidor (SAC), pois, por ele, podem monitorar as atividades assistenciais e os riscos à segurança do paciente advindos delas.

Para trabalhar com um corpo clínico aberto, médico ou multiprofissional, é preciso (1) cadastrar/credenciar os profissionais; (2) ter um regimento/regulamento interno; (3) identificar quais os médicos que mais geram serviços no hospital; (4) trabalhar a profissionalização do grupo mais participativo no hospital; (5) monitorar a performance médica; (6) discutir as não conformidades; e (7) rever a não aderência às necessidades do hospital.

Para alinhar o corpo clínico à gestão é necessária a sistematização de protocolos/processos, treinamentos, estabelecer metas, mensurar a qualidade (pela cultura de indicadores) e aumentar a participação do corpo clínico em congressos/eventos/pontuações.

O médico ainda está longe da estratégia da instituição. Por isso é fundamental envolvê-lo na gestão, delinear a sua remuneração, mostrar a ele como a organização poderá ter sustentabilidade, determinando os ganhos secundários, ter o máximo de transparência e buscar a sua fidelização.

A atuação dos profissionais do corpo clínico está na pré-internação, durante e após esta. E ela é observada pela qualidade do prontuário, do número de prorrogações, atrasos em altas, na falta de prevenção de riscos à segurança do paciente, assim como nos erros advindos do uso de materiais/insumos, e até do tempo de laudos.

Para atingir as metas de qualidade e prevenção de riscos devem-se identificar os profissionais-problema na gestão, identificar/reter os talentos, desenvolver ferramentas de gestão, elogiar, dominar impulsos e ter muito tempo e paciência para ouvir o corpo clínico – *"Colocar-se na pele do outro"* (José Henrique Fay).

No desenvolvimento da governança corporativa é importante (1) determinar o momento zero (lei 9.457/documentações); (2) rever as dificuldades de profissionalizar a gestão; (3) estabelecer estratégias para a gestão do corpo clínico; (4) trabalhar junto ao conselho de ética; (5) determinar normas de conflitos de interesses; (6) estabelecer normas limitando a periodicidade de cargos, inclusive das diretorias; (7) limite da alçada do comitê de auditorias; (8) fazer auditoria interna/externa; (9) criar uma coordenação de qualidade, como órgão assessor; (10) criar um instituto de pesquisa e ensino, e (11) afastar os profissionais por más práticas de gestão.

Para ter qualidade é preciso desenvolver líderes; introduzir o conceito/cultura de qualidade; padronizar processos; diminuir riscos; treinar continuamente e estabelecer ciclos de qualidade, por meio de reuniões de análise crítica e de desempenho.

"MANUALIZAÇÃO"

A partir de um mapeamento dos processos organizacionais, pode-se realizar a delimitação dos fluxos de atividades e estabelecer os procedimentos críticos a serem redigidos. O processo consiste na redação/elaboração de toda documentação pertinente de uma organização, tais como procedimentos, instruções de trabalho, documentos auxiliares de consulta, manuais, políticas, programas, entre outros. Normalmente, a "manualização" tem seu início após a consolidação do mapeamento dos processos ou durante a adequação dos processos organizacionais, em virtude da adoção de algum sistema de gestão.

O foco poderá ser o desenvolvimento de toda a documentação pelo responsável das tarefas, que utilizarão, em seu dia a dia, o referido documento e, muitas vezes, saberão a realidade em detalhes de como as tarefas são realizadas. Para isso, treinamentos específicos são ministrados no intuito de fornecer aos envolvidos todo subsídio necessário para elaboração dessa documentação. As particularidades, tanto da organização quanto de sua força de trabalho, são levadas em consideração nesse processo e os profissionais envolvidos acompanham, minuciosamente, toda a evolução das elaborações, bem como analisam criticamente a documentação redigida. Essa análise objetiva que documentos consistentes e em consonância com parâmetros previamente definidos sejam elaborados.

Um projeto de mapeamento dos processos, geralmente, chega a um nível de *detalhamento analítico no âmbito das atividades de uma empresa,* ou seja, descreve e detalha "o que é feito". Durante a manualização, entra-se no mérito das tarefas da organização, com análise e descrição de como é feita cada atividade na esfera de um processo.[1,2]

Os principais benefícios proporcionados desse proceso são: (1) disponibilidade de documentos específicos e consistentes para subsidiar auditorias, cujo objetivo é comparar o que deveria ser feito com o que realmente está sendo feito; (2) *input* para realização de treinamentos sobre as rotinas operacionais; (3) existência de fontes de consulta detalhada e completa acerca de atividades operacionais a serem realizadas (disponíveis aos executantes); (4) registro e manutenção do conhecimento gerado pela organização (gestão do capital intelectual).[1]

A adoção da "manualização" como um instrumento pode ser um oportunizador de resultados. E, quanto maior for a abrangência dos processos "manualizados", maior serão os benefícios colhidos, independentemente da adoção de normas ou critérios parametrizadores para sistemas de gestão. Quanto maior essa abrangência, maior será o nível de retenção do capital intelectual, elemento fundamental para a promoção de uma gestão do conhecimento corporativo.[1,2]

A "manualização" é, portanto, um conjunto de normas, instruções e documentos sobre políticas, diretrizes e sistemáticas operacionais, entre outros. Por ser um veículo fundamental para o esclarecimento de dúvidas, o manual deve ser acessível, claro e atualizado.[1,2]

Os manuais constituem-se em uma importante fonte bibliográfica técnica constituindo-se em fonte de pesquisa; também criam facilidades para trabalhos de reorganização.

Pelos manuais:[1,2]

1. *Define-se* a estrutura hierárquica da empresa: organograma.
2. *Informam-se* os objetivos ou do departamento ou da divisão.
3. *Apresentam-se* os direitos e obrigações da empresa e dos empregados tanto em relação ao ambiente interno quanto externo (comunidade, pais, família entre outros).
4. *Identificam-se*, além das posições hierárquicas, os cargos, funções, responsabilidades e autoridade, relações e inter-relações.
5. *Subsidiam-se* as análises da cultura e da história da empresa, apresentando fatos como base de consulta e apoio para que todas as demais informações de interesse geral e/ou particular.
6. *Têm-se* como base de consulta e apoio para que todas as demais informações e outras formas de comunicação sigam padrões estabelecidos e estejam em conformidade com a filosofia empresarial e as diretrizes e/ou políticas organizacionais.
7. *Referenciam-se* a avaliação e o acompanhamento de todo o planejamento estabelecido para a empresa e seus funcionários, em níveis estratégico, tático e operacional.[1,2]

PROCESSO DE DOCUMENTAÇÃO

Toda instituição/hospital deve possuir um sistema de documentação padronizado (também chamado de norma zero) que defina planos, diretrizes e políticas gerais, com objetivo de garantir a qualidade percebida pelos clientes internos e externos nos processos, bem como garantir a estabilidade nos seus resultados.[3-8]

- *Padrão do processo (PP)* permite uma visão geral das atividades, identificando o macrofluxo, as definições, as responsabilidades, as políticas/procedimentos, os controles e ações corretivas que se fizerem necessárias; é considerado o padrão gerencial.[3]
- *Padrão operacional (PO)* é um documento do sistema de padronização que contém a descrição detalhada das atividades administrativas de um

determinado processo e as ações corretivas pertinentes. Os padrões operacionais serão descritos caso a atividade seja considerada crítica para a eficiência/eficácia do processo.[3]

- *Padrão operacional técnico (POT)* é um documento do sistema de padronização que contém a descrição detalhada das atividades/procedimentos assistenciais.[3]

- *Protocolo assistencial (PA)* é o documento do sistema de padronização que contém a descrição dos procedimentos assistenciais desenvolvidos por profissionais de equipes multiprofissionais atuantes na instituição.[3]

- *Norma (política)* corresponde aos procedimentos que definem os padrões a serem seguidos por toda a instituição/hospital que devem estar descritos nos documentos do sistema de padronização de processos.[3]

- *Programa* pode ser definido como a indicação das matérias/conteúdo, dos objetivos e modalidades de uma atividade, e/ou uma sequência de etapas/instruções/declarações, expressas em uma linguagem de programação, que devem ser executadas para resolver um problema determinado.[8]

O escritório da qualidade e/ou da gestão/planejamento (escritório/gestão) da instituição/hospital deverá ser responsável por realizar a formatação e análise crítica, em conjunto com as áreas envolvidas dos documentos do sistema de padronização a serem emitidos. A descrição dos processos deverá ser realizada pela área responsável por ele, com o apoio do escritório que deverá efetuar a revisão considerando coerência, visão sistêmica, clareza, simplicidade, aderência a realidade entre outros. Também caberá a ele disponibilizar os documentos do sistema de padronização na intranet/portal institucional, assim como gerar e controlar a codificação dos documentos do sistema de padronização; arquivar e controlar os originais desses documentos e efetuar a auditoria dos padrões, visando garantir o pleno funcionamento do sistema de padronização de processos.

Os supervisores e gerentes devem ser responsáveis por:

1. Cumprir e fazer cumprir os padrões descritos nos documentos do sistema de padronização.

2. Realizar a divulgação e providenciar treinamento dos padrões para sua equipe, conforme a descrição dos documentos do sistema de padronização.

3. Efetuar a autoauditoria nos processos padronizados das suas respectivas áreas, visando a manutenção do sistema de padronização.

4. Manter a atualização constante dos documentos do sistema de padronização de processos, conforme as mudanças ocorridas nos processos e a revisão trienal definida nessa norma.

Os diretores devem ser responsáveis: (1) pela definição das diretrizes e políticas que constam nos documentos do sistema de padronização; (2) por garantir o cumprimento e atualização dos padrões descritos no sistema de padronização nas respectivas áreas subordinadas, cobrando providências dos gestores, quando necessário.

Todos os documentos deverão ser codificados segundo critérios estabelecidos pela instituição, de acordo com tipo e padrão responsável.[3,4]

Normas deverão estar vinculadas geralmente a uma diretoria, por se tratarem de políticas e diretrizes da instituição. É importante que todos os funcionários tenham conhecimento dos padrões de processo que lhe competem e segui-los. Quando disponibilizado um padrão novo o escritório/gestão deve informar às áreas envolvidas.

Normas e padrões de processo devem ser aprovados pela gerência, diretoria e escritório/gestão. Já os padrões operacionais administrativos e técnicos devem ser aprovados pela supervisão ou gerência da área e pelo escritório/gestão. Os padrões de protocolos assistenciais devem ser aprovados pelo gestor da especialidade ou centro de resultado, diretoria médica e científica e pelo escritório/gestão.[3-5]

O processo de homologação dos documentos deve seguir fluxogramas.

As áreas devem realizar revisão do conteúdo dos padrões, no máximo a cada três anos, para garantir sua atualização e as normas que descrevem planos devem ser revisadas anualmente.[9]

O arquivamento dos originais, devidamente assinados, do sistema de padronização de processos deve ser realizado pelo escritório/gestão em pasta própria e quando houver alteração de versão de um documento do sistema de padronização de processos, o original da versão anterior deve ser mantido arquivado em uma pasta de versões canceladas ou substituídas pelo escritório/gestão durante cinco anos. Além disso, os documentos cancelados ou substituídos devem estar disponíveis na intranet em uma pasta acessível somente pelo escritório/gestão.[3,9]

Os documentos de padronização da enfermagem (POPs) e protocolos médicos/equipe multidisciplinar, assim como os documentos de serviços parceiros/terceirizados (que já possuem uma metodologia própria de certificação) devem ser atualizados para a metodologia da instituição/hospital em um prazo de 12 meses após a data da publicação da norma.

O não cumprimento da norma de documentação (que também poderá ser chamada de norma zero) causará descontinuidade na execução dos processos, ocasionando perda de sua eficiência e eficácia, bem como a estagnação pela falta de uma rotina que vise à melhoria contínua nos processos da instituição.

Deverão ser realizados controles de documentos de padronização de processos identificados em auditoria como desatualizados. Assim como devem existir ações corretivas pelo escritório/gestão que, ao verificar que uma área não está realizando a adequada atualização dos seus padrões, deve comunicar ao gestor responsável para que providencie a atualização.[3-5,9]

O escritório/gestão deve controlar as não conformidades por processos desatualizados verificados nas auditorias e acompanhar a atualização desses padrões pelos respectivos gestores. Se for verificado desconhecimento dos padrões pelos funcionários das áreas, deve haver uma comunicação ao gestor da área para que ele tome as devidas providências de comunicação e treinamento da sua equipe com relação aos padrões existentes.

PRONTUÁRIO

O documento-mestre dos atos médicos/multiprofissionais praticados com o paciente internado é o prontuário, que também é chamado de "papeleta", que deve ser rigorosamente preenchido por todos que prestarem assistência.[4,5]

O preenchimento do prontuário é uma obrigação profissional e um direito inalienável do paciente. Todas as equipes multiprofissionais deverão redigir de foram completa e legível, datar, colocar horário, assinar e carimbar todas as seções (história e evolução clínica, prescrições, parecer de especialista, relatório de cirurgia/anestesia/internação, laudos de procedimentos, condições de alta, termos de consentimentos informados).[3-9]

Todos os dias as equipes multidisciplinares deverão revisar e registrar os achados encontrados em suas avaliações do paciente.[4,5,9]

Prontuários incompletos deverão ser interceptados pela comissão de revisão de prontuários e encaminhados de volta para o médico responsável para as correções necessárias.

A visita ao paciente deverá ser registrada diariamente por todos das equipes multidisciplinares, de forma detalhada, incluindo o quadro evolutivo, sem esquecer de assinar e carimbar ao finalizar as anotações.

Todos os resultados de exames deverão ser anotados na evolução diária do prontuário, para se ter certeza que foram vistos e considerados no plano terapêutico do paciente.[9]

O médico para prescrever e/ou realizar procedimentos no paciente deverá ser credenciado conforme outorga de privilégios conferidos pela instituição/hospital.[5,9]

A prescrição deverá ser clara, detalhada e respeitar os protocolos técnicos/diretrizes atualizadas, e respeitar os horários institucional/hospital. Não deverá ser permitido resumo de alta prescrito para o dia seguinte e assinado na véspera.

Quando for necessário prescrever algum medicamento não padronizado na instituição/hospital, o médico assistente deverá seguir as normas (políticas) institucionais, e se existir formulários apropriados, estes deverão ser preenchidos com todos os detalhes.

Nos casos de prescrição de cuidados a serem executados por outros profissionais de saúde, deverão ser indicadas claramente a situação clínica do paciente e a finalidade da solicitação. Em caso de dúvida, deve solicitar um parecer do profissional, de forma que este possa opinar sobre a conduta.

No caso de encaminhamentos de pacientes para internamentos, do consultório ou de outro local fora do hospital, a prescrição poderá ser feita em formulário próprio (segundo política institucional), de forma legível e com espaço suficiente para que a enfermagem possa anotar o plano de administração terapêutico.

O parecer de especialistas, em situações não críticas, deverá ser solicitado por escrito em formulário próprio e/ou na evolução (segundo política institucional), de forma legível, especificando o motivo da solicitação. Pareceres de urgência, além de solicitação por escrito, deverão ser feitos também mediante um contato prévio, pessoal, com o especialista para melhor compreensão do caso.[5,9]

Os exames complementares podem ser solicitados em caráter de emergência (execução imediata até 1-2 horas), devendo ser anotados na evolução, especificando data/hora e motivo clínico, além de preencher formulário de solicitação que deverá ser encaminhado após protocolado pela enfermagem/laboratório e/ou setor de imagem/outros.[5,9]

Os exames de urgência devem ser feitos no mesmo dia e seguem o mesmo padrão dos de emergência. Já os de rotina são realizados dentro da agenda do executor.

Toda transferência de paciente intra ou extrainstituição/hospital deverá ser feita segundo política institucional, e deverá ser acordada diretamente/pessoalmente entre médicos e equipes multidisciplinares envolvidas. Concluído o acordo interpessoal e informal, o médico-assistente deverá registrar no prontuário a transferência, detalhando motivos e estado clínico do paciente. A transferência só deverá acontecer se houver aceites das partes envolvidas.[5,9]

Transferência de pacientes para unidades críticas (terapia intensiva/coronariana) deve ser feita após contato pessoal com o médico plantonista do setor desejado, fornecendo todas as informações clínicas que justifiquem a solicitação. Tanto a solicitação quanto o aceite devem ser registrados no prontuário, com detalhes do plano terapêutico, data e hora.

Quando há transferência para outro hospital deve-se assegurar o aceite do paciente por parte da outra instituição/hospital, após contatos pessoais entre médicos dos serviços. Um protocolo de transferência detalhando as condições do paciente deverá ser preenchido para ser entregue e o registro da transferência registrado no prontuário do paciente transferido.[5,9]

Em caso de conflitos com familiares e/ou acompanhantes devem ser comunicados aos setores competentes (segundo política institucional), que registrará o ocorrido.

Conflitos entre equipes multidisciplinares devem ser comunicados e resolvidos no nível das competências administrativas/comissões de éticas das especialidades.

O médico que constatar o óbito do paciente, mesmo que não seja o médico assistente, será o responsável pelo preenchimento da declaração de óbito que será fornecida à família. Os casos em que não for possível estabelecer um diagnóstico e/ou por causa externa (acidente, crime, acidente de trabalho, entre outros) ou por suspeita de crime (envenenamento), devem ser encaminhados ao Instituto Médico-Legal.

O médico que constatar o óbito deverá registrar na evolução clínica da paciente, colocando data e hora, assim como causa(s) que relatar na declaração de óbito.

O sumário de alta deverá ser feito pelo médico responsável pela alta do paciente. Nele deverá constar o diagnóstico final, o período do internamento, medicações feitas e as que ainda deverão ser utilizadas após a alta, assim como a dieta e demais cuidados a serem feitos (enfermagem, fisioterapia, fonoaudiologia, entre outros). Também deverá ser especificado datas para retorno/consulta/controle.[5,9]

CREDENCIAMENTO

Sabe-se que a relação entre os profissionais médico/equipe multidisciplinar e a instituição/hospital já está "introspectada" nas culturas, em qualquer parte do mundo, quer do ponto de vista histórico quer pelas mudanças ocorridas ao longo de tempos.

Essa relação é vista na forma de organização do corpo clínico como unidade geradora de transformação prática gerencial da instituição hospitalar.

Até meados do século XVII, os doentes, principalmente os com boas condições econômicas, eram assistidos em suas casas por médicos particulares que eram chamados quando alguém da família apresentava-se doente. O atendimento hospitalar era reservado aos desvalidos ou feridos de guerra.[6,7]

Com o surgimento das inovações tecnológicas, especialmente nas áreas de cirurgia e anestesia, houve um movimento em torno de hospitais, pela necessidade de se ter espaços específicos para a utilização dos novos equipamentos, que não cabiam nas casas de pacientes.[7]

Dia a dia, a estrutura hospitalar, ganhou força, como um polo de saúde, para o atendimento de pacientes, ensino da saúde e pesquisas. Várias especialidades foram sendo incorporadas às práticas médicas e em todas as categorias multidisciplinares. E cada instituição/hospital passou então a organizar o seu corpo clínico de forma que atendesse às suas vocações, fossem elas de ensino, assistência, extensão e pesquisas, quer em setores públicos e/ou privados.[6,7]

Modelos e normas foram criados por várias instituições/hospitais e serviços de saúde terceirizados, com objetivo de harmonizar e organizar a assistência a pacientes de modo padronizado, integrado e racionalizado, nos níveis *estratégico* (dirigir observando os aspectos técnicos e administrativos, com o objetivo de cumprir as diretrizes determinadas pela alta gestão/governança e atender os compromissos com os clientes da instituição/hospital, dentro dos padrões de qualidade exigidos), *tático* (gerenciar o cumprimento das diretrizes/políticas do modelo de gestão) e *operacional* (executar as atividades operacionais, técnicas e administrativas que garantam o atendimento dos compromissos com os clientes).[6-8]

O corpo clínico pode ser do tipo aberto, com médicos devidamente registrados no Conselho Regional de Medicina e credenciados pela instituição/hospital segundo política de credenciamento e outorga de privilégios institucional.[5,6,8,9]

Para que haja um bom funcionamento das atividades do corpo clínico, bem como de serviços terceirizados, deverão existir políticas (normas), programas assistenciais, procedimentos operacionais técnicos e administrativos que garantam padronização assistencial.[9] Deverão também existir comissões com objetivos específicos, que poderão ser classificadas em *regimentais* (de ética, de credenciamento do corpo clínico, de controle de infecções, de gestão de riscos, de revisão de prontuário, de óbitos, de hemoterapia, entre outras) e *não regimentais* (de transplante, de estudo/pesquisa e outras, quando necessárias).[8,9]

Os serviços terceirizados, classificados em monitorados, independentes e concessionários, devem ser constituídos por empresas ou equipes específicas, ajustadas conforme modelos padronizados de contratação. Todos devem estar adequados às políticas de qualidade e segurança do paciente da instituição/hospital.

A instituição/hospital deve promover integração entre as equipes/multidisciplinares e as diversas comissões (regimentais e não regimentais), por meio de suas diretorias, que devem assegurar condições dignas de trabalho e meios indispensáveis à prática médica, zelando pelo fiel cumprimento das políticas e regimentos internos do corpo clínico. Deve também colaborar com a implantação de novos serviços e programas em conjunto com as gerências multiprofissionais e médica.

Os serviços terceirizados da instituição/hospital devem realizar suas atividades por meio de modelos de contratos pré-definidos pelas diretorias institucional. Deve haver seleção, análise, indicação e proposição de contratação das empresas prestadoras de serviços, dentro de sua área de atuação, articulada com as políticas institucionais.[6,8,9]

Os serviços terceirizados devem ser classificados conforme modelo de operação, natureza do serviço e regras do negócio(*business*).

Serviços estruturados são os que completam e diferenciam a atuação do hospital na assistência direta aos clientes, e que não possuem explícita relação contratual com o hospital. São as especialidades estruturadas e o quadro de profissionais de referência médica, responsáveis por procedimentos de maior complexidade, e que exigem protocolos médicos bem definidos e rotinas operacionais específicas, com pessoal altamente treinado (neurocirurgia, anestesiologia, traumatortopedia, oncologia, cirurgia cardíaca).

São considerados como fazendo parte do quadro de referência os profissionais médicos que atuam em pronto-socorro, unidade de terapia intensiva e unidades de internação (equipe de resposta rápida/hospitalistas).[6,8-11]

Cada instituição/hospital deve estruturar um organograma (gráfico que representa a estrutura formal de uma organização), segundo suas necessidades de gestão, para melhor compreensão das responsabilidades e abrangência das funções, que deve ser conhecido por todas as equipes (Figura 7.1).

As normas gerais para a atividade médica/multidisciplinar na instituição/hospital têm por finalidade estabelecer orientações gerais aos profissionais que prestam assistência a pacientes, determinando linhas de relacionamento ético, técnico e administrativo para o desempenho das suas atividades no hospital, com base nas determinações da Resolução do Conselho Federal de Medicina (CFM: 1481/97) e em regimentos internos da instituição/hospital.

Os médicos/multiprofissionais devem prestar assistência aos pacientes internados na instituição/hospital de forma individual ou coletiva, por meio de suas habilitações clínicas/cirúrgicas, previamente informadas e autoriza-

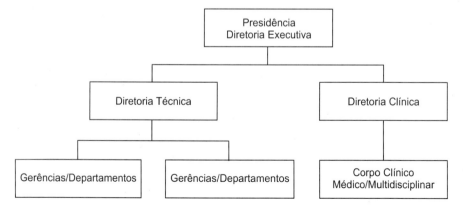

Figura 7.1 Modelo de organograma.[8,9]

das no seu cadastro médico/multiprofissional, segundo contratos de trabalho estabelecidos junto à instituição/hospital.[9]

O gerenciamento assistencial visa manter a qualidade de assistência, com a melhor relação custo-efetividade possível.

O agente prescritor é o médico e este deve ter o maior alinhamento possível com o pensamento estratégico do hospital em que desenvolve suas atividades. E deve utilizar os recursos de modo racional, dentro das boas práticas assistenciais, a fim de garantir a sustentabilidade do modelo assistencial existente.[8]

Só devem atuar na instituição/hospital médicos/multiprofissionais credenciados e legalmente habilitados para suas atividades pelos conselhos profissionais.[9]

Para serem profissionais credenciados na instituição/hospital todos devem estar regulares com os conselhos profissionais segundo categorias/especialidades, terem certificados/títulos validados na fonte de emissão, e na ausência de títulos de especialidades, podem ser submetidos à análise da instituição/hospital(diretorias), que pode autorizar o credenciamento.[9]

A instituição deve promover reuniões de integração com os recém-membros do corpo clínico com a proposta de apresentar a estrutura hospitalar, o organograma, missão, visão e valores, além de apresentar seu corpo diretivo e gerencial, de modo a garantir a manutenção do funcionamento segundo padrões/protocolos preestabelecidos.

A qualquer momento o profissional poderá renunciar o cadastramento/credenciamento, desde que no momento do seu desligamento todas as obrigações com a instituição/hospital estejam totalmente cumpridas (prontuários preenchidos, ausência de pacientes internados em nome dele, entre outras pendências).

São deveres dos profissionais:[4-9]

1. Obediência ao código de ética profissional, ao regimento/regulamento interno institucional.

2. Preenchimento adequado do prontuário do paciente e de outros documentos pertinentes.

3. Colaborar com equipes na assistência de pacientes, quando solicitados.

4. Participar de programas que visem à melhoria de desempenho e de qualidade.

5. Colaborar com as diretorias, quando solicitado.

6. Participar/aplicar as diretrizes de padrões de qualidade adotadas pela instituição.[9-12]

São direitos dos profissionais:[4-9]

1. Autonomia profissional.

2. Participar de reuniões científicas, comissões, atividades médicas do corpo clínico.

3. Participar com sugestões para a melhoria do atendimento aos pacientes.

4. Receber remuneração pelos serviços prestados segundo contratos.

Medidas ético-administrativas devem ser aplicadas quando o profissional:[4-9]

1. Realizar atos que possam ser considerados imperícia, negligência e/ou imprudência no atendimento aos pacientes.

2. Agir em detrimento da segurança dos pacientes, das equipes e/ou visitantes.

3. Agir de modo não profissional ou contrário aos bons costumes.

4. Agir de forma a denegrir a reputação dos outros profissionais multidisciplinares.

5. Infringir as políticas (normas) institucionais e códigos de éticas profissionais.

A solicitação para a aplicação de uma medida administrativa deve ser submetida à diretoria da instituição/hospital, por escrito, especificando os motivos deste procedimento. Havendo julgamento instituicional, se éticos, deve ser encaminhado à comissão de ética do hospital para análises e oportunidades de defesa. Após análises do caso, podem ser recomendadas medidas: arquivamento do caso; advertência sigilosa; suspensão com restrição(total ou parcial das habilidades do profissional); imposição de verificação ou supervisão sobre o cuidado (total ou parcial) prestado; suspensão do credenciamento; suspensão preventiva (durante a tramitação de processos); suspensão automática de credenciamento (quando houver suspensão ou revogação do registro profissional).[6-9]

REGIMENTO E REGULAMENTOS

Toda instituição/hospital deverá implantar modelos de regimentos que configurem o padrão desejado e políticas (Quadro 7.1). Todos os regimentos devem conter finalidades, normas e explicações para o funcionamento de determinados órgãos, que devem ser observadas por todos os integrantes do corpo clínico.

Nesse contexto, estão inseridos, além do regimento, regulamentos internos, de credenciamento/outorga de privilégios/desempenho profissional, comissão de ética médica, de controle de infecções/gestão de riscos, comissão de revisão de prontuário/óbito e do centro de estudos.[6,8,9,12-14]

Quadro 7.1 Princípios e compromissos do corpo clínico*

Princípios	Foco no paciente
	Qualidade e segurança assistencial
	Assistência no tempo adequado
	Eficiência
	Equidade
	Efetividade
	Envolvimento das equipes médicas/multidisciplinar no planejamento estratégico da organização
	Transparência e *Accountability*
Compromissos	Ética profissional
	Liderança pelo exemplo e trabalho em equipe
	Respeito e autonomia até o limite estabelecido no regimento interno da organização, conhecido a partir do credencimento para outorga de privilégios de atuação na instituição/hospital
	Participação nos programas de educação continuada institucionais, e/ou atividdes de ensino promovidas pelos Centros de Estudos e Pesquisas do hospital/instituição
	Participação na melhoria contínua das atividades baseada na cultura de indicadores
	Participação no registro do prontuário do paciente padronizado pelas instituição pela comissão de prontuáro/óbito, formulários exigidos por leis/recomendações dos conselhos profissionais

*Adaptado: Associação Nacional de Hospitais Privados (ANAHP). Manual Organização do Corpo Clínico. Recomendações. ANAHP – Associação Nacional de Hospitais Privados. BIS. São Paulo. 2011. pp. 37.[6]

A instituição/hospital deve ter uma política de comunicação para demonstrar o compromisso em estabelecer conceitos, princípios, objetivos e estratégias que orientem todos os processos organizacionais.[9,12]

Nessa política devem estar incluídos todos os itens necessários para a disseminação da cultura organizacional e para o envolvimento do corpo clínico e dos pacientes na gestão estratégica institucional (Quadros 7.2 e 7.3).[9,12]

Quadro 7.2 Direitos e deveres dos pacientes[6,9,12,13]*

Direitos	• Atendimento atencioso, respeitoso, digno e humano, sem preconceito de raça, credo, cor, idade, sexo, diagnóstico ou qualquer outra forma preconceituosa
	• Identificar o profissional pelo crachá com nome completo, função e cargo
	• Conhecer as políticas(normas)/regulamentos institucionais
	• Receber informações claras e precisas sobre o seu plano diagnóstico/terapêutico, incluindo previsões de tempo de internamento e riscos relacionados
	• Consentir ou negar procedimentos, diagnósticos ou terapêuticos incluídos no seu plano de cuidado. Esse consentimento é livre, voluntário e esclarecido/compreendido. Quando houver incapacidade, o paciente deve ser representado legalmente
	• Ter acesso ao seu prontuário (o conjunto de documentos padronizados) segundo legislações e políticas institucionais
	• Ter segurança e integridade física segundo condições de ação e instalações institucionais
	• Ter acesso às contas geradas referentes às despesas de seu tratamento (exames, medicações, internação e outros procedimentos) quando existentes
	• Ter sigilo profissional, desde que ele não acarrete em riscos a terceiros ou a saúde pública
	• Ter privacidade de sua condição como paciente/pessoa durante o internamento
	• Receber ou negar assistência moral, psicológica, social e religiosa
	• Ter acompanhamento durante o atendimento ou hospitalização, se criança, adolescente ou idoso
	• Ter um responsável legal, em caso de incapacidade no entendimento e/ou vontade

(continua)

Políticas e Protocolos   **189**

Quadro 7.2 Direitos e deveres dos pacientes[6,9,12,13]* *(continuação)*

Deveres	• Fornecer informações completas e precisas sobre o seu histórico de saúde
	• Informar a existência de alterações no seu estado de saúde, especialmente as relevantes ao seu diagnóstico e tratamento
	• Informar se há entendimento sobre as políticas e procedimentos relativos ao seu diagnóstico e tratamento
	• Seguir as recomendações das equipes multidisciplinares, sendo responsáveis pelas suas consequências, quando da sua recusa
	• Respeitar os direitos dos outros/coletividade/instituição
	• Preservar todos os recursos institucionais colocados à sua disposição
	• Respeitar as normas (políticas) institucionais, especialmente lei antifumo
	• Arcar com as despesas hospitalares decorrentes da sua internação quando não cobertas pela instituição e/ou fonte pagadora

*Adaptado: Associação Nacional de Hospitais Privados (ANAHP). Manual Organização do Corpo Clínico. Recomendações. ANAHP (Associação Nacional de Hospitais Privados). BIS. São Paulo. 2011:37.6.

Quadro 7.3 Modelo de regimento do corpo clínico[6,8,9,12-14]

FINALIDADES

O regimento Interno visa disciplinar a constituição do Corpo Clínico do **HOSPITAL**, bem como as ações, relações, avaliações e conduta dos médicos/profissionais multidisciplinares que, individualmente ou na condição de membros de equipes especializadas, que utilizam as instalações do estabelecimento para o exercício de suas atividades profissionais

O **HOSPITAL** constitui-se em estabelecimento de assistência médica, entidade de direito (privado ou público), de natureza civil, com sede e foro na cidade de ---------, estado-----, no endereço--------- cujos estatutos encontram-se regularmente registrados

A finalidade da Instituição vem a ser a assistência médica e hospitalar aos doentes em geral, independentemente de cor, raça, religião, convicções políticas e ideológicas e de condição socioeconômica, em cujo benefício o corpo técnico e administrativo, juntamente com o corpo clínico, atuarão com o extremo de zelo e o melhor de sua capacitação técnica profissional

Os atendimentos, internações e atos médicos/multidisciplinares, respeitarão as normas específicas estabelecidas pela Diretoria da Instituição e pelo Conselho Regional Estadual

(continua)

Quadro 7.3 Modelo de regimento do corpo clínico[6,8,9,12-14] (*continuação*)

CORPO CLÍNICO

Entende-se como Corpo Clínico o conjunto de médicos/equipes multiprofissinais do HOSPITAL, que tem a incumbência de prestar assistência aos pacientes, gozando de autonomia profissional, técnica, científica, política e cultural.

O Corpo Clínico é integrado por todos os médicos/equipes multiprofissionais credenciados pela Instituição, legalmente habilitados para o exercício da Medicina no Brasil, aos quais cabe a execução de todos os atos e procedimentos necessários ao bom atendimento do paciente, sempre com estrita obediência aos princípios da Ética Médica e sujeitos às regras das legislações civil e penal

O Copo Clínico é composto exclusivamente por médicos/equipes multiprofissionais que prestem serviços à medicina utilizando-se das dependências do HOSPITAL

Pertencem ao Corpo Clínico do Hospital, todos aqueles profissionais que exerçam suas atividades utilizando-se de suas dependências hospitalares, desde que tenham cumprido as exigências contidas no presente regimento e que integrem-se às Equipes Médicas/Multiprofissionais Assistenciais

Os médicos/equipes multiprofissionais integrantes do Corpo Clínico do Hospital, sem vínculo empregatício (quando contratados como equipes autônomas pessoa jurídica e/ou pessoa física), não manterão, em nenhuma hipótese, vínculo empregatício com o Hospital, eis que ESTÃO SUJEITOS (especificar se não sujeitos), sob qualquer tipo ou forma, a: HABITUALIDADE, REMUNERAÇÃO, ou, SUBORDINAÇÃO, caracterizando-se por profissionais (autônomos ou contratados), aptos ao exercício LIVRE da medicina/outras profissões multidisciplinares, dentro de suas respectivas especialidades, respeitados os preceitos éticos legalmente estatuídos

O Corpo Clínico tem como objetivos, entre outros:

a) contribuir para o bom desempenho profissional assistencial

b) assegurar melhor assistência à clientela da Instituição

c) colaborar para o aperfeiçoamento técnico da Instituição

d) cooperar com a Administração da Instituição, visando à melhoria da prestação da assistência médico-hospitalar

e) estabelecer rotinas de procedimentos médicos para a melhoria da qualidade dos serviços prestados

DOS DIREITOS E DEVERES DOS MEMBROS DO CORPO CLÍNICO

É assegurado aos integrantes do Corpo Clínico, de acordo com a sua categoria:

I – internar/cuidar de pacientes sob sua responsabilidade profissional e frequentar o Hospital para assisti-los

(continua)

Políticas e Protocolos

Quadro 7.3 Modelo de regimento do corpo clínico[6,8,9,12-14] (*continuação*)

II – participar das Assembleias e das Reuniões Médicas/Especialidades

III – conforme a categoria a que pertencer, votar e ser votado, nos casos previstos no Regimento

IV – conforme a categoria a que pertencer, eleger a Comissão de Ética Médica

V – decidir sobre a exclusão dos membros do Corpo Clínico, mediante a garantia de defesa e com obediência a este Regimento e às normas legais vigentes

VI – utilizar os serviços técnicos disponíveis e serviços auxiliares de diagnóstico e tratamento. A utilização de equipamentos e instrumentos especializados obedecerá às normas relativas à qualificação e ao treinamento específico do profissional e também às regras administrativas pertinentes segundo outorga de habilidades

VII – receber remuneração pelos serviços prestados de forma mais direta e imediata possível, por conta da equipe médica a que estiver vinculado e, no caso dos médicos autônomos, diretamente de seus pacientes ou dos responsáveis por eles ou dos convênios de que sejam beneficiários

VIII – decidir sobre a prestação dos serviços médicos no Hospital, resguardado o direito do médico de decidir autonomamente sobre o atendimento a convênios, observados os princípios éticos

IX – comunicar às Diretorias do Hospital e da entidade mantenedora e, se for o caso, ao Conselho Regional Profissional do Estado – falhas observadas na organização, nos meios e na execução da assistência prestada pelo Hospital e reivindicar melhorias que resultem em aprimoramento dos serviços prestados aos pacientes

X – elaborar e manter atualizado o prontuário do paciente, com os registros, de forma legível, do histórico clínico, evolução, ordens e prescrições, assinadas e datadas, de modo a permitir a elucidação do caso, a qualquer momento

XI – respeitar a política de direito dos pacientes e familiares com o objetivo de fornecer ao paciente atendimento hospitalar de excelência, segurança, envolvimento no seu cuidado, privacidade, respeito, apoio e retaguarda na alta hospitalar

XII – assumir a responsabilidade civil, criminal e ética pelos atos praticados no exercício profissional

XIII – auxiliar a Administração do Hospital e os órgãos diretivos do Corpo Clínico, propondo modificações e aperfeiçoamentos com a finalidade de melhorar a assistência aos pacientes e aprimorar o padrão técnico e operacional do estabelecimento

XIV – zelar pelo bom nome e reputação do Corpo Clínico e do Hospital, no seu todo

XVI – restringir suas atividades profissionais às áreas de atuação para as quais foi credenciado, exceto em situações de emergência

XVII – participar de atos médicos em sua especialidade ou auxiliar colegas, quando necessário

XVIII – colaborar com seus colegas na assistência aos pacientes destes, quando solicitado

(continua)

Quadro 7.3 Modelo de regimento do corpo clínico[6,8,9,12-14] (*continuação*)

XIX – colaborar com as Comissões específicas e com o Centro de Estudos do Hospital

XX – referir-se ao Hospital em trabalhos científicos, quando estes forem desenvolvidos parcial ou totalmente em seu âmbito interno ou quando o seu autor valer-se de dados estatísticos ou elementos informativos próprios do estabelecimento, desde que autorizados pela instituição/Hospital

XXI – tratar com cordialidade e respeito os colegas do Corpo Clínico, bem como os membros do corpo de enfermagem, os funcionários administrativos e os Diretores do Hospital e da Instituição Mantenedora

DA COMPOSIÇÃO DO CORPO CLÍNICO

O Corpo Clínico do Hospital é integrado por todos os médicos/equipes multiprofissionais que utilizam suas instalações, dependências ou serviços e que se encontram no pleno direito de exercitar a Medicina, com plena autonomia profissional

Os membros do Corpo Clínico:

I – São médicos/profissionais designados chefes de equipes credenciadas pelo estabelecimento; ou que exerçam chefia de serviços de especialidades médicas/ multiprofissionais na Instituição, segundo:

Critérios:

a) ser médico/profissional de notório conhecimento da especialidade

b) ser médico/profissional com intensa e qualificada atividade clínica

c) ser de interesse da Instituição e ser aprovado pela Comissão de Credenciamento

A inclusão dos Médicos/profissionais no Corpo Clínico do HOSPITAL é avaliada pela Comissão de Credenciamento, de acordo com os critérios por ela estabelecidos

A permanência da condição de membro do Corpo Clínico do HOSPITAL é de 3 (três) anos, podendo ser renovada por igual período de acordo com os critérios definidos

DA ADMISSÃO AO CORPO CLÍNICO

Para ser admitido como membro do Corpo Clínico, o médico/profissional deverá atender aos seguintes requisitos:

I – provar estar devidamente registrado no Conselho Regional Profissional do Estado

II – indicar sua especialidade médica/profissional e área de atuação, comprovando treinamento e experiência relevantes

III – apresentar o currículo de formação profissional e/ou atividades médicas/profissionais, comprovando competência atual de atualização regulares

(continua)

Políticas e Protocolos   **193**

Quadro 7.3 Modelo de regimento do corpo clínico[6,8,9,12-14] (*continuação*)

As solicitações para credenciamento médico no HOSPITAL são feitas através de ficha cadastral enviadas para análise da Comissão de Credenciamento, acompanhadas pelos devidos documentos e referências profissionais

São documentos solicitados:
- *Curriculum vitae* **atualizado**
- **Foto 3×4** colorida recente (uma)
- **Diploma Médico/Profissional** (Original ou Cópia autenticada)
- **Título(s) de Especialista(s)** (Original ou cópia autenticada)
- **Comprovante de pagamento ao Conselho Profissional** - ano em vigência (Original ou Cópia autenticada)
- **Carteira do Conselho Regional Profissional** – (Original ou Cópia autenticada)
- Carta de solicitação de cadastro/credenciamento

O ingresso de médico ao CORPO CLÍNICO somente será autorizado após a aprovação pela administração do HOSPITAL, consubstanciando em parecer da Diretoria Clínica
A Diretoria Clínica manterá arquivo / prontuário para cada respectivo integrante do CORPO CLÍNICO do HOSPITAL

APROVAÇÃO CADASTRO/CREDENCIAMENTO
Para aprovar o cadastro/credenciamento de um Médico/Profissional, a Comissão de Credenciamento verificará as informações, confirmando os dados fornecidos junto ao Conselho Profissional, bem como seus treinamentos, experiências e competência atual
O HOSPITAL não negará cadastro/credenciamento com base em idade, sexo, cor, credo, nacionalidade ou raça. Não será permitido qualquer tipo de discriminação por esses critérios
O processo de cadastro/credenciamento deverá seguir a seguinte sequência:
I - recebimento da Ficha/Carta de solicitação Cadastral completamente preenchida, acompanhada de todos os documentos necessários para o Credenciamento Médico/ Profissional. O não atendimento deste critério interrompe a sequência de aprovação do Credenciamento
II - análise da Comissão de Cadastro/Credenciamento
Atendidas todas as etapas de aprovação o candidato receberá o cadastro/credenciamento por parte da Comissão, quando lhe será entregue o crachá de identificação
Qualquer cadastro/credenciamento realizado fora dos parâmetros estabelecidos neste Regimento poderá ser cancelado

(continua)

Quadro 7.3 Modelo de regimento do corpo clínico[6,8,9,12-14] (*continuação*)

REVALIDAÇÃO DO CREDENCIAMENTO

Todos os requerimentos para revalidação dos credenciamentos devem ser efetuados por escrito e submetidos em formulário específico aprovado pela Comissão de Credenciamento

O Médico/Profissional requerente é responsável pelo preenchimento completo do requerimento

O requerimento deve, obrigatoriamente, conter provas de suas condições atuais para o exercício da profissão médica, estágio atual de competência com base em evidências de atualização constante

Nenhuma atitude será tomada até que o requerimento esteja completo

A revalidação para renovação ou revisão das habilidades clínicas leva em consideração:

I – competências Institucionais utilizadas para todos os colaboradores do HOSPITAL:

a) foco no cliente, relacionamento interpessoal e comprometimento (analisados pelo SAC-Serviço de Atendimento ao Cliente)

b) ética (Comissão de Ética Médica/Profissional)

c) comunicação (sistema de não conformidades)

d) foco em resultados (produtividade):

II – capacitação clínica e/ou técnica, comprovada pelos resultados das atividades para melhoria de desempenho e produção científica (especialmente com o nome do HOSPITAL)

III – participação documentada em programas de educação médica continuada (como discente ou docente)

IV – observação do Regimento Interno do HOSPITAL, com ênfase para o preenchimento correto do prontuário do paciente, e atendimento à política de direito dos pacientes e familiares do Hospital

Diante de um novo requerimento ou de uma revalidação de credenciamento a Comissão de Credenciamento deve agir rapidamente. O período máximo permitido para a aprovação ou não de um cadastro inicial é de 1 (um) mês

Em caso de não deferimento do pedido de credenciamento ou de sua revalidação, é assegurado ao médico o direito de recorrer da decisão através de requerimento fundamentado, o qual será apreciado pela Comissão de Credenciamento no prazo máximo de 30 (trinta) dias

DESCREDENCIAMENTO

O descredenciamento de membros do Corpo Clínico do HOSPITAL poderá ocorrer nas seguintes situações:

I – o descredenciamento do membro Assistente poderá ser solicitado formalmente pelo membro Titular ou Credenciado responsável por sua atuação, através de formulário-padrão, entregue a Comissão de Credenciamento

(continua)

Políticas e Protocolos

Quadro 7.3 Modelo de regimento do corpo clínico[6,8,9,12-14] (*continuação*)

II – quando de uma recomendação desfavorável durante a revalidação de credenciamento, após atendido todos os tramites de direito definidos neste Regimento
III – nas situações previstas no regimento.

DA ORGANIZAÇÃO DO CORPO CLÍNICO

São órgãos do Corpo Clínico:
I – Diretoria Executiva
II – Diretoria Médica
III – Diretoria Clínica
V – Comissão interna de Ética Médica/Enfermagem
VI – Comissão de Controle de Infecção e Epidemiologia Hospitalar
VII – Comissão Multidisciplinar de Gestão de Riscos Clínicos Sanitário Hospitalar – Saúde Ocupacional/Ambiental - Assistencial
VII – Comissão Interna de Revisão de Prontuários (Resolução CREMEPE 70/95) e de Óbitos
VIII – Comissões Extraordinárias

DA DIRETORIA EXECUTIVA

O cargo de Diretor Executivo é de livre nomeação pela Diretoria / Conselho/ Presidência da instituição (ou eleição) e será exercido por profissional de comprovada capacidade técnica e ilibada reputação moral, em pleno exercício de sua profissão, estando como Membro Titular da Instituição

DA DIRETORIA MÉDICA

O cargo de Diretor Médico será exercido por médico escolhido por nomeação/eleição da Diretoria Geral e da Presidência da instituição, que terá as seguintes atribuições:
I – assumir a responsabilidade técnica do Hospital e representá-lo junto às autoridades competentes
II – administrar todas as atividades próprias do Hospital, em colaboração com os órgãos respectivos de cada área de atuação
III – cientificar a Administração da instituição das irregularidades que se relacionem com a boa ordem, asseio e disciplina hospitalares
IV – executar e fazer executar a orientação dada pela instituição em matéria administrativa
V – representar a instituição em suas relações com as autoridades sanitárias e outras, quando exigirem a legislação em vigor
VI – zelar pelo cumprimento das disposições legais e regulamentares em vigor

(*continua*)

Quadro 7.3 Modelo de regimento do corpo clínico[6,8,9,12-14] (*continuação*)

VII – assegurar condições dignas de trabalho e os meios indispensáveis à prática médica, visando ao melhor desempenho do Corpo Clínico e demais profissionais de saúde em benefício da população usuária da instituição

VIII – assegurar o pleno e autônomo funcionamento da Comissão de Ética Médica

IX – manter perfeito relacionamento com a Diretoria Clínica e membros do Corpo Clínico da instituição

X – propor a admissão de novos componentes do Corpo Clínico, de conformidade com o disposto no Regimento Interno

XI – designar chefes de serviços indicados pelos departamentos

XII – reger e coordenar todas as atividades médicas da instituição, em colaboração com a Comissão de Ética Médica e Diretoria Clínica

XIII – zelar pelo cumprimento do Regimento Interno

DA DIRETORIA CLÍNICA

O cargo de Diretor Clínico será exercido por médico de comprovada capacidade profissional e ilibada reputação moral, em pleno exercício da profissão, como Membro Titular ou Efetivo de seu Corpo Clínico

A Diretoria Clínica será indicada/nomeada eleita pela Diretoria Geral e/ou pela Presidência da instituição

Compete a Diretoria Clínica observar o cumprimento das Resoluções baixadas pelo Conselho Federal de Medicina e pelo Conselho Regional de Medicina do Estado e mais:

I – zelar pelo corpo clínico, propagando o sentimento de responsabilidade profissional entre seus membros

II – assessorar o Diretor Executivo, Diretoria Médica e os órgãos administrativos no planejamento e direção das clínicas, unidades e serviços do Hospital

III – desenvolver o espírito de crítica, estimulando o estudo, a atividade didática e a pesquisa nas áreas de atuação do Hospital

IV – constatar eventuais falhas e irregularidades em relação às instalações e aos equipamentos do Hospital, bem como às condições de higiene e às relativas à ordem, ao asseio e à conduta profissional e disciplinar dos membros do Corpo Clínico e dos funcionários em geral, com relatório circunstanciado ao Diretor Executivo, com proposta das necessárias correções ou recomendações

V – desenvolver e estimular o relacionamento cordial entre os médicos e outros profissionais que exercem seus misteres no Hospital e de todos eles com a Administração

VI – exercer as funções de mediador, para esclarecer e conciliar as partes envolvidas em conflito de posições, com vistas a harmonizar o relacionamento entre os membros do Corpo Clínico e outros profissionais com a estrutura técnica e administrativa do Hospital, em face dos postulados da Medicina, da Ética e da Moral

(continua)

Políticas e Protocolos

Quadro 7.3 Modelo de regimento do corpo clínico[6,8,9,12-14] (*continuação*)

VII – comparecer e participar, quando convocado, das Assembleias e das reuniões da Diretoria da entidade mantenedora

VIII – permanecer no Hospital no período de maior atividade do estabelecimento, dedicando a maior parte de seu tempo às suas atividades

IX – comunicar à Comissão de Ética Médica, para as providências cabíveis, as ocorrências que entender de competência do órgão

X – aplicar, em conjunto com o Diretor Executivo, depois de ouvida a Comissão de Ética Médica, as penalidades previstas neste Regimento;

XI – indicar os membros das Comissões de Controle de Infecção Hospitalar, de Revisão de Prontuários Médicos e de Revisão de Óbitos, devendo acompanhar os trabalhos delas e tomar conhecimento dos resultados obtidos

XII – discutir com o diretor médico da instituição/outras diretorias (quando solicitado) os indicadores levantados e, junto com este(s), propor soluções para melhoria dos pontos fracos e manutenção dos pontos fortes

XIII – desenvolver em plano de ação e em cronograma de atividades conciliando com os interesses da unidade hospitalar e aprovado pela alta gestão institucional. O cronograma da Gerência Médica deverá se basear nas funções de sua responsabilidade e nas operações correlatas entre sua gerência e as demais gerências do hospital

XIV – responder, juntamente com a CCIH (Comissão de Controle de Infecção Hospitalar) / Gestão de Risco e a gerência de enfermagem, pela análise dos índices de infecção hospitalar/riscos e pelas ações necessárias para otimizar o controle de infecção.

XV – avaliar constantemente a adequação tecnológica do hospital, propondo as modificações necessárias à alta gestão. As aquisições de tecnologias complexas são analisadas em conjunto com a diretoria médica corporativa

XVI – participar ativamente das atividades do centro de estudos e pesquisa, estimulando o aperfeiçoamento profissional contínuo dos médicos do corpo clínico

XVII – contribuir com a implantação e aperfeiçoamento do processo de melhoria contínua proposto pelo setor de qualidade do hospital

XVIII – comportar-se como o interlocutor do hospital perante os órgãos governamentais, de classe e associações, para os assuntos de caráter médico, devendo cumprir todos os aspectos exigidos por lei ou regulamentos

XIX – relacionar-se com o corpo clínico nas unidades de internação, serviços de apoio diagnóstico e terapêutico, centro cirúrgico e pronto-socorro e como elemento de ligação entre os médicos e a direção do hospital.

XX – zelar e fazer cumprir as recomendações do Conselho Regional de Medicina, relativamente ao que preceitua o código de ética médica e encaminhar as consultas de questões éticas à comissão de ética médica do hospital

(continua)

Quadro 7.3 Modelo de regimento do corpo clínico[6,8,9,12-14] (*continuação*)

XXI – planejar e colaborar com a implantação de serviços terceirizados, supervisionando e avaliando criticamente sua estrutura e seu desempenho operacional

XXII – coordenar as atividades e dar suporte ao núcleo de segurança e gestão assistencial, no que se refere à análise de prontuários, buscando a definição do perfil epidemiológico do hospital e a identificação e correção de eventos ocorridos no processo assistencial

XXIII – avaliar a atividade médica dos serviços prestados pelo hospital nas diversas áreas de atendimento, analisando mensalmente os dados de produção, dados financeiros e índices da pesquisa de satisfação de cada serviço, reportando os dados e análise ao superintendente do hospital, discutindo resultados, problemas e propondo soluções

XXIV – colaborar com o planejamento e implantação de novos serviços e programas aprovados pelo superintendente do hospital

DA COMISSÃO DE ÉTICA MÉDICA

A Comissão de Ética Médica é composta por 4 (quatro) membros e 4 (quatro) suplentes, eleitos mediante voto direto e secreto, em Assembleia convocada para tal fim

A comissão contará obrigatoriamente com um Presidente e um Secretário, escolhidos entre os membros que a integram

O mandato dos membros da Comissão de Ética Médica é o de dois anos, não havendo limitação para o caso de reeleição

Todo membro do Corpo Clínico tem o direito de votar e ser votado na eleição da Comissão de Ética Médica

O Diretor Médico e o Diretor Clínico não poderão exercer funções na Comissão de Ética Médica

Compete à Comissão de Ética Médica:

I – cumprir as Resoluções do Conselho Federal de Medicina e do Conselho Regional de Medicina do Estado

II – zelar pelo cumprimento do Código de Ética Médica no hospital

III – manter arquivo de seus atos

IV – opinar, normatizar, educar e fiscalizar, sempre em relação ao desempenho ético da profissão

V – verificar o exercício ético da profissão, as condições oferecidas pela Instituição para o exercício profissional, bem como a qualidade de atendimento prestado aos pacientes, sugerindo as modificações que venham a julgarem necessárias

VI – colaborar ativamente com o Conselho Regional de Medicina do Estado

VII – opinar sobre todos os projetos de investigação médica quanto aos seus aspectos éticos

VIII – assessorar, no que lhe competir, a Diretoria Médica e Gerência Médica

IX – instaurar sindicâncias para a apuração de fatos que possam configurar infrações administrativas, devendo emitir parecer conclusivo quanto à absolvição ou à condenação do sindicado, que será remetido aos Diretores

(continua)

Políticas e Protocolos

Quadro 7.3 Modelo de regimento do corpo clínico[6,8,9,12-14] (*continuação*)

Quando de caso de condenação, a Comissão proporá a pena aplicável

X – remeter ao Conselho Regional de Medicina do Estado, cópias de peças dos autos da sindicância, se encontrados indícios de ocorrência de infração de natureza ética

XI – elaborar seu Regimento Interno

DA COMISSÃO DE ÉTICA DE ENFERMAGEM

As Comissões de Éticas de Enfermagem (CEE) constituem, por delegação do Conselho Regional de Enfermagem, uma atividade das instituições de prestação de serviço de Enfermagem, estando a ele vinculadas, tendo funções educativas, fiscalizadoras e consultivas do exercício profissional e ético dos profissionais de enfermagem nas referidas Instituições (Resolução COFEN – 172/1994)

As Comissões de Éticas de Enfermagem (CEE) são vinculadas ao COREN dos Estados e devem manter a sua autonomia em relação as Instituições onde atuam, não podendo ter qualquer vinculação ou subordinação à Enfermeira Responsável Técnica ou a Gerência/ Diretoria de Enfermagem da instituição

Cabe ao Enfermeiro Responsável Técnico prover condições necessárias ao desenvolvimento do trabalho da CEE

As Comissões de Éticas de Enfermagem serão compostas por um presidente, um secretário e demais membros efetivos e suplentes, efeitos das categorias: enfermeiro, técnico e/ou auxiliar de enfermagem, com vínculo empregatício com a instituição. Nas instituições cujo quadro for preenchido somente por enfermeiros, a CEE será composta exclusivamente por este profissional. As comissões de éticas serão instaladas obedecendo a critérios de proporcionalidade. O cargo de presidente será preenchido por enfermeiro(a).

Compete às comissões de ética de enfermagem:

a) divulgar e fiscalizar o cumprimento do código de ética dos profissionais de enfermagem, da lei e do decreto acerca do exercício profissional, assim como as resoluções emanadas pelo COFEN e decisões do COREN/Estado

b) colaborar com o COREN/Estado na tarefa de discutir, divulagar, educar e orientar os temas relativos à enfermagem

c) comunicar ao COREN/Estado a ausência de condições de trabalho da equipe de enfermagem, que venham a comprometer a qualidade da assitência de enfermagem prestada ao cliente

d) comunicar ao COREN/Estado o exercício ilegal da profissão, bem como quaisquer indícios de infração à lei do exercício profissional ou dispositivos éticos vigentes

e) instaurar sindicância, instruí-la e ealaborar relatório, sem emitir juízo, encaminhando-a ao enfermeiro responsável técnico, para as providências administrativas se houver e ao COREN/Estado conforme norma própria

(*continua*)

Quadro 7.3 Modelo de regimento do corpo clínico[6,8,9,12-14] (*continuação*)

f) solicitar ao presidente do COREN/Estado, apoio técnico de um conselheiro, quando o fato assim o requeira

g) encerrar a sindicância nos casos de não se constatar indícios de infração ética, arrolando todos os documentos, elaborando relatório para arquivo na instituição e enviando ao COREN/Estado, via *web*, formulário disponibilizado pelo conselho

h) comunicar ao COREN/Estado indícios de exercício ilegal, bem como a prática irregular da assistência aos pacientes por qualquer membro da equipe de saúde da instituição

i) manter junto ao COREN/Estado o cadastro dos profissionais de enfermagem atualizado

j) propor e participar em conjunto com o responsável técnica e educação continuada de enfermagem, ações preventivas junto à equipe de enfermagem

DA COMISSÃO DE CONTROLE DE INFECÇÕES RELACIONADAS COM A ASSISTÊNCIA À SAÚDE (IRAS) / (INFECÇÕES HOSPITALARES – IH/Portaria 2616 MS)

A Comissão de Controle de Infecções deverá ser composta pelo Diretor Médico do hospital, por uma enfermeira, dois técnicos de enfermagem, um farmacêutico e um médico infectologista, cujo critério de indicação consta em regimento próprio

Compete à Comissão de Controle de Infecção Hospitalar (IH):

I – estabelecer programas preventivos de combate à ocorrência de infecção no âmbito do estabelecimento

II – estabelecer normas de comunicação compulsória dos casos de infecção hospitalar

III – prestar assistência ao órgão técnico encarregado da pesquisa da fonte da infecção que vier a ser constatada

IV – elaborar dados estatísticos das ocorrências de infecções

V – comunicar os casos de infecção às Diretorias / Governança

VI – promover cursos e palestras para os médicos, pessoal de enfermagem e funcionários em geral, sobre métodos preventivos da infecção

VII – emitir pareceres a respeito de ocorrências de infecção para análise e providências pela Diretoria do Hospital

VIII – elaborar seu regimento interno

DA COMISSÃO DE REVISÃO DE PRONTUÁRIOS

A Comissão de Revisão de Prontuários Médicos deverá ser composta por 3 (três) membros do Corpo Clínico, cujo critério de indicação consta em Regimento próprio, com mandato de dois anos, permitida nova investidura, sem limitações

À Comissão de Revisão de Prontuários compete:

I – a avaliação dos itens que deverão constar obrigatoriamente:

a) identificação do paciente, anamnese, exame físico, exames complementares e seus respectivos resultados, hipóteses diagnósticas, diagnóstico definitivo e tratamento efetuado

(continua)

Políticas e Protocolos **201**

Quadro 7.3 Modelo de regimento do corpo clínico[6,8,9,12-14] (*continuação*)

---

b) obrigatoriedade de letra legível do profissional que atendeu ao paciente, bem como a assinatura e carimbo ou nome legível e respectiva inscrição no Conselho Regional de Medicina do Estado

c) obrigatoriedade do registro diário da evolução clínica do paciente, bem como a prescrição médica, consignando-se data e hora;

d) tipo de alta

II – Assessorar a Diretoria Executiva / Governança do Hospital, em assuntos de sua competência

III – Manter estreita relação com a Comissão de Ética Médica do Hospital, com a qual deverão ser discutidos os resultados das avaliações feitas

IV – Elaborar seu regimento interno

Depois de decorrido o prazo de dez anos, a fluir da data do último registro de atendimento prestado ao paciente, o prontuário poderá ser substituído por métodos de registro e arquivamento capazes de assegurar, a qualquer momento, a restauração plena das informações nele contidas (Resolução CFM 1.331/89)

DA COMISSÃO DE REVISÃO DE ÓBITOS

A Comissão de Revisão de Óbitos deverá ser constituída por 3 (três) membros médicos, cujo critério de indicação consta em Regimento próprio, competindo-lhe:

I – avaliar as causas dos óbitos, em colaboração com os profissionais responsáveis pelo paciente, para se chegar, se possível, a um diagnóstico final

II – promover reuniões científicas para integrar os vários setores de diagnósticos, como radiologia, anatomia patológica e laboratório

III – elaborar seu regimento interno

COMISSÕES EXTRAORDINÁRIAS
DA COMISSÃO INTRA-HOSPITALAR DE TRANSPLANTES

A comissão Intra-Hospitalar de Transplantes se constitui e tem suas atribuições definidas ao amparo do que dispõe a Portaria 905 de 16.08.2000 do Ministério da Saúde, a qual fica, para todos os efeitos legais, fazendo parte integrante do Regimento Institucional

Os membros da Comissão Intra-Hospitalar de Transplante, assim como o seu coordenador, serão designados pelo Diretor Clínico, para um período de mandato que deverá, obrigatoriamente, coincidir com o deste

Ao Médico Coordenador da Comissão Intra-Hospitalar de Transplante incumbirá a coordenação dos serviços da comissão, presidindo a reunião da comissão, em que serão realizados os trabalhos de análise e avaliação do mérito e condições de viabilização de novos procedimentos no campo de transplante

A Comissão Intra-Hospitalar de transplante definirá, em conjunto com a Diretoria Clínica, as datas e a periodicidade das reuniões da comissão, fixando as premissas que deverão ser observadas para o perfeito e adequado trabalho de avaliação, organização e incentivo aos programas de captação de órgãos no âmbito da instituição

---

(*continua*)

Quadro 7.3 Modelo de regimento do corpo clínico[6,8,9,12-14] (*continuação*)

DAS EQUIPES MÉDICAS

Os membros do Corpo Clínico que, com frequência se utilizam das dependências hospitalares do HOSPITAL, para atendimento de seus pacientes, poderão, sob supervisão e aprovação da Diretoria Clínica, organizarem-se em EQUIPES MÉDICAS, tantas quantas forem as especialidades médicas reconhecidas pelo Conselho Federal de Medicina e que venham, técnica e administrativamente, sob critério da Administração do Hospital, serem autorizadas

Os membros do Corpo Clínico que tiverem interesse em organizarem-se em EQUIPES deverão oficializar essa intenção através de requerimento próprio, diretamente ao Diretor Clínico que após emitir seu parecer, submeterá à aprovação pelo Conselho se Administração do Hospital

Essas equipes poderão ou não ter vínculo empregatício com o Hospital, sendo certo que o Diretor Clínico nomeará um, entre os membros de cada equipe, para ser o respectivo COORDENADOR

AS EQUIPES MÉDICAS, poderão ter acesso à aceitação de convênios que sejam ou estejam firmados com o Hospital (quando apropriado), manifestando sua expressa adesão, de tal forma a permitir que cada respectivo atendimento realizado, por cada respectiva EQUIPE, possa ser remunerado diretamente pelo convênio firmado, nos moldes de cada específica contratação

As equipes médicas serão coordenadas e dirigidas por uma liderança

O líder de equipe médica será indicado, pelos membros que integram cada respectiva equipe, sendo escolhido o designado pelo Diretor Clínico

As equipes médicas terão acesso à aceitação de novos convênios firmados com o Hospital (quando apropriado)

Aos líderes de Clínica e serviços compete:

I – auxiliar a Diretoria Clínica na fiscalização do com andamento das atividades hospitalares

II – supervisionar e orientar os médicos do seu serviço

III – organizar o serviço a sua cargo de maneira a permitir que os pacientes sempre recebam atendimento imediato e sob excelente padrão de qualidade

IV – orientar o trabalho dos médicos, tendo sobretudo em vista a qualidade de assistência médica prestada

V – exigir dos membros de sua equipe que sejam anotadas todas as informações decorrentes do atendimento, no prontuário de cada respectivo paciente, sempre em conformidade com as normas administrativas definidas pela Diretoria Médica

VI – comunicar à Diretoria Clínica todos os fatos, falhas e circunstâncias que tiver conhecimento, e que estejam relacionadas à sua equipe, com a finalidade de que seja mantida a boa ordem na Clínica ou no respectivo Serviço

(continua)

Quadro 7.3 Modelo de regimento do corpo clínico[6,8,9,12-14] (*continuação*)

VII – cumprir e fazer com que sejam cumpridos os Regulamentos do Hospital e do Corpo Clínico, assim como os "comunicados", "instruções" e " rotinas de serviço", que sejam emanados pelo Diretor Clínico

Compete aos médicos integrantes do Corpo Clínico:

I – internar e assistir, com dedicação e eficiência, os pacientes sob sua responsabilidade;

II – colaborar, quando solicitado, com a Diretoria Clínica e com a liderança das equipes médicas, em trabalhos que tenham por objetivo o aperfeiçoamento científico, cultural e social

III – prescrever com liberdade, responsabilidade e autonomia

IV – comunicar à Diretoria Clínica todos os fatos, falhas e circunstâncias que tiver conhecimento, e que estejam relacionadas à sua equipe, com a finalidade de que seja mantida a boa ordem na Clínica ou no respectivo Serviço

V – cumprir e fazer com que sejam cumpridos os Regulamentos do Hospital e do Corpo Clínico, O "Código de Ética Médica", assim como, os "comunicados", "instruções" e "rotinas de serviço", que sejam emanados pelo Diretor Clínico

VI – tratar com urbanidade os empregados do Hospital, da área de enfermagem ou administrativa, assim como, os terceiros prestadores de serviços

VII – preencher diariamente, com clareza e letra legível, o Prontuário Médico, registrando todos os atos e fatos relacionados ao atendimento médico-hospitalar de cada respectivo paciente.

IX – esclarecer detalhadamente aos pacientes os aspectos que envolvem a cobrança de honorários profissionais, notadamente aqueles pacientes que venham a escolher profissionais cujos honorários não estão cobertos por "convênios"

X – em respeito ao Regulamento Interno, deverão os integrantes do Corpo Clínico, portar o crachá de identificação, que lhe será fornecido pelo HOSPITAL, mantendo-se em local de fácil visualização, quando dentro das dependências do Hospital

Nos termos do artigo 25 do Código de Ética Médica é direito dos membros do Corpo Clínico internar e assistir seus pacientes, respeitadas as normas administrativas do Hospital/Instituição

O membro do Corpo Clínico, independentemente de sua categoria, será considerado infrator e sujeito às penalidades previstas no Regimento, quando:

I – desrespeitar o presente Regimento Interno

II – desrespeitar as normas técnicas e administrativas internas, não disciplinadas neste Regimento

III – revelar-se inábil para o exercício da Medicina, por fato grave, danoso à vida ou à saúde do paciente, em razão de negligência, imprudência ou imperícia

IV – cometer crime nas dependências do Hospital, relacionado ou não com o exercício da Medicina

(*continua*)

Quadro 7.3 Modelo de regimento do corpo clínico[6,8,9,12-14] (*continuação*)

V – praticar atos de improbidade, de indisciplina ou de insubordinação

VI – violar o sigilo médico, de modo a denegrir a imagem do Hospital e causar dano ao paciente

VII – abandonar suas funções, sem motivo justo, com prejuízo aos pacientes sob sua responsabilidade

VIII – atuar com desídia no desempenho de suas funções

IX – ofender a honra e a boa fama de seus superiores hierárquicos, de Diretores da entidade mantenedora do Hospital, de membro do Corpo Clínico ou do pessoal auxiliar, bem como de qualquer funcionário do estabelecimento

X – transgredir vedação prevista no Código de Ética Médica, que corresponda a uma falta de natureza administrativa;

XI – não observar normas de boa conduta dentro das dependências do Hospital ou de modo contrário aos costumes

São aplicáveis aos membros do Corpo Clínico as seguintes penalidades:

I – comunicação verbal reservada/confidencial

II – advertência pessoal por escrito

III – censura, por escrito

IV – alteração de função específico no Corpo Clínico

V – suspensão temporária do Corpo Clínico

VI – exclusão do Corpo Clínico

A aplicação da pena dependerá da gravidade da infração apurada, independentemente da ordem estabelecida neste artigo.

DO PROCEDIMENTO DE APURAÇÃO DE INFRAÇÃO ADMINISTRATIVA

A apuração de infração administrativa compete à Comissão de Ética Médica, assegurando-se ao acusado o direito de defesa, incluindo o de ser assistido por advogado de sua confiança e de ser intimado de todos os atos procedimentais

A sindicância será instaurada:

I – de ofício, por deliberação da Comissão de Ética Médica, ao tomar conhecimento de denúncia formulada por qualquer de seus membros

II – mediante comunicação feita pela Diretoria do Hospital

III – mediante denúncia por escrito, ou tomada a termo, na qual conste o relato dos fatos e a identificação completa do denunciante

A sindicância deverá ser concluída no prazo de 30 (trinta) dias, prorrogável por igual período, mediante solicitação justificada e por escrito ao Diretor Executivo do Hospital

O procedimento da sindicância terá início pela portaria assinada pelo Diretor Executivo, com a narração dos fatos imputados ao sindicado e a relação de testemunhas, se houver, até o máximo de cinco

(continua)

Quadro 7.3 Modelo de regimento do corpo clínico[6,8,9,12-14] (*continuação*)

O Sindicado será notificado, pessoalmente ou por via postal, com cópia da portaria, para apresentar defesa escrita no prazo de cinco dias do recebimento da notificação, sendo-lhe permitido arrolar testemunhas até o máximo de cinco

Sendo obrigação de o médico manter seus dados cadastrais em dia, o endereço constante do respectivo cadastro será tido como o correto local de endereçamento da notificação, razão pela qual, o não recebimento no local indicado, não será argumento válido para solicitação de novo prazo

Decorrido o prazo para a defesa prévia, com ou sem ela, será designada data para inquirição das testemunhas nomeadas na portaria inicial e as arroladas pelo Sindicado, que será realizada no prazo de dez dias

Encerrada a instrução, o Sindicado terá direito de apresentar, no prazo de cinco dias, as suas alegações finais, por escrito

Com ou sem as alegações finais, a Comissão, no prazo de cinco dias, emitirá o parecer conclusivo, seja pela absolvição, seja pela condenação do Sindicado, caso em que proporá a aplicação da pena adequada ao Diretor Executivo e Diretoria Médica

A pena será aplicada pelo Diretor Geral e Gerência Médica, devendo a pena de exclusão ser homologada por Assembleia do Corpo Clínico, convocada especialmente para tal finalidade, mediante decisão de 2/3 dos votos

DAS DISPOSIÇÕES GERAIS

Será realizada, em data fixada pelo Diretor Executivo, reuniões do Corpo Clínico, para discutir relatórios das Diretorias do Hospital e os assuntos de interesse geral

As deliberações nas Assembleias serão tomadas por maioria simples de votos, exceto no caso de homologação da penalidade de exclusão de membro, quando serão exigidos 2/3 (dois terços) dos votos. Em caso de empate, o Presidente da Assembleia exercerá o voto de qualidade

Em toda reunião haverá um livro de registro de presença, que será assinado por todos aqueles que a ela comparecerem. A ata dos trabalhos será lavrada em livro próprio, assinada obrigatoriamente pelo Presidente e pelo Secretário e pelos presentes, querendo

As Comissões Extraordinárias previstas no Regimento Interno serão constituídas pelo Diretor Executivo, segundo a respectiva área de atuação e terão a finalidade de prover, em tudo a que interessar ao Hospital, a respeito de matéria específica de relevante interesse para a Medicina ou para a população em geral

(continua)

Quadro 7.3 Modelo de regimento do corpo clínico[6,8,9,12-14] (*continuação*)

Os atos médicos que impliquem elevado risco de vida ou incapacidade física permanente ou, ainda, interrupção de gravidez, devem ser submetidos pelo médico assistente à apreciação do Diretor Clínico e mais um médico por este indicado, cuja decisão constará em Ata

Em caso de urgência médica, essa junta poderá ser exercida por 3 (três) médicos presentes no Hospital, cuja decisão será submetida posteriormente à Gorvenança

No caso de transfusão de sangue obstada por convicções religiosas, se não houver perigo de vida, o médico respeitará a vontade do paciente ou de seus responsáveis. Em caso de morte iminente, o médico praticará a transfusão, independentemente de consentimento do paciente ou de seus responsáveis ou de autorização judicial

As internações sempre estarão sujeitas às normas administrativas do Hospital, bem como à disponibilidade de vagas, ressalvados os casos de iminente risco de vida

Os documentos do prontuário médico pertencem ao paciente e permanecem sob a guarda do Hospital, preservadas as condições do sigilo estabelecidas no Código de Ética Médica e na legislação competente

É vedado ao médico, mesmo se assistente do paciente, apossar-se, total ou parcialmente, do prontuário, sendo-lhe permitido consultá-lo, após o seu arquivamento, mediante solicitação escrita e assinatura de termo de responsabilidade

O paciente pode, por si ou por seu representante legal, indicar médico de sua confiança para ter acesso ao seu prontuário

A requerimento do paciente, o Hospital, por seu serviço de arquivo, expedirá certidão do prontuário, em breve relatório

A divulgação pública em qualquer veículo de comunicação ou por qualquer outro meio, direto ou indireto, de fatos referentes às atividades do Hospital ou de qualquer informação a respeito de pacientes, será feita somente mediante autorização destes ou de seus responsáveis, em forma de boletim, assinado pela Diretoria Médica ou pelo Médico assistente, observados os preceitos aplicáveis previstos no Código de Ética Médica

Os casos omissos, não previstos no presente Regimento, serão resolvidos ou pelo Diretor Executivo, ou pela Comissão de Ética Médica, conforme o caso se refira às respectivas áreas de atuação dos referidos órgãos do Corpo Clínico

O presente Regimento Interno deverá ser aprovado em Assembleia Extraordinária realizada em data agendada e revoga as disposições em contrário

(*continua*)

Políticas e Protocolos

Quadro 7.4 Modelo de regulamento do corpo clínico*[6,9,12-14]

CADASTRO / CREDENCIAMENTO

Para atuar no HOSPITAL, todo médico/profissional tem de estar regularmente cadastrado/ credenciado. No momento da efetivação, o médico deve ser apresentado por um membro do corpo clínico, munido da seguinte documentação:

- **Curriculum vitae atualizado**
- **Foto 3×4** colorida recente (uma)
- **Diploma Médico/Profissional** (Original ou Cópia autenticada)
- **Título(s) de Especialista(s)** (Original ou cópia autenticada)
- **Comprovante de pagamento ao Conselho Profissional** – Ano em vigência (Original ou Cópia autenticada)
- **Carteira do Conselho Regional Profissional** – (Original ou Cópia autenticada) – opcional
- **Carta de solicitação de credenciamento**

Se optar por trazer os documentos originais, deverão ser feitas cópias que serão carimbadas como: "conferido com o original".

Toda alteração de endereço residencial, endereço comercial, telefone ou e-mail deverá ser comunicada à Diretoria Clínica, bem como novas habilitações e/ou especialidades, mediante cópia do respectivo certificado.

Os agendamentos para internações cirúrgicas e clínicas são realizados por uma única Central de Reservas para toda Unidade Hospitalar, sendo consideradas as preferências do Médico, a disponibilidade de vagas e as restrições do convênio (quando apropriado). O atendimento deverá ser feito todos os dias da semana (especificar horário e local).

INTERNAÇÃO

Eletiva: será feita de acordo com a disponibilidade de leitos, restringindo-se aos pacientes encaminhados por médicos regularmente cadastrados/credenciados

Urgência: será feita de acordo com a disponibilidade de leitos, independente do médico assistente ser cadastrado/credenciado ou não, mas somente após ciência e autorização da Diretoria Clínica/normas institucionais

O primeiro atendimento será prestado pelo médico plantonista do Hospital e/ou por especialista regularmente cadastrado/credenciado, quando necessário

O plantonista que realizar o primeiro atendimento do paciente encaminhado pelo seu médico assistente deverá, obrigatoriamente, interná-lo aos cuidados do mesmo

Nos casos em que o paciente solicitar a presença de seu médico assistente e este não for localizado, a internação poderá ser realizada aos cuidados da equipe de especialistas do Hospital

(continua)

Quadro 7.4 Modelo de regulamento do corpo clínico*[6,9,12-14] (*continuação*)

É vedada a internação de pacientes em nome de um médico cadastrado/credenciado para ser assistido por um médico não cadastrado. Casos especiais serão avaliados pela Diretoria Clínica/Diretoria Médica e seguirão as diretrizes institucionais

DAS ATRIBUIÇÕES DO MÉDICO ASSISTENTE

O médico assistente deverá preencher a folha da história clínica e exame físico até, no máximo, 24 horas após a internação, e sempre aventar a hipótese diagnóstica, com letra legível, carimbando-a e assinando-a, sem rasuras.

O médico assistente poderá encaminhar a prescrição inicial adequada ao tratamento do caso, em receituário próprio para o momento, transcrevendo-se para a folha de prescrição até 24 horas após a admissão do paciente. Idem para as solicitações de exames subsidiários (observar agilidade/assinatura/carimbo)

Na sequência do tratamento, o médico assistente deverá visitar o paciente no mínimo uma vez ao dia, inclusive aos sábados, domingos e feriados, efetuando a prescrição e evolução correspondente à data:

1. É vedada a prescrição e assinatura da alta com data antecipada
2. A alta do paciente poderá ser assinada até 10:00 h (no máximo)
3. A prescrição médica deverá ser renovada até 14 horas diariamente

O médico assistente deverá solicitar de próprio punho os exames subsidiários ou demais serviços de apoio, no impresso próprio do Hospital/Convênios (observar legibilidade/assinatura/carimbo)

O médico assistente deverá orientar previamente a enfermagem sobre o preparo específico para os casos cirúrgicos eletivos e de urgência

Não é função do médico plantonista do andar fazer prescrição de rotina ou solicitação de exames fora do atendimento de urgência, a não ser se o mesmo for médico assistente do paciente

Os pacientes mantidos em regime de internação na Unidade de Terapia Intensiva (UTI) e na Semi-Intensiva (quando existente) deverão receber visitas diárias do médico assistente ou seu auxiliar, para seguimento e orientação terapêutica (inclusive sábados, domingos e feriados) e discutir os casos com os médicos intensivistas (coordenador, diarista ou de plantão) e enquadrar-se às normas do Hospital relativas às políticas de qualidade, controle de infecções e gestão de riscos

É atribuição do médico assistente ou seu auxiliar informar os familiares dos pacientes internados na UTI ou Semi-Intensiva (quando existente) sobre a evolução e estado dos mesmos

O médico diarista ou plantonista da UTI informará os familiares das intercorrências agudas com os pacientes

(continua)

Quadro 7.4 Modelo de regulamento do corpo clínico*[6,9,12-14] (*continuação*)

É de responsabilidade do médico o preenchimento do prontuário do paciente de forma completa, com letra legível, assinatura, carimbo e sem rasuras

Caso o médico não possua carimbo, o seu nome e número de inscrição no conselho profissional devem estar legíveis

O atendimento médico deverá ser adequado aos protocolos Clínicos Institucionais

É de responsabilidade do médico o preenchimento de todos os relatórios solicitados pelos convênios como justificativas de internação e prorrogação, materiais e medicamentos especiais (observar agilidade/assinatura/carimbo)

O médico assistente deverá preencher o resumo de alta médica, quando esta for prescrita (observar agilidade/assinatura/carimbo)

Se houver necessidade, o médico assistente poderá utilizar as dependências da unidade de pronto atendimento do Hospital para atender aos seus pacientes em caso de urgência/ emergência

DA CONDUTA NOS CASOS CIRÚRGICOS E OBSTÉTRICOS

A marcação efetiva de cirurgias eletivas dependerá da disponibilidade do Centro Cirúrgico e Obstétrico em relação a datas e horários

O médico deverá informar à Central de Reservas os dados solicitados pelo atendente para efetivação da reserva

Os casos de emergência serão atendidos como tais. O Centro Cirúrgico deverá ser informado da possibilidade de contaminação pelo ato cirúrgico de acordo com a doença apresentada

A formação e a presença da equipe cirúrgica e obstétrica são de responsabilidade do médico assistente

Deverá ser vedada a marcação de ato cirúrgico ou obstétrico em nome de um profissional médico e a realização do mesmo ato por outro

Não permitir ao cirurgião ou obstetra realizar ato cirúrgico de porte grande ou sem a presença de um auxiliar médico. O instrumentador não poderá fazer às vezes de médico auxiliar

Deverá ser vedado ao médico anestesiologista prescrever alta antecipada aos pacientes que estão na sala de recuperação anestésica. O médico responsável pelo ato anestésico deve evoluir e assinar a alta apenas no momento em que o paciente apresentar condições clínicas para deixar o centro cirúrgico ou obstétrico

Será obrigatório o acompanhamento do anestesiologista no transporte de pacientes dos centros operatórios para a Unidade de terapia Intensiva

O médico deverá informar à Central de Reservas, com antecedência, todos os materiais especiais e equipamentos que serão utilizados no ato operatório:

1. O Hospital deverá dispor de uma central de autorizações que solicita junto ao convênio as guias de autorização para internação, procedimentos e materiais que serão utilizados (quando apropriado). Para que isto ocorra em tempo hábil, faz-se necessário o envio de relatório com justificativa

---

(continua)

Quadro 7.4 Modelo de regulamento do corpo clínico*[6,9,12-14] (*continuação*)

Nas situações de procedimentos cirúrgicos eletivos, o paciente deve ser avisado para se apresentar, no mínimo, com 2 horas de antecedência, tempo recomendado para o preparo e o pré-anestésico

DA CONDUTA NA MATERNIDADE

Na admissão de parturiente, a condição da paciente deve ser imediatamente comunicada pelos obstetras de plantão ao médico assistente, que, por sua vez, deverá fazer o atendimento adequado, pessoalmente ou através de seu auxiliar médico

Deverá ser vedado ao médico assistente transferir a enfermeira ou instrumentadora a responsabilidade da execução de um parto normal. Se a admissão ocorrer no período expulsivo, o atendimento será realizado pelo médico plantonista da obstetrícia

DOS MÉDICOS PLANTONISTAS

A admissão dos médicos plantonistas obedece a critérios definidos pela Diretoria Clínica/Médica

A qualquer momento, o médico plantonista pode pedir a interrupção de suas atividades, desde que esteja de acordo com as normas do Código de Ética Médica estabelecidas pelo Conselho Regional de Medicina, ou por decisão da Diretoria Clínica

Em situação de impedimentos e férias, os médicos plantonistas somente poderão ser substituídos por membros da própria equipe já cadastrados/credenciados e integrados ao Hospital

São funções do **médico plantonista da internação**:

1. Prestar atendimento aos casos de urgência/emergência de pacientes internados por solicitação da enfermagem. Compete ao médico interno comunicar o fato ao médico responsável pelo paciente através de comunicação pessoal e ou por telefone

Não compete ao médico plantonista dar continuidade no tratamento dos casos acima referidos quando em plantão. Esta sequência é de responsabilidade do médico assistente

2. Comunicar, após o primeiro atendimento, os casos de intercorrências atribuíveis a atos anestésicos, hemoterápicos, radiológicos ou outros, ao respectivo especialista

São funções do **médico plantonista da Urgência/Emergência**:

1. Prestar atendimento integral aos pacientes que procuram o hospital espontaneamente ou encaminhados pelo seu médico assistente (fazer contatos por telefone ou pessoal com o médico assistente para discussão sobre condutas e planos terapêuticos)

(*continua*)

Políticas e Protocolos

Quadro 7.4 Modelo de regulamento do corpo clínico*[6,9,12-14] (*continuação*)

2. Solicitar avaliação dos especialistas que julgar necessário para dar seguimento ao caso, seguindo a escala de plantão aprovada previamente pela Diretoria Clínica

3. Comunicar o médico assistente sobre a internação de seu paciente, imediatamente após o atendimento e estabilização do quadro clínico

4. Internar o paciente somente depois da definição e conhecimento do médico assistente

5. Manter o responsável pelo paciente ciente do quadro clínico, sempre que julgar necessário

DOS MÉDICOS INTENSIVISTAS

A - **Compete ao médico intensivista:**

Admitir pacientes na Unidade de Terapia Intensiva (UTI), encaminhados pelos médicos assistentes e plantonistas das Urgências/Emergências

Prestar assistência integral aos pacientes internados na UTI

Elaborar a prescrição e a evolução diária de todos os pacientes internados na UTI

Solicitar exames de rotina ou complementares que subsidiem o tratamento médico

Comunicar ao médico assistente eventos relevantes da evolução clínica do paciente

Solicitar, em consenso com o médico assistente, especialistas para o acompanhamento dos pacientes internados na UTI

Dar alta aos pacientes, em consenso com o médico assistente responsável pela internação

Efetuar a declaração de óbito, quando o médico assistente não estiver presente. A causa do óbito deverá ser definida em consenso com o médico assistente

B - **Compete ao médico assistente:**

Solicitar ao médico intensivista / a vaga para internar o paciente

Visitar diariamente os pacientes internados na UTI sob sua responsabilidade

Analisar, em consenso com o médico plantonista, a indicação de Unidade Intensiva para internação de seus pacientes

Dar alta aos pacientes, em consenso com o médico intensivista

Informar aos familiares o estado de saúde de seu paciente

Acompanhar a transferência de pacientes da UTI ou Semi-Intensiva para o Centro Cirúrgico, quando da ausência do anestesista e possível

Acompanhar o transporte do paciente da UTI ou Semi-Intensiva para serviços subsidiários quando possível

(*continua*)

Quadro 7.4 Modelo de regulamento do corpo clínico*[6,9,12-14] (*continuação*)

DOS MÉDICOS NEONATOLOGISTAS (BERÇÁRIO E UTI)
Compete ao médico berçarista:
A. Recém-nascidos normais:
Dar assistência ao recém-nascido (RN) no momento do parto
Informar os pais sobre acontecimentos imediatos após o parto
Fazer o primeiro exame após o nascimento, entre 3 a 6 horas de vida
Fazer visitas diárias aos recém-nascidos normais
Informar os pais diariamente sobre a evolução do recém-nascido
Prescrever e solicitar exames subsidiários necessários e indicar o tratamento para cada
caso
Orientar os pais, por ocasião da alta do recém-nascido normal, quanto aos cuidados
adequados nos primeiros 15 dias de vida
B. Recém-nascidos de alto risco:
Dar assistência ao recém-nascido no momento do parto
Informar os pais sobre acontecimentos imediatos após o parto
Dar assistência aos recém-nascidos de alto risco 24 horas por dia, internados na UTI do
Berçário
Prescrever e solicitar exames subsidiários necessários e indicar o tratamento para cada
caso
Solicitar a presença de especialista para o acompanhamento dos casos, quando
necessário
Informar uma vez ao dia os pais sobre as condições do recém-nascido de alto risco, de
acordo com o médico da UTI neonatal
Informar os pais os casos de eventos relevantes, fora do período de informações, como
também solicitar autorização dos pais para procedimentos excepcionais

Alta do Berçário:
Para recém-nascidos normais, a alta deverá ser dada entre 48 e 72 horas após o parto
Fornecer diariamente ao médico obstetra a relação dos recém-nascidos em condição de
alta, através de listagem nos postos de enfermagem da Maternidade
A alta da mãe será sempre independente da alta do RN, ficando a cargo do médico
assistente a orientação da mãe de informá-la desta rotina, evitando transtornos após a
alta hospitalar

**SERVIÇOS DA COMISSÃO DE CONTROLE DE INFECÇÕES HOSPITALARES (CCIH)/
INFECÇÕES RELACIONADAS COM A ASSISTÊNCIA À SAÚDE (IRAS)**
O médico assistente pode a qualquer momento solicitar apoio do Controle de infecções
relacionadas à assistência

(continua)

Políticas e Protocolos **213**

Quadro 7.4 Modelo de regulamento do corpo clínico*[6,9,12-14] (*continuação*)

O controle de infecções deverá ter uma política e um programa de vigilância do uso de antimicrobianos para auxiliar o médico assistente na escolha mais adequada do antibiótico a ser prescrito segundo microbiota do hospital

Deverão ser sistematicamente monitorados: indicações de uso (segundo protocolos e microbiota hospitalar), assim como tempo de uso

O controle de infecções deverá ser autorizado, de acordo com as diretrizes preestabelecidas, e quando julgar necessário a contatar o médico assistente para esclarecer indicações e prescrições, especialmente as relativas a processos infecciosos

Os casos de doenças de Notificação Compulsória devem ser comunicados para o controle de infecções

EQUIPES DE SUPORTE

São equipes de suporte:

Fonoaudiologia

Psicologia/Psiquiatria

Fisioterapia

Suporte nutricional

Assistência farmacêutica

Setor de Gestão de Riscos (sanitário hospitalar, saúde ocupacional/ambiental e assistencial)

As solicitações de avaliações devem conter a prescrição e a evolução do paciente, com a devida justificativa e serão realizadas segundo contratos e políticas do Hospital. Todos os profissionais deverão ser cadastrados/credenciados segundo políticas institucionais

DISPOSIÇÕES GERAIS

Quando se tornar necessária a internação de pacientes assistidos por médicos não cadastrados/credenciados no Hospital, será preciso a autorização prévia da Diretoria Clínica/Médica, até que seja feito o Cadastramento/Credenciamento

O não cumprimento do Regulamento implicará sanções previstas no Regimento do Corpo Clínico do Hospital

*Médicos em atividades complementares de aprendizado, deverão ser credenciados de acordo com as Normas para Estágio, elaboradas pela instituição quando for de ensino e pesquisa.

OUTORGA DE PRIVILÉGIOS E HABILIDADES – AVALIAÇÃO DE DESEMPENHO PROFISSIONAL

A instituição/hospital (público ou privado) deverá desenvolver uma política de outorga de privilégios para o seu corpo clínico médico/equipes muldisciplinares segundo categorias da atuação, habilidades básicas e especiais individuais, bem como treinamento e experiência documentados, para o processo do cuidado dos pacientes.[5,8,9,15]

Podem ser consideradas especialidades básicas: clínica médica, pediatria, ginecologia e obstetrícia e cirurgia geral. As demais especialidades podem ser categorizadas segundo a atuação médica e normas definidas pelo Conselho Federal de Medicina (CMF) em clínicas, cirúrgicas, pediátricas e outras (1) clínicas: cardiologia, endocrinologia, gastroenterologia, geriatria, hematologia, hemoterapia, infectologia, medicina intensiva, nefrologia, neurologia, nutrologia, pneumologia, reumatologia; (2) pediátricas: cardiologia pediátrica, medicina intensiva pediátrica/neonatal; (3) cirúrgicas: cirurgia de cabeça e pescoço, cirurgia cardíaca, cirurgia cardíaca pediátrica, cirurgia do aparelho digestivo/gastrocirurgia, cirurgia plástica, cirurgia torácica, cirurgia vascular, neurocirurgia, oftalmologia, ortopedia, otorrinolaringologia, urologia; e (4) outras especialidades: anestesiologia, dermatologia, oncologia, psiquiatria, radiologia) (Conselho Federal de Medicina – Resolução CFM nº 1634/2002 1666/2003).

Os níveis de privilégio podem ser divididos em privilégio básico (Níveis A e B) e privilégios especiais, conforme as habilidades, qualificações, avaliações e validações requeridas para a obtenção dos privilégios correspondentes.[9]

Privilégio básico nível A – Contempla as habilidades inerentes às especialidades básicas de clínica médica e pediatria, e as especialidades clínicas de neurologia e cardiologia. Os profissionais deverão ser avaliados e validados pelo médico responsável pelo serviço correspondente à especialidade, pela diretoria médica e pela diretoria clínica da instituição, segundo evidências de adequado saber teórico, prático e/ou experiência profissional. São considerados privilégios: consulta, avaliação diagnóstica, admissão do paciente, visita, tratamento e realização de procedimentos básicos.

Privilégio básico nível B – Contempla as habilidades inerentes às especialidades para as quais são requeridos: residência médica aprovada pelo Ministério de Educação (MEC) e/ou título de especialista outorgado pela sociedade correspondente. Os profissionais que não apresentarem tais pré-requisitos e aqueles que detêm "notório saber", somente poderão obter esse nível de privilégios após avaliação e validação pelo médico responsável pelo serviço correspondente à especialidade, pela diretoria médica e pela diretoria clínica da instituição, segundo evidências de adequado saber teórico, prático e/ou experiência profissional. São considerados privilégios: consulta, avaliação diagnóstica, admissão do paciente, visita, tratamento e realização de procedimentos básicos e específicos das especialidades.[9]

Os **privilégios especiais** correspondem às atuações ou procedimentos específicos para uma determinada especialidade ou área de atuação definidas pelo Conselho Federal de Medicina (CMF), que requerem comprovação da qualificação por treinamento ou experiência suplementar à formação na especialidade. A depender da especialidade, a demonstração pode ser feita por um ou mais dos seguintes: (1) título conferido pela sociedade; (2) curso ou treinamento específico, e (3) experiência comprovada (carta de recomendações emitidas por serviços referências).[9]

A instituição/hospital deverá ter um procedimento-padrão, objetivo, baseado em evidências, para autorizar os membros do corpo médico a admitir e tratar paciente, e a prestar outros serviços clínicos/cirúrgicos, de acordo com suas qualificações.[9]

No momento do ingresso do profissional na instituição, as credenciais identificadas segundo política institucional e/ou evidências da comprovação de experiência técnica/carta de recomendação/parecer da governança poderão ser a base da determinação dos privilégios a serem outorgados aos prestadores de cuidado ao paciente.[9]

Na revisão a cada três anos, a instituição utilizará informações sobre as seguintes áreas de competências gerais, como: (1) cuidado ao paciente; (2) conhecimento médico-clínico; (3) aprendizagem e aperfeiçoamento baseados na prática; (4) capacidade de comunicação interpessoal; (5) profissionalismo; e (6) práticas baseadas em sistemas-evidências que transformam as informações em decisão relativa aos privilégios que serão conferidos a um prestador que realizará os serviços que lhes foram especialmente permitidos pela instituição.[9]

A instituição/hospital deverá utilizar um processo-padrão contínuo para avaliar a qualidade e segurança dos serviços prestados aos pacientes, por membro do corpo médico, que deverá ser anual, para a coleta de dados relevantes sobre cada profissional e avaliação pelos coordenadores/diretorias e comissão de credenciamento/avaliação do corpo profissional/médico, e para identificar tendências da prática profissional com impacto na qualidade do cuidado e na segurança do paciente.[9]

Os critérios utilizados na avaliação contínua da prática profissional poderão incluir: (1) adesão ao prontuário (legibilidade, rasuras, data, hora, carimbo, assinatura, existência de plano diagnóstico, sumário de alta, termos de consentimentos informados); (2) uso racional de sangue e hemocomponentes/uso racional de fármacos e antimicrobianos segundo política/protocolos institucionais; (3) requisição de exames e procedimentos segundo política/ protocolos institucionais; (4) tempo de permanência hospitalar; e (5) morbimortalidade, relacionadas aos resultados do cuidado prestado/taxas de infecções.[9]

As informações podem ser obtidas mediante revisão periódica de prontuários; observações direta; monitoramento das práticas de diagnóstico e tratamento; monitoramento da qualidade e segurança do paciente relativa ao cuidado prestado; discussão entre pares e com outros profissionais; discrepância diagnóstica; adesão às normas administrativas; indicadores de satisfação dos pacientes fornecidos pelo Serviço de Atendimento ao Consumidor (SAC), ouvidoria, além do comportamento ético/educação pessoal e contribuição institucional.[6,9]

A avaliação de desempenho é uma importante ferramenta de gestão que objetiva contribuir para o desenvolvimento das pessoas, por meio da identificação de habilidades, potenciais e oportunidades de aperfeiçoamento. Visa também à elaboração de um plano de ação com foco no desenvolvimento e na satisfação do profissional e da instituição. Assim, diante dos achados objetivos das avaliações de desempenho, baseadas em evidências de capacitação/treinamentos, podem ser indicados: (1) manutenção dos privilégios; (2) ampliação dos privilégios; (3) limitação dos privilégios ou (4) período de supervisão para renovação dos privilégios estabelecidos (Quadros 7.5 e 7.6).[9]

Políticas e Protocolos

Quadro 7.5 Habilidades profissionais em saúde para outorgas de privilégios*

ACUNPUTURA Privilégios básicos	Treinamentos/Capacitações
Assistir a pacientes na estimulação de receptores com efeitos de modulação da atividade neurológica, com objetivos de promover e equilibrar suas funções Habilidades incluem consulta e visita, avaliação diagnóstica, tratamento e realização de procedimentos básicos em pacientes críticos e manejo da dor	Residência médica credenciada (2 anos) ou título de especialista. (Segundo Sociedades/Especialidades)
ANESTESIOLOGIA Privilégios básicos	Treinamentos/Capacitações
Anestesia e sedação de pacientes clínicos e cirúrgicos Atividades: consulta e visita, avaliação pré-anestésica e pré-sedação, avaliação pré-indução anestésica, avaliação diagnóstica e realização de procedimentos básicos no cuidado durante anestesia ou sedação, transporte de pacientes críticos e manejo da dor e interpretar eletrocardiograma	Residência médica credenciada (3 anos) ou título de especialista. (Segundo Sociedades/Especialidades) Privilégio para acupuntura será necessário curso de capacitação específico com comprovação/certificado e ou experiência evidenciada por serviço de referência, ou residência médica credenciada (2 anos)
CIRURGIA CRANIOMAXILOFACIAL Privilégios básicos	Treinamentos/Capacitações
Realizar tratamentos, tais como enxertos ósseos, transplantes e reimplantes de dentes, dentes inclusos biópsias, cirurgias com finalidade protética, cirurgias com finalidade ortodôntica e tratamento cirúrgico de cistos, afecções radiculares e perirradiculares, doenças das glândulas salivares, doenças da articulação temporomandibular, lesões de origem traumática na área bucomaxilofacial, malformações congênitas ou adquiridas dos maxilares e da mandíbula e os tumores da região oral e maxilofacial. O tratamento bucomaxilofacial estuda o crescimento da mandíbula e do maxilar: micrognatismo ou retromagnatismo e o progastismo. O objetivo é corrigir as deformidades dentofaciais, resultantes de algum tipo de disfunção na articilação das arcadas dentárias (superior e inferior) e ossos da face em relação à base do crânio	Residência credenciada ou título de especialista

(continua)

Quadro 7.5 Habilidades profissionais em saúde para outorgas de privilégios* (*continuação*)

CARDIOLOGIA Privilégios básicos	Treinamentos/Capacitações
Admitir, avaliar e diagnosticar pacientes com distúrbios ou doenças cardiovasculares Atividades: consulta e visita, avaliação diagnóstica, tratamento e realização de procedimentos básicos na interpretação de eletrocardiograma, inserção de cateter pulmonar/acesso intra-arterial, cardioversão, pericardiocentese e inserção de marca-passo temporário e inserção de balão intra-aórtico	Residência médica credenciada (2 anos de clínica médica + 2 anos de cardiologia) ou título de especialista. (Segundo Sociedades/Especialidades) Serão necessários curso de capacitação específico com comprovação/certificado e/ou experiência evidenciada por serviço de referência para: • Ecocardograma • Hemodinâmica/cardiologia intervencionista • Eletrofisiologia clínica invasiva • Ergometria

CARDIOLOGIA PEDIÁTRICA Privilégios básicos	Treinamentos/Capacitações
Admitir, avaliar e diagnosticar pacientes com idade < 18 anos com distúrbios ou doenças cardiovasculares Atividades: consulta e visita, avaliação diagnóstica, tratamento e realização de procedimentos básicos, para interpretar eletrocardiograma, inserção de cateter pulmonar/acesso intra-arterial, cardioversão, pericardiocentese, inserção de marca-passo temporário e inserção de balão intra-aórtico	Residência médica credenciada ou título de especialista. (Segundo Sociedades/Especialidades) Certificado de cardiologia pediátrica (Segundo Sociedades/Especialidades)

CIRURGIA DA CABEÇA E PESCOÇO Privilégios básicos	Treinamentos/Capacitações
Admitir, avaliar e diagnosticar pacientes com afecções neoplásicas e não neoplásicas da região da cabeça e do pescoço, exceto doenças encefálicas Atividades: consulta e visita, avaliação diagnóstica, tratamento e realização de procedimentos básicos Os procedimentos básicos incluem o tratamento cirúrgico de bócios, neoplasias de tireoide, anomalias congênitas cervicais, paragangliomas, tumores neurogênicos, doenças das glândulas salivares e paratireoides, doenças do esôfago e traqueia cervical, doenças benignas e malignas da boca, faringe e laringe, esvaziamentos cervicais, traqueostomia, biópsias e tumores dos seios paranasais Avaliação endoscópica da cavidade nasal, nasofaringe, orofaringe, laringe, traqueia cervical, hipofaringe e esôfago cervical	Residência médica credenciada ou título de especialista. (Segundo Sociedades/Especialidades) Serão necessários curso de capacitação específico com comprovação/certificado e/ou experiência evidenciada por serviço de referência para: • Cirurgia craniomaxilofacial (Certificado da Associação Médica) • Cirurgia a *laser*

(*continua*)

Políticas e Protocolos

Quadro 7.5 Habilidades profissionais em saúde para outorgas de privilégios* (*continuação*)

CIRURGIA CARDÍACA Privilégios básicos	Treinamentos/Capacitações
Admitir, avaliar e diagnosticar pacientes com idade > 18 anos com distúrbios ou doenças cirúrgicas do sistema cardiovascular, incluindo tórax, mediastino, coração, coronárias, aorta torácica, e estruturas relacionadas Atividades: consulta e visita, avaliação diagnóstica, tratamento e realização de procedimentos básicos para interpretar eletrocardiograma, toracotomia, revascularização miocárdica, troca de válvula, miocardioplastia, inserção emergencial de marca-passo, biópsia e intervenções em miocárdio e pericárdio	Residência médica credenciada ou título de especialista. (Segundo Sociedades/Especialidades) Serão necessários curso de capacitação específico com comprovação/certificado e/ou experiência evidenciada por serviço de referência para: • Transplante cardíaco e assistência circulatória mecância (credenciamento na central de transplante) • Estimulação cardíaca (curso em instituição reconhecida pela Sociedade de Arritmias) • Cirurgia endovascular e minimamente invasiva (Curso reconhecido pela Sociedade de Cirurgia Vascular ou Radiologia Intervencionista)
CIRURGIA CARDÍACA PEDIÁTRICA Privilégios básicos	Treinamentos/Capacitações
Admitir, avaliar e diagnosticar pacientes com idade < 18 anos com distúrbios ou doenças cirúrgicas do sistema cardiovascular, incluindo tórax, mediastino, coração, coronárias, aorta torácica e estruturas relacionadas Atividades: consulta e visita, avaliação diagnóstica, tratamento e realização de procedimentos básicos Os procedimentos básicos incluem interpretar eletrocardiograma, toracotomia, revascularização miocárdica, troca de válvula, miocardioplastia, inserção emergencial de marca-passo, biópsia e intervenções em miocárdio e pericárdio	Residência médica credenciada ou título de especialista. (Segundo Sociedades/Especialidades) Serão necessários curso de capacitação específico com comprovação/certificado e/ou experiência evidenciada por serviço de referência para: • Assistência circulatórria mecânica • Assistência circulatória mecânica (credenciamento)

(*continua*)

Quadro 7.5 Habilidades profissionais em saúde para outorgas de privilégios* (*continuação*)

CIRURGIA CARDÍACA PEDIÁTRICA (*continuação*) Privilégios básicos	Treinamentos/Capacitações
	• Estimulação cardíaca artificial. (Curso em instituição reconhecida pela Sociedade de Arritmias) • Cirurgia endovascular e minimamente invasiva. (Curso reconhecido pela Sociedade de Cirurgia Vascular ou Radiologia intervencionista)
CIRURGIA DO APARELHO DIGESTIVO/GASTROCIRURGIA Privilégios básicos	**Treinamentos/Capacitações**
Admitir, avaliar e diagnosticar pacientes com distúrbios ou doenças cirúrgicas que envolvem o esôfago, estômago, intestino, fígado e vias biliares Atividades: consulta e visita, avaliação diagnóstica, tratamento e realização de procedimentos básicos incluem biópsia hepática, anuscopia com coagulação de lesões e/ou biópsia	Residência médica credenciada (2 anos) ou título de especialista (Segundo Sociedades/Especialidades) Serão necessários curso de capacitação específico com comprovação/certificado e ou experiência evidenciada por serviço de referência para: Endoscopia Digestiva, com ou sem biopsia Nutrição parenteral e enteral Hepatologia Videocirurgia
CIRURGIA GERAL Privilégios básicos	**Treinamentos/Capacitações**
Admitir, avaliar e diagnosticar pacientes com distúrbios ou doenças cirúrgicas Atividades: consulta e visita, avaliação diagnóstica, tratamento e realização de procedimentos básicos.	Residência médica credenciada (2-3 anos) ou título de especialista. (Segundo Sociedades/Especialidades)

(continua)

Políticas e Protocolos

Quadro 7.5 Habilidades profissionais em saúde para outorgas de privilégios* (*continuação*)

CIRURGIA GERAL (*continuação*) Privilégios básicos	Treinamentos/Capacitações
Os procedimentos básicos incluem toracocentese, paracentese abdominal, drenagem de abscessos, punções venosa e arterial, biópsia de pele, inserção e remoção de cateter venoso periférico ou central, inserção de cateter arterial, intubação orotraqueal, sondagem urinária, limpeza e desbridamento de feridas, toracotomia de emergência, laparotomia, apendicectomia, cirurgia do traumatismo, colecistectomia, cesariana emergencial e biópsias	Serão necessários curso de capacitação específico com comprovação/certificado e/ou experiência evidenciada por serviço de referência para: • Videocirurgia • Inserção de cateter de longa permanência (experiência com pelo menos 50 pacientes)
CIRURGIA PLÁSTICA Privilégios básicos	**Treinamentos/Capacitações**
Admitir, avaliar e diagnosticar pacientes com distúrbios ou doenças de pele, tecidos moles e/ou mama, com comprometimento estético ou funcional Atividades: consulta e visita, avaliação diagnóstica, tratamento e realização de procedimentos incluem, procedimentos estéticos, reparadores ou reconstrutivos, limpeza e debridamento de feridas, tratamento de tumores de pele, tratamento de grandes queimaduras, tratamento de úlceras de pressão e feridas agudas ou crônicas	Residência médica credenciada (2 anos de cirurgia geral + 3 anos de cirurgia plástica) ou título de especialista. (Segundo Sociedades/Especialidades) Serão necessários curso de capacitação específico com comprovação/certificado e/ou experiência evidenciada por serviço de referência para: • Lipoescultura
CIRURGIA PEDIÁTRICA Privilégios básicos	**Treinamentos/Capacitações**
Admitir, avaliar e diagnosticar pacientes < 18 anos com distúrbios ou doenças cirúrgicas Atividades: consulta e visita, avaliação diagnóstica, tratamento e realização de procedimentos básicos Os procedimentos básicos incluem toracocentese, paracentese abdominal, drenagem de abscessos, punções venosa e arterial, biópsia de pele, inserção e remoção de cateter venoso periférico ou central, inserção de cateter arterial, intubação orotraqueal, sondagem urinária, limpeza e desbridamento de feridas, toracotomia de emergência, laparotomia, apendicectomia, cirurgia do trauma e biópsias	Residência médica credenciada (2 anos de cirurgia geral + 3 anos de cirurgia pediátrica) ou título de especialista. (Segundo Sociedades/Especialidades) Serão necessários curso de capacitação específico com comprovação/certificado e/ou experiência evidenciada por serviço de referência para: • Videocirurgia • Inserção de cateter de longa permanência (experiência com pelo menos 50 pacientes)

(*continua*)

Quadro 7.5 Habilidades profissionais em saúde para outorgas de privilégios* (*continuação*)

CIRURGIA TORÁCICA **Privilégios básicos**	**Treinamentos/Capacitações**
Admitir, avaliar e diagnosticar pacientes com distúrbios ou doenças cirúrgicas do tórax, incluindo tórax, diafragma, traqueia, mediastino, brônquios, pulmões, pericárdio, pleura e estruturas relacionadas Atividades: consulta e visita, avaliação diagnóstica, tratamento e realização de procedimentos básicos toracotomia, biópsia e procedimentos em pleura ou pericárdio, lobectomia e biópsia pulmonar	Residência médica credenciada (2 anos de cirurgia geral + 2 anos de cirurgia torácica) ou título de especialista. (Segundo Sociedades/Especialidades) Serão necessários curso de capacitação específico com comprovação/certificado e/ou experiência evidenciada por serviço de referência para: • Endoscopia respiratória • Simpatectomia
CIRURGIA VASCULAR **Privilégios básicos**	**Treinamentos/Capacitações**
Admitir, avaliar e diagnosticar pacientes com distúrbios ou doenças vasculares. Atividades: consulta e visita, avaliação diagnóstica, tratamento e realização de procedimentos básicos incluem cirurgia em vasos fora do sistema nervoso central, cirurgia em carótida, amputação de membros	Residência médica credenciada (2 anos de cirurgia geral + 2 anos de cirurgia vascular) ou título de especialista. (Segundo Sociedades/Especialidades) Serão necessários curso de capacitação específico com comprovação/certificado e/ou experiência evidenciada por serviço de referência para: • Cirurgia endovascular • Angiografia
CLÍNICA MÉDICA **Privilégios básicos**	**Treinamentos/Capacitações**
Admitir, avaliar e diagnosticar pacientes com distúrbios ou doenças clínicas Atividades: consulta e visita, avaliação diagnóstica, tratamento e realização de procedimentos básicos	Residência médica credenciada (2 anos) ou título de especialista. (Segundo Sociedades/Especialidades)

(*continua*)

Políticas e Protocolos

Quadro 7.5 Habilidades profissionais em saúde para outorgas de privilégios* (*continuação*)

CLÍNICA MÉDICA (*continuação*) Privilégios básicos	Treinamentos/Capacitações
Os procedimentos básicos incluem toracocentese, paracentese abdominal, drenagem de abscessos, punções venosa e arterial, biópsia de pele, punção de nódulos subcutâneos, inserção e remoção de cateter venoso periférico ou central, intubação orotraqueal, sondagem urinária e interpretação de eletrocardiograma	Serão necessários curso de capacitação específico com comprovação/certificado e/ou experiência evidenciada por serviço de referência para: • Manejo de pacientes em cuidados críticos. ACSL – Suporte Avançado de Vida (ou compatível) atualizado • Medicina de urgência. ACSL – Suporte Avançado de Vida (ou compatível) atualizado • Cuidados paleativos (Experiência na área)
DERMATOLOGIA **Privilégios básicos**	**Treinamentos/Capacitações**
Admitir, avaliar e diagnosticar pacientes com distúrbios ou doenças de pele ou tecidos moles, com comprometimento estético ou funcional Atividades: consulta e visita, avaliação diagnóstica, tratamento e realização de procedimentos básicos incluem biópsia de pele, punção de nódulos subcutâneos e exérese de lesões	Residência médica credenciada (3 anos) ou título de especialista. (Segundo Sociedades/Especialidades) Serão necessários curso de capacitação específico com comprovação/certificado e/ou experiência evidenciada por serviço de referência para: • Cirurgia dermatológica
ENDOCRINOLOGIA **Privilégios básicos**	**Treinamentos/Capacitações**
Admitir, avaliar e diagnosticar pacientes com distúrbios ou doenças metabólicas Atividades: consulta e visita, avaliação diagnóstica, tratamento e realização de procedimentos básicos, interpretação de exames	Residência médica credenciada (2 anos de clínica médica + 2 anos de endocrinologia) ou título de especialista. (Segundo Sociedades/Especialidades)

(*continua*)

Quadro 7.5 Habilidades profissionais em saúde para outorgas de privilégios* (*continuação*)

GASTROENTEROLOGIA **Privilégios básicos**	**Treinamentos/Capacitações**
Admitir, avaliar e diagnosticar pacientes com distúrbios ou doenças que envolvem o esôfago, estômago, intestino, fígado e vias biliares Atividades: consulta e visita, avaliação diagnóstica, tratamento e realização de procedimentos básicos, interpretação de exames	Residência médica credenciada (2 anos de clínica médica + 2 anos de gastroenterologia) ou título de especialista (Segundo Sociedades/Especialidades) Serão necessários curso de capacitação específico com comprovação/certificado e/ou experiência evidenciada por serviço de referência para: • Endoscopia digestiva com ou sem biopsia gástrica • Anuscopia com coagulação de lesões e ou biópsia • Nutrição parenteral e enteral • Hepatologia
GERIATRIA **Privilégios básicos**	**Treinamentos/Capacitações**
Admitir, avaliar e diagnosticar pacientes com distúrbios ou doenças clínicas Atividades: consulta e visita, avaliação diagnóstica, tratamento e realização de procedimentos básicos Os procedimentos básicos incluem toracocentese, paracentese abdominal, drenagem de abscessos, punções venosa e arterial, biópsia de pele, punção de nódulos subcutâneos, inserção e remoção de cateter venoso periférico ou central, intubação orotraqueal e sondagem urinária	Residência médica credenciada (2 anos de clínica médica + 2 anos de geriatria) ou título de especialista. (Segundo Sociedades/Especialidades)

(continua)

Políticas e Protocolos

Quadro 7.5 Habilidades profissionais em saúde para outorgas de privilégios* (*continuação*)

GINECOLOGIA/OBSTETRÍCIA **Privilégios básicos**	**Treinamentos/Capacitações**
Admitir, avaliar e diagnosticar pacientes com distúrbios ou doenças do trato genitourinário baixo Atividades: consulta e visita, avaliação diagnóstica, tratamento e realização de procedimentos básicos incluem cirurgia em trato genitourinário baixo Para obstetrícia as habilidades serão específicas para a realização de partos (normal ou cesário), de pacientes de baixo, médio e alto risco	Residência médica credenciada (3 anos) ou título de especialista (Segundo Sociedades/Especialidades) Serão necessários curso de capacitação específico com comprovação/certificado e/ou experiência evidenciada por serviço de referência para: • Videocirurgia • Ultrassonografia • Mastologia • Reprodução Humana • Oncologia • Medicina Fetal
HEMATOLOGIA/HEMOTERAPIA **Privilégios básicos**	**Treinamentos/Capacitações**
Admitir, avaliar e diagnosticar pacientes com distúrbios ou doenças do sangue e órgãos linfoides/atividades em transfusão de sangue e hemocomponentes, coordenando todo o processo hemoterápico. Realizar plasmaférese Atividades: consulta e visita, avaliação diagnóstica, tratamento e realização de procedimentos básicos incluem aspiração de medula óssea e biópsia de medula óssea	Residência médica credenciada (2 anos de clínica médica + 2 anos de hemato/hemoterapia) ou título de especialista (Segundo Sociedades/Especialidades) Serão necessários curso de capacitação específico com comprovação/certificado e/ou experiência evidenciada por serviço de referência para: • Transplante de medula óssea (credenciamento na central de transplantes)
HOMEOPATIA **Privilégios básicos**	**Treinamentos/Capacitações**
Admitir, avaliar e diagnosticar paciente com doenças	Residência médica credenciada ou título de especialista

(*continua*)

Quadro 7.5 Habilidades profissionais em saúde para outorgas de privilégios* (*continuação*)

INFECTOLOGIA **Privilégios básicos**	**Treinamentos/Capacitações**
Admitir, avaliar e diagnosticar pacientes com doenças infecciosas e transmissíveis Atividades: consulta e visita, avaliação diagnóstica, tratamento e realização de procedimentos básicos incluem aspirado transtraqueal e coleta de líquido cefalorraquidiano	Residência médica credenciada (2 a 3 anos) ou título de especialista (Segundo Sociedades/Especialidades) Serão necessários curso de capacitação específico com comprovação/certificado e/ou experiência evidenciada por serviço de referência para: • Biópsia hepática (curso de especialização e experiência com ≥ 50 procedimentos)
MEDICINA INTENSIVA **Privilégios básicos**	**Treinamentos/Capacitações**
Admitir, avaliar e diagnosticar pacientes que requerem suporte clínico intensivo ou semi-intensivo Atividades: visita, avaliação diagnóstica, tratamento e realização de procedimentos básicos Os procedimentos básicos incluem toracocentese, paracentese abdominal, drenagem de abscesso, punções venosa e arterial, biópsia de pele, punção de nódulos subcutâneos, inserção de cateter de artéria pulmonar, inserção e remoção de cateter venoso periférico ou central, intubação orotraqueal, sondagem urinária, manejo de ventilação mecânica, cardioversão, inserção de marca-passo temporário em situações de emergência e interpretação de eletrocardiograma	Residência médica (2 anos clínica médica, ou 2 anos de cirurgia geral ou 3 anos de anestesiologia + 2 anos de medicina intesnsiva) ou título na especialidade (Segundo Sociedades/Especialidades) ou Residência médica ou título em outra especialidade com experiência comprovada de pelo menos 3 anos em unidade de terapia intensiva e ACSL – Suporte Avançado de Vida (ou compatível) atualizado

(*continua*)

Quadro 7.5 Habilidades profissionais em saúde para outorgas de privilégios* (*continuação*)

MEDICINA INTENSIVA PEDIÁTRICA/NEONATAL Privilégios básicos	Treinamentos/Capacitações
Admitir, avaliar e diagnosticar pacientes com idade < 18 anos que requerem suporte clínico intensivo ou semi-intensivo Atividades: consulta e visita, avaliação diagnóstica, tratamento e realização de procedimentos básicos Os procedimentos básicos incluem toracocentese, paracentese abdominal, drenagem de abscesso, punções venosa e arterial, biópsia de pele, punção de nódulos subcutâneos, inserção de cateter de artéria pulmonar, inserção e remoção de cateter venoso periférico ou central, intubação orotraqueal, sondagem urinária, manejo de ventilação mecânica, cardioversão, inserção de marca-passo temporário em situações de emergência, interpretação de eletrocardiograma e atendimento ao recém-nascido em sala de parto	Residência médica (2 anos) ou título na especialidade (Segundo Sociedades/Especialidades) ou Residência médica ou título em outra especialidade com experiência comprovada de pelo menos 3 anos em unidade de terapia intensiva (UTI) e ACSL – Suporte Avançado de Vida (ou compatível) atualizado
NEFROLOGIA Privilégios básicos	**Treinamentos/Capacitações**
Admitir, avaliar e diagnosticar pacientes com distúrbios e doenças dos rins e vias urinárias Atividades: consulta e visita, avaliação diagnóstica, tratamento e realização de procedimentos básicos incluem biópsia renal, passagem de cateter de *Shilley* e diálise	Residência médica credenciada (2 anos de clínica médica + 2 anos de nefrologia) ou título de especialista (Segundo Sociedades/Especialidades) Serão necessários curso de capacitação específico com comprovação/certificado e/ou experiência evidenciada por serviço de referência para: • Cuidados com transplante renal (credenciamento na central de transplantes)

(*continua*)

Quadro 7.5 Habilidades profissionais em saúde para outorgas de privilégios* *(continuação)*

NEUROCIRURGIA Privilégios básicos	Treinamentos/Capacitações
Admitir, avaliar e diagnosticar pacientes com distúrbios ou doenças cirúrgicas do sistema nervoso central e do periférico e estruturas relacionadas, incluindo crânio, encéfalo, coluna e medula espinhal e nervos periféricos Atividades: consulta e visita, avaliação diagnóstica, tratamento e realização de procedimentos básicos incluem craniotomia, implante de derivações, cirurgia espinhal, cirurgia de coluna e nervos periféricos	Residência médica credenciada (5 anos) ou título de especialista (Segundo Sociedades/Especialidades) Serão necessários curso de capacitação específico com comprovação/certificado e/ou experiência evidenciada por serviço de referência para: • Esterotaxia (experiência de 3 anos) • Endovascular (curso e título de especialista) • Neurocirurgia funcional e Dor (experiência de 3 anos) • Neuroradiologia (curso e título)
NEUROLOGIA Privilégios básicos	Treinamentos/Capacitações
Admitir, avaliar e diagnosticar pacientes com distúrbios e doenças do sistema nervoso central e do periférico e estruturas relacionadas, incluindo crânio, encéfalo, coluna e medula espinhal e nervos periféricos Atividades: consulta e visita, avaliação diagnóstica, tratamento e realização de procedimentos básicos incluem punção lombar, manejo da cefaleia e da dor	Residência médica credenciada (3 anos) ou título de especialista (Segundo Sociedades/Especialidades) Serão necessários curso de capacitação específico com comprovação/certificado e/ou experiência evidenciada por serviço de referência para: • Eletroencefalografia (curso de capacitação) • Eletromiografia (curso de capacitação) • Potencial evocado (curso de capacitação) • Potencial evocado intraoperatório (experiência com pelo menos 50 procedimentos) • Neuroradiologia (curso de capacitação e título) • Acunpuntura (curso de capacitação)

(continua)

Políticas e Protocolos

Quadro 7.5 Habilidades profissionais em saúde para outorgas de privilégios* *(continuação)*

NUTROLOGIA Privilégios básicos	Treinamentos/Capacitações
Admitir, avaliar e diagnosticar pacientes com distúrbios ou doenças metabólicas e nutricionais Atividades: consulta e visita, avaliação diagnóstica, tratamento e realização de procedimentos básicos Os procedimentos básicos incluem prescrição nutricional (dietas oral, enteral e parenteral)	Residência médica credenciada (2 anos) ou título de especialista (Segundo Sociedades/Especialidades)
OFTALMOLOGIA Privilégios básicos	Treinamentos/Capacitações
Admitir, avaliar e diagnosticar pacientes com distúrbios ou doenças oftalmológicas Atividades: consulta e visita, avaliação diagnóstica, tratamento e realização de procedimentos básicos incluema cirurgia em olhos	Residência médica credenciada (3 anos) ou título de especialista. (Segundo Sociedades/Especialidades) Serão necessários curso de capacitação específico com comprovação/certificado e/ou experiência evidenciada por serviço de referência para: • Transplante de córnea (credenciamento na central de transplantes)
ONCOLOGIA Privilégios básicos	Treinamentos/Capacitações
Admitir, avaliar e diagnosticar pacientes com doenças neoplásicas Atividades: consulta e visita, avaliação diagnóstica, tratamento e realização de procedimentos incluem prescrição de quimioterapia	Residência médica credenciada ou título de especialista (Segundo Sociedades/Especialidades) Serão necessários curso de capacitação específico com comprovação/certificado e/ou experiência evidenciada por serviço de referência para: • Cuidados paliativos (experiência na área)

(continua)

Quadro 7.5 Habilidades profissionais em saúde para outorgas de privilégios* *(continuação)*

ORTOPEDIA Privilégios básicos	Treinamentos/Capacitações
Admitir, avaliar e diagnosticar pacientes com distúrbios ou doenças do sistema osteoarticular, incluindo ossos, articulações, músculos e estruturas relacionadas Atividades: consulta e visita, avaliação diagnóstica, tratamento e realização de procedimentos básicos que incluem avaliação de estruturas ósseas e descrição dos achados dos exames radiológicos, procedimentos ósseos ou articulares, amputações de membros, biópsia muscular, limpeza e desbridamento de feridas	Residência médica credenciada (3 anos) ou título de especialista (Segundo Sociedades/Especialidades) Serão necessários curso de capacitação específico com comprovação/certificado e/ou experiência evidenciada por serviço de referência para: • Procedimentos videoscópicos de estruturas osteoarticulares (Certificado) • Procedimentos cirúrgicos de coluna (Certificado) • Inserção de implantes (Certificado e credenciamento na Central de Transplantes)
OTORRINOLARINGOLOGIA Privilégios básicos	Treinamentos/Capacitações
Admitir, avaliar e diagnosticar pacientes com doenças otorrinolaringológicas e outras envolvendo estruturas da cabeça e pescoço Atividades: consulta e visita, avaliação diagnóstica, tratamento e realização de procedimentos básicos incluem procedimentos em ouvidos, seios da face, nariz e cirurgia de cabeça e pescoço	Residência médica credenciada (3 anos) ou título de especialista. (Segundo Sociedades/Especialidades) Serão necessários curso de capacitação específico com comprovação/certificado e/ou experiência evidenciada por serviço de referência para: Transplante coclear. (Credenciamento na Central de Transplantes)

(continua)

Políticas e Protocolos

Quadro 7.5 Habilidades profissionais em saúde para outorgas de privilégios* *(continuação)*

PEDIATRIA **Privilégios básicos**	**Treinamentos/Capacitações**
Admitir, avaliar e diagnosticar pacientes com idade < 18 anos com distúrbios ou doenças clínicas Atividades: consulta e visita, avaliação diagnóstica, tratamento e realização de procedimentos incluem toracocentese, paracentese abdominal, drenagem de abscessos, punção venosa e arterial, biópsia de pele, punção de nódulos subcutâneos, inserção e remoção de cateter venoso periférico ou central, intubação orotraqueal, sondagem urinária e punção vesical	Residência médica credenciada ou título de especialista Serão necessários curso de capacitação específico com comprovação/certificado e/ou experiência evidenciada por serviço de referência para: • Atendimento ao recém-nascido em sala de parto(Experiência de pelo menos 50 procedimentos prévios)
PNEUMOLOGIA **Privilégios básicos**	**Treinamentos/Capacitações**
Admitir, avaliar e diagnosticar pacientes com doenças pulmonares, pleurais ou de estruturas relacionadas Atividades: consulta e visita, avaliação diagnóstica, tratamento e realização de procedimentos básicos incluem biópsia de pleura, teste de função pulmonar e manejo de ventilação mecânica, avaliação e descrição de exame radiológico de tórax	Residência médica credenciada (2 anos de clínica médica + 2 anos de pneumologia) ou título de especialista (Segundo Sociedades/Especialidades) Serão necessários curso de capacitação específico com comprovação/certificado e/ou experiência evidenciada por serviço de referência para: • Broncoscopia. (curso de especialização/título de especialista) • Biópsia transbrônquica (curso de especialização/título de especialista) • Tratamento de lesões endobrônquicas por *laser* (curso de especialização/título de especialista)

(continua)

Quadro 7.5 Habilidades profissionais em saúde para outorgas de privilégios* *(continuação)*

PSIQUIATRIA Privilégios básicos	Treinamentos/Capacitações
Avaliar e diagnosticar pacientes com distúrbios e doenças psiquiátricas Atividades: consulta e visita, avaliação diagnóstica e prescrição de medicação específica	Residência médica credenciada (3 anos) ou título de especialista. (Segundo Sociedades/Especialidades)
RADIOLOGIA/Diagnóstico por imagem **Privilégios básicos**	**Treinamentos/Capacitações**

Avaliar e diagnosticar pacientes clínicos e cirúrgicos
Atividades: avaliação diagnóstica e realização
    de procedimentos básicos incluem realização,
    avaliação e laudo de exames de imagem, incluindo
    ultrassonografia
	Residência médica credenciada (3 anos) ou título de especialista (Segundo Sociedades/Especialidades) ou estágio de no mínimo 3 anos em instituição reconhecida e aprovada pelo Colégio Brasileiro de Radiologia
	Serão necessários curso de capacitação específico com comprovação/certificado e/ou experiência evidenciada por serviço de referência para:
	• Procedimentos endovasculares terapêuticos fora do sistema nervoso central (SNC) (Certificado de Especialização)
	• Procedimentos endovasculares no sistema nervoso central (SNC) (Certificado de especialização)
	• Biópsia guiada por imagem (experiência de pelo menos 50 procedimentos prévios)
	• Embolização (experiência de pelo menos 50 procedimentos)
	• Agiografia digital. (certificado de especialização)

(continua)

Políticas e Protocolos

Quadro 7.5 Habilidades profissionais em saúde para outorgas de privilégios* (*continuação*)

REUMATOLOGIA Privilégios básicos	Treinamentos/Capacitações
Admitir, avaliar e diagnosticar pacientes com distúrbios e doenças ósseas, articulares e de estruturas relacionadas Atividades: consulta e visita, avaliação diagnóstica, tratamento e realização de procedimentos básicos incluem punções articular, sinovial, muscular e de pele e manejo da dor	Residência médica credenciada (2 anos de clínica médica + 2 anos de reumatologia) ou título de especialista (Segundo Sociedades/Especialidades)
UROLOGIA Privilégios básicos	**Treinamentos/Capacitações**
Admitir, avaliar e diagnosticar pacientes com distúrbios ou doenças cirúrgicas do sistema genitourinário, incluindo rins, ureteres, bexiga, uretra, próstata, testículos, pênis e estruturas relacionadas Atividades: consulta e visita, avaliação diagnóstica, tratamento e realização de procedimentos básicos incluem a prostatectomia, nefrectomia, biópsia renal, estudo urodinâmico, inserção de acessos para diálise	Residência médica credenciada (2 anos de cirurgia geral + 3 anos de urologia) ou título de especialista (Segundo Sociedades/Especialidades) Serão necessários curso de capacitação específico com comprovação/certificado e/ou experiência evidenciada por serviço de referência para: • Cirurgia videoscopica (certificado). • Litropsia (certificado). • Cistotomia (certificado). • Transplante renal (certificado e credenciamento na central de transplantes)

*Adaptado/Fonte: (1): American Academy of Family Phsicians. Disponível em: http://www.aafp.org/online/en/home/practicemgt/privileges/assistancepriv/protocol.html>; (2) Residências em saúde. Disponível em: http://portal.mec.gov.br/index.php?option=com_content&view=article&id=12263&Itemid=506>; (3) Conselho Federal de Medicina. Resolulção 1634,2002/no 1970, de 15 de julho de 2011. Disponível em: <http://www.portalmedico.org.br/resolucoes/cfm/2002/1634_2002.htm>/<http://www.portalmedico.org.br/resolucoes/cfm/2003/1666_2003.htm>; (4) Comissão Mista de Especialidades. Resolução 1.785/2006. Disponível em: http://www.portalmedico.org.br/resolucoes/cfm/2005/1763_2005.htm>; (5) Wikpedia. Residência Médica. Disponível em: < http://pt.wikipedia.org/wiki/Resid%C3%AAncia_m%C3%A9dica>.

Quadro 7.6 Modelo de ficha de avaliação de desempenho profissional – médico[9]

Nome do profissional: Nº Conselho profissional:		Especialidade:
Critérios	**Comentários**	**Evidências***
Adesão ao prontuário do paciente	Legibilidade/Rasuras Data/Hora/Carimbo profissional/ 　Assinatura Existência de Plano Diagnóstico/ 　Avaliações Termos de Consentimentos 　Específicos Sumário de Alta	( ) Atende ( ) Não atende ( ) Sem informação
Uso racional de sangue e hemocomponentes	Segundo políticas/protocolos 　institucionais	( ) Atende ( ) Não atende ( ) Sem informação
Uso racional de fármacos e antimicrobianos	Segundo políticas/protocolos 　institucionais	( ) Atende ( ) Não atende ( ) Sem informação
Solicitações de exames e procedimentos	Segundo políticas/protocolos 　institucionais	( ) Atende ( ) Não atende ( ) Sem informação
Tempo de permanência hospitalar	Segundo política institucional	( ) Atende ( ) Não atende ( ) Sem informação
Morbimortalidade	Relacionada com os resultados do 　cuidado prestado • Taxa de infecções • Taxa de complicações • Erros/Eventos-sentinela**	( ) Atende ( ) Não atende ( ) Sem informação
C H A***	• Competência • Habilidade • Atitude	Comentários

*Evidências: informações obtidas por meio de revisão periódica do prontuário do paciente; observações direta das habilidades do profissional; monitoramento das técnicas diagnósticas e terapêuticas; monitoramento da qualidade e segurança do paciente relativa ao cuidado prestado; discussão entre pares e com outros profissionais.
**Eventos-sentinela: ocorrência inesperada que implique morte ou perda grave e permanente de função.[9]
***CHA: competência; habilidade; atitude.

Para trabalhar com um corpo clínico aberto, médico ou multiprofissional, é preciso (1) cadastrar/credenciar os profissionais; (2) ter um regimento/regulamento interno; (3) identificar quais os médicos que mais geram serviços no hospital; (4) trabalhar a profissionalização das equipes mais participativas no hospital; (5) monitorar a performance médica; (6) discutir as não conformidades; e (7) rever a não aderência às necessidades do hospital.

São estratégias de melhorias para a adesão às práticas de qualidade e segurança do paciente: (1) criação de comitês assistenciais (gestor do corpo clínico); (2) implantar reuniões de análise crítica (para desenvolver, não só o conhecimento técnico, mas também as competências gerenciais); (3) reestruturações das comissões de auditoria médica; (4) criação de centros de estudos (como apoio na elaboração e implantação dos protocolos médicos e controle do processo educacional continuado); (5) bonificação por resultados e produtividade; (6) criação de um centro de epidemiologia hospitalar (a fim de garantir a confiabilidade dos dados epidemiológicos; (7) pesquisa de satisfação médica; (8) prontuário eletrônico (para auxiliar a gestão da assistência, sinalizar interações medicamentosas e controle de antimicrobianos, melhorar o registro em prontuário); (9) elaboração do manual/portal de orientação para o corpo clínico (informações sobre o funcionamento da instituição/hospital, gestão da qualidade, normas de condutas profissionais, recomendações para uso de medicamentos de alta vigilância/antimicrobianos, protocolos, serviços de apoio, Classificação Internacional de Doenças (CID) padronizados, siglário padronizado (recomendado o não uso de siglas, preferencialmente), telefones úteis e agendas médicas); e (10) reunião de integração médica (para estimular a interação entre as diversas equipes e os novos membros e equipes hospitalistas e unidades de pacientes críticos).[16-21]

Mudar uma cultura, quebrar paradigmas e contrariar interesses não são tarefas fáceis, nem de curto prazo, ainda que necessários.

Um dos primeiros problemas na(s) mudança(s) é o de identificar as próprias fragilidades, conceitos e as "pedras nos caminho".

Para atingirmos um padrão de qualidade, em qualquer que seja o segmento profissional, sempre será necessária a existência de normas/políticas, diretrizes, programas, manuais, fluxogramas, entre outros recursos que garatam atividades sistematizadas continuamente.

Adaptações poderão ser permitidas, mas não se poderá fugir às recomendações validadas e testadas.

Absorver os novos conceitos, alinhando-os às atividades será um objetivo que sem a menor dúvida nos levará a padrões de segurança e qualidade.

E isso leva tempo...

SISTEMA DE RESPOSTA RÁPIDA E HOSPITALISTAS

As grandes instituições/hospitais, que buscam o aumento dos níveis de complexidade de seus serviços como diferencial competitivo e solidez econômico-financeira, só terão êxito se forem capazes de inovar, mudar e reconhecer que erros acontecem, à despeito dos esforços individuais e/ou coletivos. Trabalhar o conceito de melhoria contínua, já é um começo.

Acesso, permanência e continuidade constituem os pilares de sustentação das melhores práticas e devem ser construídas com o foco principal dirigido ao ser humano, que busca alívio físico e psicológico, especialmente quando fragilizado e/ou doente.

No processo de segurança do paciente é fundamental que se tenha atenção para todas as possibilidades de falhas assistenciais, especialmente à noite, final de semana, feriados e alta ocupação, nos quais em geral, trabalha-se, a "meia máquina", em uma "zona cinza (limbo assistência)".[16] E, é nessa brecha de fragilidades, que surgem, em geral, as complicações clínicas e/ou cirúrgicas.[16]

Ainda é uma lacuna a inexistência em hospitais de um sistema formal para monitorar a performance médica, identificar, corrigir defeitos e evitar fragilidades na segurança do paciente.

Uma forma de minimizar essa fragilidade médico-assistencial, tem sido a implantação de sistema de resposta rápida e médicos hospitalistas.[16-18]

O *sistema de resposta rápida*, é do tipo reativo, que tem como objetivo a identificação de pacientes instáveis (códigos amarelo e azul).[19]

Em 1996, *Wachter* e *Goldeman* descreveram um novo modelo de assistência hospitalar nos Estados Unidos da América (EUA), caracterizado pela presença de um médico, que foi por eles denominado hospitalista, cuja função básica era melhorar a qualidade assistencial intra-hospitalar, por meio da eficiência no cuidado do paciente quando internado na instituição/hospital.[19]

No Brasil, existem insituições/hospitais, com experências de médicos hospitalistas, idealizados pela formação de uma equipe com oito médicos dando cobertura ao hospital em esquema de plantão de 24 horas, atuando junto às outras equipes e com apoio clínico/administrativo no cuidado do paciente.[19]

Os hospitalistas, na verdade, proporcionam melhoria na qualidade assistencial e economia de recursos (redução do tempo de permanência e otimização de atividades fins sem perda da qualidade), além de prestarem atendimento precoce aos pacientes que necessitam de internação, alta hospitalar e/ou que se agravam.[19]

O principal objetivo do código amarelo é reduzir o número de paradas cardiorrespiratórias nas unidades de internação do hospital, onde não há médico plantonista durante todo o dia, ou seja, reduzir a ocorrência de emergências fora das unidades de terapia intensiva e semi-intensiva. Já o código azul, tem como objetivo prestar atendimento imediato aos pacientes com suspeita de parada cardiorrespiratória (PCR) nas unidades de internação e, dessa forma, aumentar a chance de sobrevida destes pacientes.[20]

Os principais ganhos com esse sistema são: (1) redução do número de parada cardiorrespiratória (PCR); (2) redução da mortalidade hospitalar; (3) atuação precoce e seletiva para diminuir os índices de readmissão não programada e de permanência em unidades de terapia intensiva (UTI) e/ou em unidades de cuidados especiais; (4) tomada de decisões terapêuticas na ausência do médico assistente; (5) auditar e promover a utilização do protocolo de profilaxia da trombose venosa profunda em pacientes de alto risco; (6) inclusão do médico hospitalista no planejamento da assistência e no sistema de gestão clínica.[10,17-19]

Os *médicos hospitalistas* são profissionais com formação clínica (prática de procedimentos comuns em pacientes hospitalizados), que auxiliam na implementação de decisões estratégicas da gestão e que produzem conhecimento para sustentar o modelo médico assistencial hospitalar aprimorando os indicadores de qualidade que garantam segurança. Têm ascendência técnica e científica que permite coordenar equipes multiprofissionais, garantindo conceitos e aprimoramentos de condutas (Quadro 7.7).[10,16-19]

Quadro 7.7 Atribuições do médico hospitalista[16-19]

- Estabelecer, descrever e acompanhar pacientes junto aos serviços de controle de infecções e de riscos
- Aperfeiçoar o processo de detecção e notificação de "eventos-sentinela"*
- Acompanhar os protocolos clínicos estabelecidos pelas especialidades médicas, sobretudo no que se refere ao controle do tempo de internação por doenças
- Atuar de modo diferenciado no monitoramento de pacientes com risco de alta permanência, idosos e terminais
- Gerenciar o tempo de permanência do hospital, garantindo a segurança assistencial, econômica e financeira
- Apoiar o corpo clínico (médico assistente) nos protocolos gerenciados como infarto agudo do miocárdio (IAM), acidente vascular encefálico (AVE), risco de tromboembolismo (TEV) profundo; quedas; pacientes críticos
- Avaliar pacientes em unidades de recuperação pós-anestésica
- Avaliar pacientes oriundos dos serviços de urgência/emergência, quando internados em unidades assistenciais
- Auxiliar o paciente cirúrgico clinicamente
- Auxiliar as políticas de uso racional de medicamentos (os de alto custo ou de eficácia duvidosa)
- Indicar atendimento em *"home care"*

*Eventos-sentinela: ocorrência inesperada que implique em morte ou perda grave e permanente de função.[9]

Políticas e Protocolos

QUESTÕES APLICATIVAS

Há maturidade de processo quando:

- **ESTÁ FOCADO NA MELHORIA CONTÍNUA** (otimizado/inovador): a maturidade de um processo é caracterizada por ciclos de melhorias contínuas. Os gestores e colaboradores conhecem o processo para desenvolver ciclos de aperfeiçoamento.
- **É MEDIDO E CONTROLADO** (gerenciado/refinado): as interpelações do processo e seu alinhamento às estratégias são claras.
- **É DEFINIDO – PADRONIZADO** (pós-ativo): o processo é documentado, padronizado e integrado. O objetivo do processo está ligado ao negócio.
- **É REPETITÍVEL** (adequado): e tem continuação básica e procura ser organizado e monitorado.
- **NÃO É POUCO CONTROLADO OU REATIVO** (inicial/não adequado): poucas atividades são claramente definidas e o sucesso depende do esforço heróico individual.

O que é excelência?"

" A missão de um avaliador não é ver todas as coisas. Sua atuação é um processo de verificação de amostragem e buscar e aferir o grau de conformidade do sistema de gestão da instituição com os padrões pré-definidos do instrumento que está sendo utilizado."

Referências

1. Gauss. Consulting Grup. Manualização empresarial. Disponível em: <http://www.gaussconsulting.com.br/si/site/08016>.

2. Pimenta G. O poder da manualização organizacional. Disponível em: <http://www.aimi.org.br/portal/noticias/104-o-poder-da-manualizacao-organizacional.html>.

3. Central de Normas e Padrões do Hospital Mãe de Deus. Norma 001-Sistema de Padronização de Processos. Versão 004. 2011. Disponível em: <http://www.maededeus.com.br/intramd/Controladoria/DocumentosSimples.aspx>.

4. Mesquita ET, Ribeiro A, Ferreira FE. Gestão Médico-Assistencial do Corpo Clínico. In: Silva HMS, Kaemmerer A, Schout D. Gestão do Corpo Clínico – Experiência dos Hospitais da ANAHP. Medbook. Rio de Janeiro. 2008. pp. 205-209.

5. Silva RM. Manual de boas práticas médicas Rede Vita. In: Silva, HMS, Kaemmerer A, Schout D. Gestão do corpo clínico. Experiência dos Hospitais da ANAHP. Medbook. 2008. pp. 31-4.

6. ANAHP. Associação Nacional de Hospitais Privados. Manual de Organização do corpo clínico. Recomendações. 2011. pp. 37.

7. Londres LRS. Gestão do Corpo Clínico – Considerções Históricas e Teóricas. In: Silva HMS, Kaemmerer A, Schout D. Gestão do Corpo Clínico – Experiências dos Hospitais da ANAHP. Medbook. 2008. pp. 3-15.

8. Balestrin F, Resende JM. Síntese da organização de corpo clínico de uma rede hospitalar privada. A experiência da Rede Vita. In: Silva HMS, Kaemmerer A, Schout D. Gestão do corpo clínico. Experiência dos hospitais da ANAHP. Medbook. Rio de Janeiro. 2008. pp. 17-29.

9. CBA-Consórcio Brasileiro de Acreditação. Padrões de acreditação da Joint Comission International para hospitais. Rio de Janeiro. CBA. 2010. pp. 288.

10. Wachter RM. An introduction to the hospitalist model. Ann Intern Med. 1999; 16(1304):338-42.

11. Instituto de Medicina Hospitalar. Time de resposta rápida. Disponível em: <http://www.iqg.com.br/docs/01283530490.pdf>.

12. Sinisgalli LAM. Gestão do Corpo Clínico – Experiência do Hospital Nossa Senhora de Lourdes – São Paulo. In: Silva HMS, Kaemmerer A, Schout D. Gestão do Corpo Clínico – Experiências dos Hospitais da ANAHP. Medbook. Rio de Janeiro. 2008. pp. 197-204.

13. Capalbo JL. A gestão do corpo clínico. A experiência do hospital 9 de Julho. In: Silva HMS, Kaemmerer A, Schout D. Gestão do corpo clínico. Experiência dos Hospitais da ANAHP. Medbook. Rio de Janeiro. 2008. pp. 35-44.

14. Hospital Israelita Albert Einstein (HIAE). Regras gerais para Atividade médica no HIAE. Revisão: 18.10.2008. Disponível em: < http://medicalsuite.einstein.br/doc/normas/guia-pratica-medica/03-Regras-Gerais.pdf>.

15. Neto MC, Sardenberg C. Gestão do Corpo Clínico. Experiência do Hospital Israelita Albert Einstein. In: Silva HMS, Kaemmerer A, Schout D. Gestão do Corpo Clínico – Experiências dos Hospitais da ANAHP. Medbook. Rio de Janeiro. 2008. pp. 103-107.

16. Kaemmerer A. Um conceito de médico, Uma garantia de segurança assistencial. In: Silva HMS, Kaemmerer A, Schout D. Gestão do corpo clínico. Experiência dos hospitais da ANAHP. Medbook. Rio de Janeiro. 2008. pp. 139-46.

17. Wachter RM, Goldrman L. The hospitalist movement 5 years later. JAMA, 2002; 287(16):487-517.

18. Wacheter RM, Goldman L. The emerging of " hospitalist" in the American heart care system. New England I Med. 1996; 335(15):514-7.

19. Freitas PAM, Galvan V, Schiavon CA, Pollara WM. Gestão do corpo cllínico. A Experiência do Hospital e Maternidade São Camilo – Pompeia. In: Silva HMS, Kaemmerer A, Schout D. Gestão do corpo clínico. Experiência dos Hospitais da ANAHP. Medbook, Rio de Janeiro. 2008. pp. 77-88.

20. Hospital Israelita Albert Einstein. Código amarelo e código azul. Diponível em:1-<http://www.einstein.br/qualidade-seguranca-do-paciente/Paginas/codigo-azul.aspx.; 2-<http://www.einstein.br/qualidade-seguranca-do-paciente/Paginas/codigo-amarelo.aspx>.

21. Pereira NP. Gestão do corpo clínico. A Experiência do Hospital Anchieta. In: Silva HMS. Kaemmerer A, Schout D. Gestão do corpo clínico. Experiência dos hospitais da ANAHP. Medbook, Rio de Janeiro. 2008. pp. 45-60.

Ferramentas de Gestão

"O termo ferramenta (derivado do latim) pode significar um utensílio, dispositivo, ou mecanismo físico ou intelectual utilizado por trabalhadores nas diversas áreas para realizar uma tarefa".
Wikpédia

As ferramentas de gestão vêm sendo utilizadas como importantes auxílios para que se atinjam objetivos, sejam os de aumentar receitas, reduzir custos, inovar, melhorar a qualidade, reduzir riscos ou planejar ações futuras. São utilizadas na abordagem da qualidade como facilitadores da organização do trabalho de análise e na apresentação de resultados.[1-8]

Garantir a qualidade é induzir as pessoas a fazerem o melhor em tudo que se propuserem a fazer. E uma gestão da qualidade tem como finalidade estabelecer um sistema e uma disciplina que evitem o aparecimento de defeitos no ciclo de desempenho de um(a) companhia/instituição/hospital, monitorando situações que possam causar problemas futuros e/ou eliminando elementos-surpresa.[1-9]

Para se aferir a maturidade da gestão da qualidade é preciso compreender a atitude da gestão, como um instrumento; assim como o *status* de qualidade institucional, a resolução de problemas e as melhorias.

As ferramentas são, portanto, as bases da qualidade e o seu uso intensivo pode representar o ponto de partida para a melhoria e redução de custos e riscos, auxiliando na solução de problemas.

Hoje, várias são as instituições/hospitais que vivem momentos de grande relevância em suas histórias, quando focam sua gestão para a qualidade e segurança do paciente como prioridade institucional.[10]

É um constante desafio institucional trazer a qualidade e a segurança do paciente para o centro das discussões e desenvolver uma agenda positiva entre os diversos setores da cadeia assistencial de seus pacientes. E, as instituições, para atingirem esses objetivos, utilizam programas contínuos de gerenciamento de risco, a fim de identificar e reduzir eventos adversos inesperados e outros riscos à segurança de pacientes e profissionais focados na identificação do risco; na priorização do risco; na notificação do risco; no gerenciamento do risco; na investigação do risco e no gerenciamento das queixas relacionadas com os ricos.[9,10]

São metodologias que podem ser utilizadas para a implantação de uma cultura de qualidade e segurança do paciente: (1) a pesquisa ação, que autodiagnostica e autotransforma, desenvolvendo pessoas e saber; (2) método construtivista segundo a teoria *Piaget* e (3) liderança pelo exemplo.[11-14]

Uma equipe de gestão de riscos deve atuar de formas ativa, passiva e sentinela, utilizando ferramentas de rastreabilidade de eventos ocorridos e proativas das consequências de um evento que poderia ocorrer em um processo crítico, de alto risco.[9,15]

A gestão de riscos procura sistematicamente identificar: (1) as formas de organização do hospital; (2) os processos de notificação de eventos adversos; (3) as atividades de notificação; (4) o registro nos prontuários e no sistema; (5) as orientações e formas de gerenciamento para casos de queda, úlceras de pressão, flebites, alergias, tromboembolismo, broncoaspiração, demarcação de lateralidade, vulnerabilidade emocional, perda de cateter, extubação acidental, transfusão sanguínea e infecções relacionadas à assistência à saúde; e (6) a saúde ocupacional dos seus colaboradores, dentro de um conceito de riscos sanitário hospitalar, ambiental e assistencial.[15]

BASES DA CULTURA DE INDICADORES

Por meio dos departamentos de planejamento e gestão/qualidade deve-se listar um conjunto de indicadores, relativos a qualidade e riscos ao paciente.

Como instrumentos de coleta de dados, deverá ser utilizada a literatura, referente aos indicadores de saúde e metas internacionais de segurança do paciente,[16] para que o conjunto de indicadores reflita a realidade institucional e as necessidades dos setores, formando-se equipes multidisciplinares de discussão, que se reúnam semanalmente por cerca de duas horas, em um mesmo dia/horário, para listar indicadores que representem o monitoramento e melhorias advindas de seus resultados.[15-18]

GERENCIAMENTO DE RISCOS

As principais fontes de notificação e/ou de identificação de não conformidades/oportunidades de melhorias que possam ser trabalhadas retros-

Ferramentas de Gestão

243

pectivamente e/ou proativamente são: colaboradores; lideranças; alertas de risco do SAC (Serviço de Atendimento ao Cliente); serviço de controle de infecções/gestão de riscos; comissão de revisão de óbitos/prontuário; equipes clínicas/multidisciplinar e a farmácia.[18]

A equipe de gestão de riscos deverá atuar de forma ativa, passiva e sentinela, utilizando ferramentas de rastreabilidade de eventos ocorridos e proativas das consequências de um evento que poderia ocorrer em um processo crítico de alto risco.[18]

Todo o processo de gestão de riscos do hospital deverá seguir a política institucional e programas relacionados com as práticas de qualidade e segurança do paciente.

Os eventos adversos identificados/capturados passam por um processo de análise crítica dos membros executores e consultores da qualidade/gestão de riscos e comissões específicas (controle de infecções e saúde ocupacional).[18]

Deverão ser criados grupos multidisciplinares para (1) identificar as ferramentas da implantação da cultura da qualidade e segurança do paciente; (2) definir os componentes de uma comissão multidisciplinar de gerenciamento de riscos/qualidade; e (3) desenhar o diagrama da gestão de risco/qualidade.[15,17,18]

METODOLOGIAS E FERRAMENTAS DE QUALIDADE

"O construtivismo não é um método, é um conceito".
Silvia de Mattos Gasparian Colello

Método construtivista (Jean *Piaget*) opta por acompanhar a curiosidade natural das pessoas, isto é, ao invés de usar um método preestabelecido, propõem-se temas que interessam naquele momento, para construir e organizar o seu próprio conhecimento, de forma cada vez mais elaborada. É uma metodologia que estimula o senso crítico.

Na construção de um novo conhecimento sempre será preciso escolher uma metodologia que faça com que grupos tornassem equipes.

Uma forma de aglutinar talentos onde todos tenham oportunidades de discutir os temas e adaptá-los às suas realidades e políticas institucionais, não apenas ensinando, mas ajudando a todos dentro de um contexto de mudanças.

Como já tinhamos essa experiência implantada e com bons resultados, achamos que ela pode ser uma grande ferramenta de transformação...

> *"O principal objetivo da educação é criar indivíduos capazes de fazer coisas novas e não simplesmente repetir o que as outras gerações fizeram.*
> *– As estruturas operatórias da inteligência não são inatas"*
> Jean Piaget

METODOLOGIA 5S

> *"Não corrigir nossas falhas, é o mesmo que cometer novos erros".*
> Confúcio, Filósofo Chinês, 551 – 478 a.C.

O 5S é uma metodologia de trabalho que usa uma lista de cinco palavras japonesas: *Seiri, Seiton, Seiso, Seiketsu* e *Shitsuke*, que possibilita desenvolver um planejamento sistemático de classificação, ordem, limpeza, permitindo, assim de imediato, maior produtividade, segurança, clima organizacional e motivação das pessoas, com consequente melhoria da competitividade organizacional (Quadro 8.1).[1]

Quadro 8.1 Compreendendo a mjetodologia 5S/Sensos[1]

Seiri: **Senso de utilização**	Separar o que não é essencial, eliminando o que não é necessário
	Utilizar e preservar consigo apenas os sentimentos valiosos como a sinceridade, o companheirismo, a compreensão; descartando aqueles sentimentos negativos e criando atitudes positivas para fortalecer e ampliar a convivência, apenas com sentimentos valiosos
	É identificar materiais, equipamentos, ferramentas, utensílios, informações e dados necessários e desnecessários, descartando ou dando a devida destinação àquilo considerado desnecessário ao exercício das atividades

(continua)

Ferramentas de Gestão **245**

Quadro 8.1 Compreendendo a metodologia 5S/Sensos[1] (*continuação*)

Seiton: **Senso de ordenação**	Situar o essencial, organizando o espaço de trabalho de forma mais eficaz. Distribuir adequadamente o tempo dedicado ao trabalho, ao lazer, à família, aos amigos. Não misturar suas preferências profissionais com as pessoais, ter postura coerente, serenidade nas suas decisões, valorizar e elogiar os atos bons, incentivar as pessoas e não somente criticá-las Definir os locais apropriados, adotando como critério a facilidade para estocagem, identificação, manuseio, reposição, retorno ao local de origem após uso, consumo dos itens mais velhos primeiro
Seiso: **Senso de limpeza**	Suprimir o que é desnecessário, melhorando o nível de limpeza, eliminando supérfulos Procurar ser honesto ao se expressar, ser transparente, cordial, prestativo, sem segundas intenções, com as pessoas Eliminar a sujeira ou objetos estranhos para manter limpo o ambiente (parede, armários, o teto, gaveta, estante, piso) bem como manter dados e informações atualizados para garantir a correta tomada de decisões
Seiketsu: **Senso de saúde**	Sinalizar anormalidades, prevenindo o aparecimento de desordem Ter comportamento ético, promover um ambiente saudável nas relações interpessoais, sejam sociais, familiares ou profissionais, cultivando um clima de respeito mútuo nas diversas relações Manter boas condições sanitárias nas áreas comuns (lavatórios, banheiros, cozinha, restaurante), zelar pela higiene pessoal usar EPIs (equipamentos de proteção individual) e cuidar para que as informações e comunicados sejam claros, de fácil leitura e compreensão
Shitsuke: **Senso de autodisciplina**	Seguir implementando melhorias, incentivando esforços de aprimoramento Seguir os procedimentos, regras e normas da empresa, bem como a cultura, buscando contribuir sempre para a correção de erros/ não conformidades do ambiente de trabalho com sugestões e sistematizando as boas práticas
5S significa:	• Trabalhar com segurança • Manter bons hábitos para a saúde • Buscar limpeza e organização • Combater desperdícios • Ter espírito de equipe • Aceitar desafios • Ser responsável

Os principais benefícios da metodologia 5S são: (1) maior produtividade pela redução da perda de tempo procurando por objetos (só ficam no ambiente os objetos necessários e ao alcance da mão); (2) redução de despesas e melhor aproveitamento de materiais; (3) melhoria da qualidade de produtos e serviços; (4) menos acidentes do trabalho; e (5) maior satisfação das pessoas com o trabalho.[1]

A metodologia 5S vem sendo adotada em várias organizações, desde pequenas empresas até grandes corporações para (1) melhoria dos níveis de qualidade da comunicação e troca de informações; (2) redução do ciclo de treinamento para novos empregados; (3) redução de reclamações; (4) redução do tempo de atendimento por cliente; (5) melhoria da produtividade; (6) maiores níveis de qualidade da produção; (7) maior segurança; e (8) melhor desempenho.[1]

São perguntas que podem ser elaboradas para direcionar o processo:

1. O que pode ser jogado fora e o que deve ser guardado?

2. O que pode ser útil para outro setor ?

3. O que pode ser consertado ?

4. É possível trabalhar de forma mais econômica, racionalizando o tempo?

Administrar bem o patrimônio da instituição é essencial, principalmente no que se refere a organização e identificação de (1) laudos; (2) relatórios; (3) atas; (4) documentos em geral; (5) pareceres; (6) dados estatísticos; e (7) arquivos de documentos.

São etapas da abordagem de um problema.[7]

- **Identificar corretamente o problema:** (1) fluxograma; (2) *brainstorming* (ou técnica nominal de grupo); (3) análise de forças de campo; e (4) *checklist*.

- **Observar os dados:** (1) carta de controle e análise de capacidade; (2) gráfico de tendência; (3) histograma; e (4) folha de verificação.

- **Analisar as causas:** (1) *brainstorming* (ou técnica nominal de grupo); (2) folha de verificação; (3) gráfico de dispersão e gráfico de Pareto; e (4) *checklist*.

- **Atuação** – corrigir os problemas identificados, atacando suas causas e reiniciando o ciclo.
- **Aperfeiçoar** – a abordagem.
- **Reiniciar o ciclo** – atacando um novo problema.

*"Qualidade é uma questão de decisão.
Não há qualidade a qualquer preço".*
André Staffa Filho

Sempre concordamos com essa premissa. E ao longo dos anos temos trabalhado as equipes na introspecção da cultura da qualidade como uma rotina institucional.
Nunca é fácil, mas tem-se que tentar...

FERRAMENTAS BÁSICAS DA QUALIDADE

"Qualidade e riscos: indissociáveis em serviços de saúde".
Carlos Dias Lopes e Flavia Paula Lopes

Fluxograma

O fluxograma descreve a sequência do trabalho envolvido no processo, passo a passo, e os pontos em que as decisões são tomadas. É uma ferramenta de análise e de apresentação gráfica do método ou procedimento envolvido no processo.[7]

Os principais elementos do fluxograma são: (1) *atividade* (bloco que simboliza a execução de uma tarefa ou de um passo no processo); (2) *decisão* (representa um ponto do processo em que uma decisão deve ser tomada, em função do valor de alguma variável ou da ocorrência de algum evento); (3) *resposta* (uma decisão); e (4) *início/fim* (identifica pontos de início ou de conclusão de um processo)[7] (Figura 8.1).

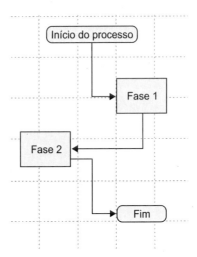

Figura 8.1 Modelo de fluxograma.

Folha de Verificação

É um quadro para o lançamento do número de ocorrências de um certo evento. A sua aplicação típica está relacionada com a observação de fenômenos. Observa-se o número de ocorrências de um evento e anota-se na folha a sua frequência[7] (Figura 8.2).

Item	Ocorrências

Figura 8.2 Modelo folha de verificação.

Histograma

É um gráfico de barras verticais que apresenta valores de uma certa característica agrupados por faixas. É útil para identificar o comportamento típico de uma característica[7] (Figura 8.3).

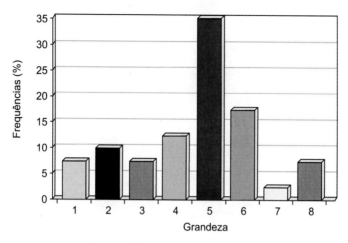

Figura 8.3 Modelo de histograma.

Gráfico de Pareto

Foi desenvolvido pelo economista Vilfredo Pareto, quando de estudos sobre problemas socioeconômicos (poucas causas principais influíam fortemente no problema; havia um grande número de causas triviais – influência marginal).[7]

O gráfico de Pareto estratifica causas, desdobrando em níveis decrescentes de detalhe, até chegar às causas primárias que possam ser efetivamente atacadas. Serve para quantificar a importância das causas de um problema[7] (Figura 8.4).

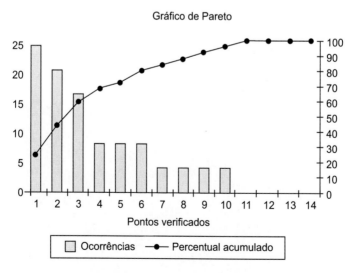

Figura 8.4 Modelo de gráfico de Pareto.

Gráfico de Tendências

É um gráfico simples, em coordenadas cartesianas, que descreve o comportamento de uma variável ao longo do tempo ou em função de outra variável de referência. É útil na identificação de tendências de comportamento, facilitando a identificação de eventos ou a compreensão do problema em estudo[7] (Figura 8.5).

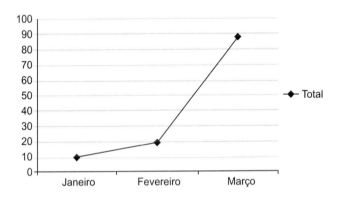

Figura 8.5 Modelo de gráfico de tendências.

Gráfico de Dispersão

Permite visualizar a correlação entre duas grandezas.[7] A correlação poderá inexistir, caracterizar-se como uma correlação linear (ao longo de uma reta); caracterizar-se como uma correlação não linear (ao longo de uma curva) e caracterizar outras distribuições[7] (Figura 8.6).

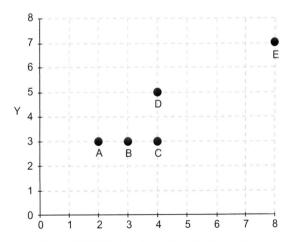

Figura 8.6 Modelo de gráfico de dispersão.

Diagrama de Causa e Efeito (*Ishikawa*)

Conhecido como diagrama de *Ishikawa* ou diagrama "espinha de peixe", é utilizado quando se precisa identificar as causas de um problema, partindo de grupos básicos de possíveis causas, desdobrando tais causas até os níveis de detalhes adequados à solução dos problemas.[7]

Tem como vantagens: levantamento não estruturado das causas; o foco passa a ser o problema, mediante abordagem integrada; efetiva a pesquisa das causas; é o ponto de partida para o uso de outras ferramentas básicas; identifica o nível de compreensão que a equipe tem do problema e é de uso genérico (Figura 8.7).

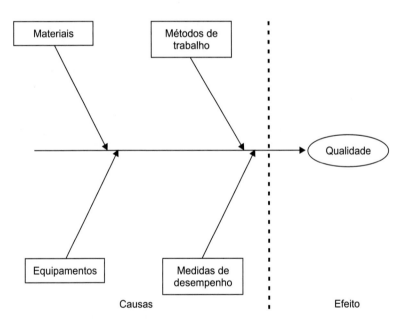

Figura 8.7 Modelo de diagrama de causa e efeito.

Carta de Controle

Também chamada de carta de *Shewart* (1920) é utilizada para o acompanhamento de processos (utiliza o controle estatístico de processo – limites de controle), possibilitando a documentação do acompanhamento do comportamento e a sua variabilidade (se o processo está sob controle, isto é, isento de causas especiais)[7] (Figura 8.8).

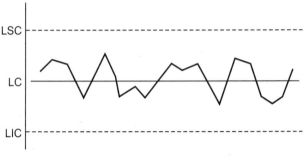

Figura 8.8 Modelo de carta de controle.

FERRAMENTAS AUXILIARES DA QUALIDADE

Brainstorming

É uma "tempestade de ideias", uma das etapas na qual o conhecimento deve ser agregado à organização.[3] É uma reunião de grupo em que novas ideias são buscadas, de forma livre, com maximização do seu fluxo e da criatividade e capacidade analítica.[7]

São considerações importantes do *brainstorming*: (1) convocação de pessoas de diferentes posições do organograma e fora dele com conhecimentos; e (2) extrair a maior quantidade de conhecimento das pessoas convocadas. Em um *brainstorming* procuram-se eventuais causas dos resultados do sistema.[3,7]

Técnica Nominal de Grupo

É a formalização e controle de *brainstormings*.[7]

Diagramas de Apresentação

É a apresentação, de forma gráfica, das distribuições ou ocorrências.[7]

Os diagramas mais comumente usados são os circulares (ou diagramas em pizza) e os diagramas de barras, horizontais e verticais (Figura 8.9).

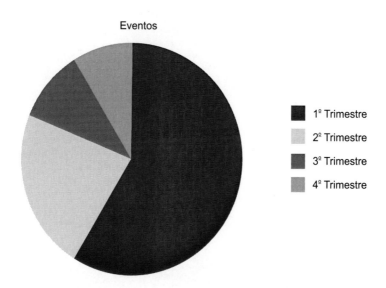

Figura 8.9 Modelo de diagramas de apresentação.

ANÁLISE DE CAPACIDADE

É desenvolvida a partir da carta de controle. Se o processo sob controle, pode-se avaliar se este é capaz de atender às especificações estabelecidas. Para melhor compreender as implicações da capacidade de processos deve-se abordar a questão da tolerância de uma característica quantificada por uma variável ou por um atributo, dentro da qual as variações são aceitas. Um processo preciso é similar a um atirador de dardos que acerta todos os tiros próximos uns dos outros: a sua variabilidade, ou dispersão, é pequena. Mas, se um jogador for preciso e acurado acertará todos os tiros próximos uns dos outros e no centro do alvo[7] (ver Figura 8.10 na página seguinte).

Checklist

É a relação previamente definida de atividades. São listas de verificações com itens a serem observados, tarefas a serem cumpridas, materiais a serem comprados, ou seja, é uma lista na qual são colocados itens que podem fazer falta em alguma **tarefa** ou em algo que esteja em planejamento ou execução, evitando assim futuros esquecimentos, falhas, faltas. É uma forma de **organizar** algo a ser feito[3,7,14] (ver Figura 8.11 na página seguinte).

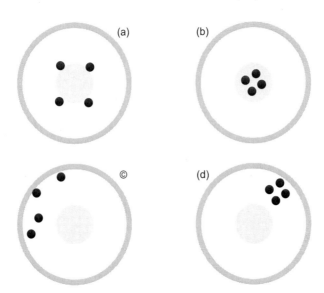

Figura 8.10 Modelo de análise de capacidade (analogia do alvo).

Em (a) os resultados são exatos porque, em média, estão próximos do valor verdadeiro, mas não são precisos porque há certa dospersão.

Em (d) os resultados são precisos porque estão próximos entre si, mas não são exatos porque estão distantes do valor verdadeiro.

Em (b) a situação ideal (precisos e exatos) e, em (c), a pior situação, isto é, nem precisos nem exatos.

Comparando (d) com a situação ideal (b), é possível concluir que o atirador deve ser habilidoso, mas a mira da arma deve estar desregulada. E, na comparação de (a) com (d), deduz-se que a mira da arma está em ordem, mas o atirador não tem a necessária habilidade (http://www.mspc.eng.br/tecdiv/med100.shtml).

Figura 8.11 Modelo de *checklist*.

Dossier

Dossier ou dossiê é uma coleção de documentos ou um pequeno arquivo que contém papéis relativos a determinado assunto, processo, empresa ou pessoa.[1-3]

Um dossiê geralmente contém uma biografia ou informações detalhadas para análise sobre um interesse em especial.

Antes de iniciar um dossiê, o analista escolhe um caminho claro que deve seguir (detalhes da atividade/processo).

No final do documento e com base na informação coletada, o analista tira conclusões, que indicam se o objeto de análise de determinado tema foi ou não alcançado.

Reunião

Reunião é o encontro de duas ou mais pessoas com propósito de discutir algum tema ou realizar alguma atividade.[1-3]

Uma reunião tem geralmente como tema de discussão negócios ou assuntos comunitários. Nas organizações, reuniões são importantes eventos para contato pessoal e comunicação entre os coparticipantes. Reunião, palestra, conferência e *workshop* podem ter em comum o encontro de pessoas com alguma afinidade pessoal, ideológica, crença, religiosa, profissional ou interesse em determinado argumento. Diferem em certas conotações e prioridades.

Workout

O *workout*, é uma ferramenta administrativa, elaborada na *General Eletric* (GE), que tem como objetivo eliminar a burocracia e solucionar os problemas organizacionais rapidamente. O método funciona da seguinte forma: grandes grupos de funcionários e gerentes – de diferentes níveis e funções dentro da empresa – se reúnem para abordar questões e preocupações por eles identificadas ou levantadas pela gerência sênior. Em pequenas equipes, as pessoas desafiam os superiores sobre "a maneira como sempre fizemos as coisas" e recomendam melhorias radicais nos processos organizacionais. Esse sistema viabiliza mais rapidez nas decisões e, consequentemente, aumento da qualidade. A longo prazo auxilia no desenvolvimento de uma cultura.[3]

O *workout*, são sessões de *brainstorming*, das quais já se sai com planos de ação prontos e que devem ser executados de forma rápida.[3]

Workshop

Um *workshop* diferencia-se de uma palestra, por alguns eixos conceituais básicos. Nele, a plateia não é apenas mera espectadora. Em determinados momentos (ou em todos eles, dependendo da organização do trabalho e do estilo de aprendizado proposto), o auditório é convocado a participar, normalmente vivenciando experiências que remetem ao tema em discussão. Nesse sentido, o *workshop* tem caráter mais prático e sua realização requer do palestrante (também chamado "facilitador") uma profunda abertura ao diálogo, ao envolvimento, ao confronto.[4]

Normalmente, durante um *workshop*, estimulam-se trabalhos de recortes, de construções em subgrupos, de organizações de painéis, de plenárias com recursos multimídia. As palestras ou conferências são muitas vezes orientadas por um perito em determinado assunto e o *workshop* em continuação pode ser fonte de prática ou contribuições da criatividade e inteligência para ulterior desenvolvimento.

Workflow

Chama-se *workflow* ("fluxos de trabalho") à modelização e à gestão informática do conjunto das tarefas a realizar e dos diferentes atores implicados na realização de um processo do negócio (processo operacional), representado por interações sob a forma de troca de informações entre pessoas, aplicações ou serviços e processos terceiros.[5]

Na prática, um *workflow* pode descrever (1) o circuito de validação; (2) as tarefas a realizar entre os diferentes atores de um processo; (3) os prazos a respeitar; e (4) os modos de validação. Fornece, além disso, a cada um dos atores, as informações necessárias para a realização da sua tarefa.[5,6]

Total Quality Mangement (TQM)

A gestão da qualidade total (*Total Quality Management*) consiste em uma estratégia de administração orientada a criar consciência da qualidade em todos os processos organizacionais. Referida como "total", uma vez que o seu objetivo é a implicação não apenas de todos os escalões de uma organização, mas também da organização estendida, ou seja, seus fornecedores, distribuidores e demais parceiros de negócios.

Compõe-se do planejamento, a organização, o controle e a liderança.

A *Toyota* (Japão), foi primeira organização a empregar o conceito de "TQM", superando a etapa do fordismo (*Ford*), em que essa responsabilidade era limitada apenas no nível da gestão. No "TQM" os colaboradores da organização possuem uma variedade mais ampla de atribuições, cada um sendo diretamente responsável pela consecução dos objetivos da organização. Desse modo, a comunicação organizacional, em todos os níveis, torna-se uma peça-chave da dinâmica da empresa.[2,3]

Pelos sistemas de gerenciamento da qualidade podem-se aumentar a satisfação e a confiança dos clientes, além da produtividade; reduzir os custos internos; melhorar a imagem e os processos de modo contínuo e possibilitar acesso mais fácil a novos mercados.[3]

A certificação permite avaliar as conformidades determinadas pela organização por meio de processos internos, garantindo ao cliente material, processo, produto ou serviço concebido conforme padrões, procedimentos e normas, reavaliadas periodicamente.

São objetivos da TQM: capacitação, equipe de solução de problemas; métodos estatísticos; reconhecimento do sistema; e conhecimento de metas.

Os princípios básicos da qualidade total são: (1) produzir bens ou serviços que respondam concretamente às necessidades dos clientes; (2) garantir a sobrevivência da empresa por meio de um lucro contínuo obtido com o domínio da qualidade; (3) identificar o problema mais crítico e solucioná-lo pela mais elevada prioridade (Pareto); (4) falar, raciocinar e decidir com dados e com base em fatos, administrar a empresa ao longo do processo e não por resultados; (5) reduzir metodicamente as dispersões por meio do isolamento das causas fundamentais; (6) o cliente é "Rei" e não se permitir servi-lo se não com produtos de qualidade; (7) a prevenção deve ser a tão montante quanto possível; (8) na lógica anglo-saxônica de "*trial and error*", nunca permitir que um problema se repita; e (9) a lógica para que as empresas possam se desenvolver de acordo com esses pressupostos é a do PDCA (*plan; do; check; act to correct*).[2,3,8]

São benefícios da TQM: (1) quebra de barreiras entre departamentos; (2) concepção de cliente interno; e (3) melhoramento contínuo. São dificuldades: (1) desajustamento da linguagem; (2) comprometimento; e (3) profissionalização.[7]

PDCA

O PDCA foi idealizado por *Shewhart* e divulgado por *Deming*, quem efetivamente o aplicou para fins estatísticos e métodos de amostragem. Tem por princípio tornar mais claro e ágil os processos envolvidos na execução da gestão (da qualidade), por meio de quatro passos: (1) P (*plan*/planejar); (2) D (*do*/fazer); (3) C (*check*/averiguar); e (4) A (*act*/agir)[3,7] (Figura 8.12).

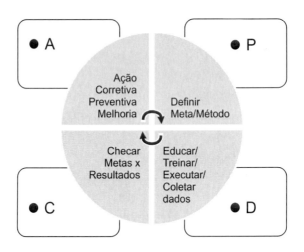

Figura 8.12 Modelo de PDCA (*plan, do, check, action*).

SISTEMA DE NOTIFICAÇÃO, INVESTIGAÇÃO DE EVENTOS/INCIDENTES

Erros sempre ocorrem em qualquer instituição de saúde/hospital, porém nem sempre são informados e/ou assumidos, por medo (punições ou processos) ou por vergonha de errar. Um paciente internado em uma unidade de terapia intensiva (UTI) sofre em média 1,7 erro de assistência diariamente, e o paciente hospitalizado, em média, experimenta um erro de prescrição de medicamentos por dia.[15,16]

Entretanto, a necessidade de se aprender com os erros é, hoje, uma das grandes oportunidades da gestão da qualidade para se melhorar.[15]

Assim, implementar um sistema de notificação de erros (não punitivo) é, sem dúvida, uma importante ferramenta de qualidade para qualquer instituição/hospital. Essa notificação poderá ser feita em papel, *web* ou pessoalmente (anônima, confidencial ou aberta) a uma gerência de qualidade/segurança do paciente/riscos (Quadro 8.2).[15]

Quadro 8.2 Tipos de notificações de erros em saúde*[15]

Anônimo	Não é identificada. Tem como desvantagem não permitir que sejam feitas e respondidas perguntas de investigação Pode ser incentivada em uma fase inicial, como forma de se captar erros
Confidencial	Nesse tipo de notificação o notificador é conhecido, mas protegido de autoridades (como as reguladoras ou de sistemas legais, exceto quando caracterizada conduta criminosa). São melhores do que as anônimas, pois permitem perguntas e respostas sobre a investigação Nesse sistema o notificador tem de ter certeza de que sua informação será realmente confidencial
Aberta	Todas as pessoas e lugares são publicamente identificados É pouco utilizada na área de saúde, por medo de exposições/potenciais publicidades não desejadas
Ideal*	Todos os envolvidos participam do processo Existe transparência dos objetivos e intenções Os notificadores são protegidos, na medida do possível, de danos legais ou de outra natureza Existem responsabilidades definidas e claras, focadas no intelegível (limitados a imprudência, intenção e violação) Há opção de notificação (fácil) anônima ou confidencial e acessível a qualquer pessoa, mediante formulários (múltipla escolha) As análises dos dados são feitas por especialistas em segurança Há retorno rápido aos envolvidos (especialmente para os notificadores) Há governança/liderança para proteger a missão e os valores institucionais

*Adaptado: Agency of Healthcare Research and Quality (AHRQ). Disponível em: < http://www.ahrq.gov/about/cpr/ptsafety/ambpt14.htm#Characteristics>.

Erros significativos devem ser invetigados por meio de análise de causa-raiz (ACR) em busca de problemas sistêmicos que precisem de correções.

Por meio de uma gerência/comitê multidisciplinar de riscos pode-se implantar uma sistemática de notificações de erros em uma institutição/hospital, que poderão ser compartilhados como oportunidades de melhorias na segurança do paciente. Nesse processo, reuniões são excelentes ferramentas para discussões de problemas e elaboração de planos de ações/processo educativo continuado.[17]

Um outro método para capturar problemas relacionados com a segurança do paciente, incluem *checklists* para a falta de estruturas, processo e desfechos reconhecidamente necessários, assim como o uso de ferramenta-gatilho e FMEA (*Failure mode and effects analysis*).[15]

Análise de Causa Principal (ACP)/Causa-raiz (ACR)

O objetivo da ACP/ACR é identificar fatores relacionados com os sistemas que levam ao erro e sugerir soluções que possam prevenir eventos similares do sistema venham a causar danos futuros.[15]

Deve-se ter todo o cuidado para que não se busquem apenas culpados, daí a importância da habilidade das lideranças na condução da análise que deve ser multidisciplinar, na qual todos "contam suas histórias" e preenchem fichas que ajudaram no desfecho da análise (Quadro 8.3).

Ferramentas-Gatilho

É um método que tem sido usado para a identificação de certos tipos de erros, em especial de prescrição de medicamentos. É sustentado no fato de que muitos erros de prescrição de medicamentos deixam marcas previsíveis, como necessidade de um antídoto. Para seu uso são criadas listas de gatilhos mais frequentes de ocorrerem. Essa ferramenta deverá ser complementada com a análise de prontuário.[15,18]

Poderão ser gatilhos (*Institute for Healthcare Improvement*, 2007): (1) assistenciais (qualquer parada cardiorrespiratória, queda abrupta > 25% no hematócrito, queda de paciente, readmissão em até 30 dias, transferência para áreas de maior nível de cuidado, como Unidades de Terapia Intensiva – UTIs); (2) cirúrgicos (retorno não programado ao centro cirúrgico, intubação/reintubação na sala de recuperação pós-anestésica, morte no pós-operatório, nível de troponina pós-operatório > 1,5 ng/ml, tempo cirúrgico maior que 6 horas); (3) medicamentos (TTPA-tempo parcial de tromboplastina > 100s; INR > 6, ureia aumentada ou creatinina maior que duas vezes o valor

Quadro 8.3 Modelo de ficha de investigação de evento/análise de causa principal (ACP)/causa-raiz (ACR)

Nível de Análise		Perguntas	Achados	Nível de análise	Causa-raiz	Perguntar por quê?	Agir
O que aconteceu?	Evento-sentinela	Quais são os detalhes do evento?					
		Quais são os detalhes do evento?					
		Qual área/serviço foi impactado?					
Por que isso aconteceu?	Processo ou atividade em que ocorreu o evento?	Quais são as etapas do processo, tal como concebido? (Um diagrama de fluxo pode ser útil aqui)					
Quais são os fatores mais próximos? (Tipicamente, variação da "causa especial")		Quais passos estão envolvidos (contribuem para) no evento?					
	Fatores humanos	Quais fatores humanos foram relevantes para o resultado?					
	Fatores de equipamento	Como o desempenho do equipamento afetou o resultado?					
	Fatores controláveis do ambiente	Quais fatores afetaram diretamente o resultado?					
	Fatores externos incontroláveis	Eles estão realmente fora do controle da organização?					
	Outros	Há outros fatores que influenciem diretamente o resultado?					
		Que outras áreas ou serviços sofreram impacto?					

basal, administração de vitamina K, uso de naloxona, suspensão abrupta de medicamentos); (4) em terapia intensiva (caso de pneumonia, readmissão na terapia intensiva, intubação/reintubação); (5) perinatal (*apgar* < 7 no 5º minuto, laceração de períneo grau III ou IV); e emergência (readmissão no pronto-socorro em até 48 horas; tempo no pronto-socorro > 6 horas).[15]

FMEA (FAILURE MODE AND EFFECTS ANALYSIS)

A metodologia de análise do tipo e efeito de falha, conhecida como FMEA, é uma ferramenta que busca, em princípio, evitar, por meio da análise das falhas potenciais e propostas de ações de melhoria, que ocorram falhas no projeto do produto ou do processo. Detecta falhas antes, diminuindo as chances de o produto ou processo falhar.[15,19]

Tipos de *FMEA*

- FMEA *de produto* – O objetivo dessa análise é evitar falhas no produto ou no processo decorrentes do projeto. É comumente denominada também de *FMEA* de projeto.

- FMEA *de processo* – O objetivo dessa análise é evitar falhas do processo, tendo como base as não conformidades do produto com as especificações do projeto.

- FMEA *de procedimentos administrativos* – Nele analisam-se as falhas potenciais de cada etapa do processo com o mesmo objetivo que as análises anteriores, ou seja, diminuir os riscos de falha.

Aplicação da *FMEA*

Pode-se aplicar a análise *FMEA* nas seguintes situações:

- para diminuir a probabilidade da ocorrência de falhas em projetos de novos produtos ou processos;

- para diminuir a probabilidade de falhas potenciais (ou seja, que ainda não tenham ocorrido) em produtos/processos já em operação;

- para aumentar a confiabilidade de produtos ou processos já em operação por meio da análise das falhas que já ocorreram;

Ferramentas de Gestão

- para diminuir os riscos de erros e aumentar a qualidade em procedimentos administrativos.

Etapas para a Aplicação

1 – Planejamento

Esta fase é realizada pelo responsável pela aplicação da metodologia e compreende:

- descrição dos objetivos e abrangência da análise: em que se identifica(m) qual(ais) produto(s)/processo(s) será(ão) analisado(s);
- formação dos grupos de trabalho em que se define os integrantes do grupo, que deve ser preferencialmente pequeno (entre 4 e 6 pessoas) e multidisciplinar (contando com pessoas de diversas áreas como qualidade, desenvolvimento e produção);
- planejamento das reuniões: devem ser agendadas com antecedência e com o consentimento de todos os participantes para evitar paralizações;
- preparação da documentação

2 – Análise de Falhas em Potencial

Essa fase é realizada pelo grupo de trabalho que discute e preenche o formulário *FMEA* de acordo com: (1) função(ões) e característica(s) do produto/processo; (2) tipo(s) de falha(s) potencial(is) para cada função; (3) efeito(s) do tipo falha; (4) causa(s) possível(eis) da falha; e (5) controles atuais.

3 – Avaliação dos Riscos

Aqui são definidos pelo grupo os índices de gravidade (G), ocorrência (O) e detecção (D) para cada causa de falha, de acordo com critérios previamente definidos (um exemplo de critérios que podem ser utilizados é apresentado nas tabelas a seguir, mas o ideal é que a empresa tenha os seus próprios critérios adaptados à sua realidade específica). Depois são calculados os coeficientes de prioridade de risco (R), por meio da multiplicação dos outros três índices[15,19] (Quadros 8.4 e 8.5) (Figura 8.13).

Quadro 8.4 *FMEA* – Estratégia de análise dos riscos

Risco	Medidas
Trivial Criticidade 1	Não requer ação específica
Aceitável Criticidade 2,3	Não é necessário melhorar a ação. No entanto, devem ser consideradas avaliações periódicas de modo a analisar a sua evolução
Moderado Criticidade 4,6	Devem ser implementadas políticas de redução do risco a médio e curto prazos
Importante Criticidade 8,9	O risco tem de ser reduzido rapidamente Devem ser implementadas políticas de redução do risco a curto prazo e avaliações periódicas para garantia da redução do risco
Inaceitável Criticidade 12, 16	Ação não deve continuar até que o risco seja imediatamente reduzido, sob pena de serem cancelados atos/procedimentos clínicos e até encerrados os serviços clínicos

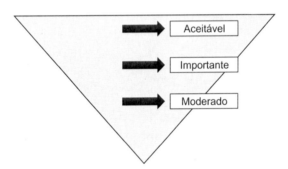

Figura 8.13 FMEA. Matriz de tolerância.

Quadro 8.5 Modelo de ficha para plano de ação

Plano de ação imediata para risco inaceitável			
Ação	**Data de início**	**Data de término**	**Responsável**

QUESTÕES APLICATIVAS

1. Definir riscos e criar matriz de tolerância
FMEA. Meta 4. Cirurgia Segura*

Gestão	Eventos-sentinelas definidos para cada gestão	Danos	Gravidade do Dano Ligeira (1) Grave (2) Muito Grave (3) Morte (4)	Probabilidade Muito improvável (1) Improvável (2) Provável (3) Muito Provável (4)	Estimar Risco (R=GxP)	Risco Trivial Aceitável Moderado Importante Intolerável
	Identificação do paciente	Identificação incompleta e/ou errada				
	Lateralidade	Sítio cirúrgico marcado errado ou não marcado				
	Equipamentos, materiais e monitores de anestesias adequados e funcionando	Equipamentos, materiais e monitores quebrados ou danificados				
Time-out	Paciente com alergia conhecida	O médico não questiona sobre a existência de alergias no paciente, ou o mesmo desconhece se tem algum tipo de alergia				
	Via respiratória difícil	Risco de aspiração				
	Acesso venoso e fluidos adequados	Risco para perda sanguínea < 500ml				
	Antibioticoprofilaxia nos último 60 minutos	Risco para infecção pós-cirúrgica				
	Exames disponíveis, relacionados com procedimento cirúrgico	Risco de erro do local e procedimento correto				

(continua)

1. Definir riscos e criar matriz de tolerância
FMEA. Meta 4. Cirurgia Segura* (*continuação*)

	Eventos-sentinelas definidos para cada gestão	Danos	Gravidade do Dano Ligeira (1) Grave (2) Muito Grave (3) Morte (4)	Probabilidade Muito improvável (1) Improvável (2) Provável (3) Muito Provável (4)	Estimar Risco (R=GxP)	Risco Trivial Aceitável Moderado Importante Intolerável
Gestão						
Time-out incompleto	Erro de identificação	Possível troca de paciente				
	Erro de marcação (lateralidade)	Erro de localização do procedimento cirúrgico				
	Erro de diagnóstico	Erro do procedimento cirúrgico				

*Meta 4. Cirurgia Segura. (1) CBA (Consórcio Brasileiro de Acreditação). Padrões de Acreditação da Joint Comission International para Hospitais. Rio de Janeiro. CBA. 2010. pp. 288; (2) World Health Organization. Surgical Safety Checklist (First Edition). Disponível em: <http://www.who.int/patientsafety/safesurgery/tools_resources/SSSL_Manual_finalJun08.pdf>.

2. Checklist

"Tendo em vista as inúmeras atividades realizadas em UTI (Unidade de Terapia Intensiva) e a necessidade de seu controle diário, foi desenvolvido um *CHECKLIST* (Quadro 8.6) para que ações importantes não sejam esquecidas em nosso cotidiano, utilizando-se o recurso mnemônico que origina a frase "SUSPEITA PARA O BEM", com base na ideia do professor JL Vincent de dar um "abraço apertado" (*fast hug*) pelo menos uma vez ao dia nos pacientes da UTI, crie um *checklist* na próxima visita ao paciente.

Vincent, JL

Ferramentas de Gestão

Quadro 8.6 *Checklist* utilizado para avaliar pacientes em Unidade de Terapia Intensiva*

Sedação: verificar se o paciente está recebendo sedativos em dose adequada e se já é possível retirá-los. Analisar o ciclo sono-vigília. Instituir escalas e metas de sedação, bem como interrupção diária da sedação.

Úlcera: checar se os pacientes estão recebendo profilaxia para gastropatia erosiva aguda.

Suspensão (elevação) da cabeceira: verificar se os pacientes em ventilação mecânica encontram-se com a cabeceira acima de 30 graus (reduz em 50% o risco de pneumonia associada à ventilação mecânica).

Períneo: examinar a região do períneo, observando lesões de pele e região genital (aproveitar o banho no leito). Avaliar a possibilidade de retirar a sonda vesical ou trocar por dispositivo não invasivo.

Escara: verificar se existe prevenção para úlceras de pressão, como mudança de decúbito e colchão piramidal. Se presentes, confirmar se estão sendo tratadas.

Infecção de cateter: avaliar sinais flogísticos na inserção do cateter venoso central e verificar a necessidade de mantê-lo.

TVP: checar se o paciente está em uso de profilaxia para TVP, seja farmacológica ou mecânica

Alimentação: atentar se o paciente está recebendo dieta. Se prescrita, observar a tolerância (vômitos, estase, diarreia) e se o aporte calórico é adequado (25 a 30 kcal/kg). Avaliar a possibilidade de iniciar dieta em pacientes com dieta zero e de substituição de dieta enteral nos pacientes com nutrição parenteral total.

Pressão de vias respiratórias: certificar-se de que a pressão de platô no ventilador esteja < 30 cm H_2O.

Analgesia: determinar se o paciente recebe analgesia contínua ou intermitente em quantidade necessária ao alívio de sua dor.

Retirar do leito: analisar a possibilidade de remover o paciente do leito para a poltrona ou deambular.

Antibiótico: verificar se os antibióticos utilizados são adequados e analisar a possibilidade de sua suspensão, seja pelo controle da infecção ou pela falta de indicação.

Oftalmoproteção: nos pacientes sedados ou com rebaixamento do nível de consciência, verificar se existe proteção ocular contra úlceras de córnea.

Balonete: checar a pressão do balonete do tubo endotraqueal ou da traqueostomia com a finalidade de evitar lesão de vias respiratórias. Recomendam-se valores < 25-30 mmHg (ver com a fisioterapia o valor).

Extubação: analisar a possibilidade de extubação ou desmame da ventilação e de realização de traqueostomia. Recomenda-se a utilização de protocolos de desmame diariamente (ver protocolo de desmame).

Metabólico: avaliar e corrigir distúrbios metabólicos. Avaliar a necessidade de controle glicêmico.

*(1)Vincent JL. Give your patient a fast hug (at least) once a day. Crit Care Med 2005; 33:1225-9; (2)Caldeira Filho, M, Westphal, A. Manual prático de medicina intensiva. 5ed. São Paulo. Segmento Farma.2008.pp.2.

Referências

1. Anvisa/Reblas. O Método 5S. Disponível em: <http://www.anvisa.gov.br/reblas/procedimentos/metodo_5S.pdf>.

2. Crosby PB. Qualidade é investimento. José Olympio Editora. Rio de Janeiro. 1984. pp. 327.

3. Falconi V. O verdadeiro poder. INDG. Instituto de Desenvolvimento Gerencial. Nova Lima. 2009. pp. 158.

4. Wikpédia. Workshop. Disponível em: <http://pt.wikipedia.org/wiki/Workshop>.

5. Thives Jr, JJ. Workflow: uma tecnologia para transformação do conhecimento nas organizações. Insular. 2 ed. pp.101.

6. Cruz T. Workflow II. A tecnologia que revolucionou processos. E-Papars. 1ª ed. 2005. pp. 212.

7. Lins BFE. Ferramentas básicas da qualidade. Ciência da Informação. Brasília, Maio/ago. 1993; 22(22):153-61. Disponível em: <http://belins.eng.br/ac01/papers/ferrbas03.pdf>.

8. Wikpedia. Gestão da qualidade total. Disponível em: <http://pt.wikipedia.org/wiki/Gest%C3%A3o_da_qualidade_total>.

9. Hinrichsen SL. Princípios da administração de qualidade e o controle de infecções. Gerenciamento de riscos. Prática Hospitalar. Ano X. No 60. Nov-Dez. 2008:57-63.

10. Silva HMS, Kaermmerer A, Schout D. A experiência do hospital Anchieta. In: Silva HMS, Kaemmerer A, Schout D. Gestão do Corpo Clínico. Experiência dos Hospitais da ANAHP. Medbook, Rio de Janeiro. 2008. pp. 286.

11. Infante M, Santos MAB. A organização do abastecimento do hospital público a partir da cadeia produtiva: uma abordagem logística para a área de saúde B. Ciência & de Coletiva. 20074; 12(4):945-54.

12. Eden C, Huxham C. Pesquisa-ação no estudo das organizações. In: Clegg SR, Hardy C, Nord WR. (orgs.) Handbook de Estudos Organizacionais. São Paulo: Atlas, 2001; 2:93-117.

13. Godoi CK, Bandeira-de-Melo R, Silva AB. Pesquisa qualitativa nas organizações – Paradigmas estratégias e métodos. São Paulo: Saraiva, 2006.

14. Atul Gawande. Checklist. Como fazer as coisas benfeitas. Sextante. 2011. pp. 208.

15. Wachter RM. Compreendendo a segurança do paciente. Artmed. 2010. pp. 171-83.

16. Oonchin Y, Gopher O, Olin M et al. A look into the nature and causes of human erros in the intensive care unit. Crit Care Med 1995; 23:294-300.

17. Hinrichsen SL, Hinrichsen PE, Vilella TAS et al. Seleção de indicadores assistenciais para o monitoramento da qualidade em saúde. 2012 (prelo).

18. Szekendi MK, Sullivan C, Bobb A et al. Active surveillance using electronic triggers to detect adverse events in hospitalized patients. Qual Saf. Health Care. 2006; 15:184-90.

19. Toledo JC, Amaral DC. FMEA: Análise do tipo e efeito de falha. Disponível em: <http://www.gepeq.dep.ufscar.br/arquivos/FMEA-APOSTILA.pdf>.

20. CBA (Consórcio Brasileiro de Acreditação). Padrões de acreditação da Joint Comission International para Hospitais. Rio de Janeiro. CBA. 2010. pp. 288.

Estilos de Gerência

"Todos nós um dia seremos pacientes."
André Staffa Filho

Sempre vivemos períodos de gestão. E tudo começou por volta dos anos 80 quando tivemos a primeira experiência em um setor de isolamento em um hospital público, de ensino, terciário de alta complexidade. Naquela época tudo era empírico. Fazia-se o que o bom senso sinalizava, sem recursos de indicadores e/ou outras ferramentas de gerenciamento. Não havia *Internet*, só consultávamos livros e artigos/periódicos que quando solicitados demoravam quase 45 dias para chegar em nossas mãos. Havíamos aprendido, durante um treinamento, no *Radcliffe Infermary/John Radcliff Hospital*, a importância da sistematização de diagnósticos por meio de relatórios consolidados sobre a saúde do paciente e seus momentos e/ou doenças, e naquela época, inovamos, utilizando esse recurso, hoje tão exigido para a segurança da continuidade da assistência prestada.

Depois, novamente, outro hospital público, universitário, de alta complexidade e terciário, que não tinha serviço para pacientes com doenças infecciosas e transmissíveis e que precisava implantar um setor para essas enfermidades. Já estávamos no início dos anos 1990, e a AIDS era uma realidade cheia de preconceitos e medos.

Continuávamos ainda sendo empíricos nos modelos de gestão, mas, naquele tempo, tivemos oportunidade de participar de projetos extramuros, com universidades estrangeiras (*Morehouse Schoool of Medicine, Center for Diseases Control, Medical College of Augusta*, todos na Georgia, frutos de uma parceria com *Partners of the Americas*) e posteriormente com a *San Diego State University/World Aids Foundation*, que nos proporcionou a oportunidade de termos os nossos primeiros computadores, e aprender um pouco sobre processos sistematizados. E durante 15 anos, gerenciamos muitos projetos assistenciais, de pesquisas, de ensino e de extensão.

Outras parcerias foram feitas, dessa vez com o *Hôpital Cochin* de Paris, através da Coordenação Nacional DST/AIDS, para a implantação de serviços do tipo Hospital Dia e Domiciliar para pacientes com HIV/AIDS. Em 1996, presidimos o Congresso Brasileiro de Infectologia pela Sociedade Brasileira de Infectologia (SBI) que nos proporcionou grandes ensinamentos de gestão de eventos, além do uso do nosso primeiro *Fax* como meio de comunicação com o mundo.

Novos aprendizados somaram-se, durante o período de 1996 a 1998, com a oportunidade de sermos treinados em capacitação de lideranças para as Américas (Sul, Norte e Central) pela *Kellog's Foundation e Partners of Americas*. Durante esse período foram, formalmente, introduzidas as primeiras lições práticas e acadêmicas de gestão de pessoas e projetos.

Entre 1999 e 2000, saímos do setor público para uma fundação de ensino, na área de oftalmologia, onde o objetivo era introduzir conceitos de metodologia científica para a produção de pesquisas e publicações. Foi uma experiência, não só gratificante, mas de grandes aprendizados, que nos abriu portas para o Polo Médico de Recife, em Pernambuco.

De 2000 a 2007 fomos parceiros de três grandes hospitais privados, terciários de alta complexidade na sistematização de programas de controle de infecções e prevenção de riscos, incluindo a implantação do projeto Rede Sentinela Anvisa que muito nos ensinou como gerenciar e prevenir riscos. Por conta dessa experiência foram iniciadas atividades na área de ensino de graduação e pós-graduação, sendo então criada a disciplina eletiva "Biossegurança e Controle de Infecções Risco Sanitário Hospitalar, que já capacitou cerca de 800 alunos dos cursos de graduação e pós-graduação da área de saúde e engenharia biomédica da Universidade Federal de Pernambuco (UFPE).

De 2006 até 2011, também desenvolvemos atividades na área de laboratórios de análises clínicas, levando nossa experiência de controle de infecções (estudos epidemiológicos focados em microbiota hospitalar) e no desenvolvimento de textos educativos para médicos publicados em periódicos institucionais trimestrais.

A partir de 2008 até hoje, um outro desafio tivemos de vivenciar, por conta de um novo projeto, em um hospital terciário, de alta complexidade da rede privada, colaborador da Rede Sentinela Anvisa, na implantação de projetos para qualidade e segurança do paciente, segundo padrões internacionais de gestão de riscos e processos de acreditação hospitalar.

Para se ter qualidade deve-se considerar uma instituição de saúde/hospital como um negócio, uma vez que são necessários planejamentos, incorporação de tecnologias, medicina baseada em evidências fundamentando valores éticos e financeiros *versus* serviços. Tudo que for feito será, sem a menor dúvida, percebido pelo paciente, clientes, colaboradores e comunidades que sempre vão querer o melhor e da forma mais completa possível.

Para criar um diferencial em uma organização (pública ou privada), seja qual for a sua missão, e em especial, se for na área de saúde, que lida com vidas humanas, algo imensurável, deve-se amarrar e alinhar a estratégia, a tática e o operacional, para ser o melhor e o diferente.

Hoje, não há mais espaços para uma gestão empírica, só baseada na experiência acumulada. São necessárias ferramentas que aprimorem as atividades e consigam manter a instituição/organização saudável, competitiva e alinhada com as tendências de mercado.

Para isso, primeiro tem-se de determinar os recursos disponíveis e suas prioridades. Fazer uma gestão profissional, focada na excelência assistencial e nas melhoras práticas, determinadas por planos de melhorias resultantes de indicadores (de meio e de fim), segundo as nosologias mais prevalentes.

Também terão de ser trabalhadas as dificuldades, especialmente as relativas ao corpo clinico profissional, ainda longe da estratégia das instituições e pouco envolvidas com as suas gestões.

Hoje, busca-se o desenvolvimento de líderes e a instropecção de conceitos/cultura de qualidade, por meio da sistematização de processos e gerenciamento de riscos. Treinar, capacitar e estabelecer ciclos de qualidade, devem ser as principais prioridades das instituições/hospitais.

Ter rastreabilidade nos processos e planos de melhorias contínuos, metas, indicadores e garantir resultados são as bases para que se tenham padrões de qualidade,"confiáveis", "acreditados".

Atualmente, os pacientes estão mais exigentes, informados, dispõem também de menos tempo e querem mais conveniências. Também têm altas expectativas quanto a serviços e atendimento e são menos fiéis ao médico. Esperam das instituições/hospitais os seus atributos do serviço (baixo custo, qualidade, menos tempo de espera para atendimento, uma boa infraestrutura, menores taxas de infecções/riscos e muita segurança), além de relacionamento humano, com bom serviço e uma boa marca (imagem).

Os hospitais/instituições, buscam: (1) constância de propósitos para melhorar o produto e o serviço, mediante inovação, pesquisa, aperfeiçoamento e manutenção; (2) inaceitabilidade para os erros; (3) aperfeiçoamento de processo e melhor capacitação dos recursos humanos; (4) não aprovação de orçamentos só com base nos preços, mas levar também em consideração a qualidade; (5) redução de desperdícios; (6) conscientização que é preciso mudar, transformar; (7) estimular trabalho em equipe; 8-promover ações que gerem sentimentos de orgulho entre as pessoas (colaboradores e pacientes); e (9) organizar a administração tornando-a de excelência.[1-5]

ESTILOS DE GERÊNCIA

O termo estilo significa a descrição de certas características subjetivas de desempenho, de gerenciar, de ser, como a capacidade de escutar/compreender, cooperar, ajudar, comunicar, criar, implementar, aprender, liderar, seguir, fazer de conta, ser íntegro e ter compaixão.[3]

A arte de gerenciar é algo que se aprende e leva tempo. A experiência é ainda uma das grandes aliadas para esse aprendizado, pois "as pessoas aprendem a gerenciar gerenciando sob a orientação de um bom gerente". Gerenciar é decidir o que fazer e conseguir que isso seja feito por outras pessoas, sabendo como prover direção, facilitar as mudanças, alcançar resultados, satisfazer as necessidades dos clientes, trabalhar com as pessoas, usar os recursos, gerenciar a si próprio e as qualificações pessoais e lidar com eventos e contingências.[4]

Os processos gerenciais são definidos como sendo: (1) planejar; (2) organizar; (3) motivar; e (4) controlar/medir.[3-5]

Gerentes precisam ser líderes e líderes nem sempre são gerentes.[5] Gerentes buscam resultados e líderes motivam pessoas a conquistarem seu comprometimento e seu engajamento.[5,6]

São habilidades esperadas para gerentes: (1) orientação para resultados; (2) consciência do negócio; (3) comunicação/foco no cliente; (4) desenvolvimento pessoal; (5) flexibilidade/liderança; (6) planejamento; (7) resolução de problemas; (8) saber delegar; e (9) trabalhar em equipe.[5] Existem muitos profissionais que se consideram insubstituíveis e não assumem riscos delegando. Mas delegando livram-se de tarefas rotineiras e menos críticas, assim como adquirem tempo para trabalhos mais importantes como planejar, organizar, motivar e controlar. Também reduzem os atrasos nas tomadas de decisões, desde que saibam como e para quem delegar.[5]

Liderança e gerência parecem ter relação entre si, mas não devem ser confundidas.[5]. E toda empresa/instituição/hospital precisa de líderes em todos os seus níveis hierárquicos, mas é na gerência que são definidos os objetivos fixados pela alta gestão/direção, que precisam ser transformados em planos e programas. Daí a necessidade da gerência direcionar e conjugar liderança, motivação e esforços dentro da equipe, para lidar com as pessoas, o maior bem de toda empresa/instituição/hospital.

O gerente para desenvolver suas atividades poderá apoiar-se na autoridade do cargo ou adotar um estilo de comportamento mais participativo que busque decisões conjuntas com os seus colaboradores. Ele poderá adotar um estilo dirigente (ouve, mas deixa claro que a decisão final é delas), democrático (convida as pessoas a participar do processo de decisão), treinador (preocupa-se com o desenvolvimento das pessoas) ou do tipo liberal (tipo *laissez-faire*, omite-se e ignora e os subordinados fazem o que querem e quando desejam) e impositivo/chefe/autocrata (que não se preocupa com outros e decide pela autoridade do cargo, manda e impõe e os subordinados aceitam, desconhecem e obedecem).[1,2]

A palavra gerência (*ménager*), pode significar gerir e administrar a propriedade (sentido antigo), mas nos dias atuais, refere-se a um cargo que coordena múltiplas funções através de um processo de planejamento, organização, direção e controle a fim de atingir a objetivos específicos preestabelecidos pela empresa/instituição/hospital.[1-4]

Gerenciar é buscar resultados desejados, a partir de um conjunto de recursos humanos, materiais e financeiros. As tarefas passam a ser realizadas com o empenho de outras pessoas, e o exercício da liderança, inclui não apenas o acompanhamento da motivação e desempenho da equipe, mas também do clima organizacional.[1-4]

Investir nas pessoas sempre foi e será uma prioridade. Afinal, a missão fim de qualquer empresa/instituição/hospital é a de descobrir talentos e capacitá-los para novos aprendizados.

Ninguém pode ser ou estar só. Sempre haverá a necessidade de se ter pessoas ao lado. E no trabalho, isso é uma realidade uma prioridade, especialmente quando se trabalha com vidas humanas, como é na área de saúde e em hospitais.

Introduzir conceitos, especialmente os novos, leva tempo para sua introspecção, pois existem curvas de aprendizados, por isso, talentos precisam ser identificados para o fortalecimento das atividades, especialmente as que exigem equipes.

As pessoas aprendem não só por suas próprias experiências, mas principalmente pelos exemplos. E planejar a experiência da pessoa significa dar-lhe tarefas extras que constituam um desafio ou fazer que ela passe para uma nova área do conhecimento. A experiência planejada funciona melhor quando acompanhada por aconselhamento. E treinamento é a melhor forma de prover essa orientação, devendo estar ligado à avaliação de desempenho que faz parte do processo.[5]

Pessoas com baixo desenvolvimento devem ser identificadas e treinadas para que superem suas deficiências. Para isso é fundamental estabelecer as causas do mau desempenho (se a própria pessoa, o gerente, o sistema de trabalho ou qualquer combinação delas). Essas pessoas deverão receber orientações, serem avaliadas, terem atenção específica e treinamentos adicionais (Quadro 9.1).[5-8]

Quadro 9.1 Critérios para avaliação de desempenho gerencial[6,7]

Liderança

Capacidade caracterizada pela forma como mantém sua autoridade e como se interessa pelos seus subordinados

Faz valer plenamente a sua autoridade e a mantém com facilidade e sua área funciona muito bem

Capacidade de organização

Avalia a habilidade no controle do trabalho de sua área

Conhece bem as possibilidades de seu pessoal e consegue manter a produção sem acúmulos de trabalho. Tudo corre normalmente

Conhece as reais possibilidades de trabalho de seu pessoal e consegue manter a produtividade acima do normal, programando e distribuindo adequadamente o trabalho

Iniciativa

Avalia a segurança que demonstra nas suas decisões, aliada a convicção com que as coloca em prática

Apresenta boas soluções para os problemas de sua área, com segurança ao colocá-las em prática

Resolve sempre de maneira correta os problemas de sua área e tem facilidade para colocar adequadamente, suas ideias em prática

(continua)

Estilos de Gerência

Quadro 9.1 Critérios para avaliação de desempenho gerencial[6,7] (*continuação*)

Conhecimento do trabalho

Avalia o conhecimento e a compreensão dos princípios básicos, teóricos e práticos do trabalho

Possui bom conhecimento prático de sua área e conhece satisfatoriamente, suas ligações com as demais áreas

Reúne profundos conhecimentos práticos e teóricos do seu trabalho. Possui perfeita noção de importância dos trabalhos de sua área e de sua ligação com as demais áreas

Conhece bem a sua área, e conhece a sua ligação com as demais, com conhecimentos teórico e prático

Julgamento de subordinados

Avalia o interesse e a objetividade ao julgar seus subordinados, levando em conta a imparcialidade

Avalia seus subordinados com honestidade e espírito de justiça, pois conhece-os muito bem. Sua imparcialidade é reconhecida

Dá a devida importância a avaliação de desempenho de seus subordinados e seu julgamento é satisfatório

Planejamento

Avalia a capacidade de elaboração do trabalho de preparação para qualquer empreendimento, para se atingir os objetivos traçados pela empresa

Tem capacidade de elaboração e preparação de planos que objetivem metas futuras, com rapidez

Elabora e prepara com relativa perfeição os planos, adequando-os aos objetivos da empresa

Possui noção de elaboração e preparação de planos

Elabora e prepara com perfeição os planos dentro dos objetivos traçados pela empresa

Dedicação à empresa

Avalia o grau de dedicação. Relacionado com a confiança que inspira no desempenho de suas funções

Está constantemente preocupado com a importância da empresa e em preservar sua boa imagem, podendo lhe delegar qualquer missão que exija confiança

Tem interesse pelos resultados de seu trabalho para a empresa

É dedicado ao trabalho e procura atender aos interesses da empresa, portanto, merece confiança

Produtividade

Examina o rendimento alcançado pelo funcionário em sua área, relacionado com a produtividade esperada

Esforça-se para atingir níveis de produtividade previstos, mas precisa melhorar a distribuição de seu pessoal para aumentar sua quantidade de trabalho

Perfeita distribuição das tarefas proporciona sempre produtividade acima da esperada

Atende aos níveis de produtividade esperada e esforça-se pela distribuição adequada de seu pessoal

(continua)

Estilos de Gerência

Quadro 9.1 Critérios para avaliação de desempenho gerencial[6,7] *(continuação)*

Desenvolvimento pessoal

Avalia a preocupação no desenvolvimento técnico e cultural de seus funcionários

Tem noção da importância do desenvolvimento técnico e cultural do seu pessoal

Está constantemente se empenhando no desenvolvimento técnico e cultural de seu pessoal

Empreende no desenvolvimento técnico e cultural de seu pessoal, levado pelas situações imprevistas

São Atividades Gerenciais:[2-4]

1. **Planejar** – decidir a respeito de, para atingir um resultado desejado.

2. **Organizar** – montar e conduzir a organização mais adequada para consecução do objetivo.

3. **Dirigir** – para o trabalho ser eficiente (relação custo/benefício) as pessoas precisam ver sentido no que estão fazendo. Elas precisam de desafio e confiança, por parte da gerência. Motivação, clima de trabalho adequado, espírito de equipe é o que se precisa para acreditar nos objetivos propostos. Tem relação com liderança, satisfação e motivação no trabalho.

4. **Controlar** – medir e monitorar o processo do trabalho em relação ao planejado e tomar providências corretivas quando necessário.

Para os empiristas, gerenciar é um processo que envolve atividades racionais, lógicas, de resolução de problemas e tomadas de decisões e de atividades intuitivas e de julgamento. É uma ciência e uma arte.[3]

São papéis gerenciais: (1) fazer com que as coisas sejam executadas (planejar à frente, manter o impulso e fazer com que o planejado aconteça); (2) descobrir o que está acontecendo; (3) reagir a novas situações e novos problemas; e (4) responder às demandas e solicitações.[3]

Cada gerente deve adaptar-se às suas realidades para poder adequar suas atividades às circunstâncias encontradas e, assim, resolver os problemas do dia a dia. E a forma de se comunicar será o meio pelo qual o trabalho será executado.

São qualidades gerenciais[3]: (1) controle de fatos básicos; (2) conhecimento dos profissionais relevantes; (3) habilidades analíticas para a resolução de problemas e a tomada de decisões; (4) habilidades sociais; (5) resiliência emocional; (6) proatividade; (7) sensibilidade aos eventos; (8) criativiade; (9) agilidade mental (grau de inteligência); (10) hábitos e habilidades equilibrados; e (11) autoconhecimento, além de disposição para trabalhar, perserverança/determinação; disposição para assumir riscos, tenacidade e capacidade para inspirar entusiasmo.[2,3,8]

INTELIGÊNCIA EMOCIONAL

> *"Um alto QI (quoeficiente de inteligência) não é garantia de sucesso.*
> *A emoção pode dar a verdadeira medida da inteligência humana".*
> Goleman D.

A inteligência emocional (EI) é a capacidade de lidar com as próprias emoções e com as emoções dos outros e a partir disso contribuir de forma essencial para o próprio desenvolvimento humano e da inteligência.[8]

Daniel Goleman definiu quatro componentes da inteligência emocional: (1) **autogerenciamento:** capacidade para controlar ou redirecionar impulsos e humores e controlar o própiro comportamento, associado à propensão para perseguir metas; (2) **autoconsciência:** capacidade para reconhecer e entender os próprios humores, emoções e impulsos, bem como seu efeito sobre os outros; (3) **consciência social:** capacidade para entender a composição emocional de outras pessoas e a habilidade para tratá-las de acordo com as próprias reações emocionais; (4) **aptidões sociais:** capacidade de administrar relacionamentos e construção de redes para obter o resultado desejado de outras pessoas e atingir metas pessoais com harmonia.[3,8]

Desenvolver a inteligência emocional é como dirigir um carro automático. Mas, para dirigi-lo é preciso praticar até se tornar algo natural e espontâneo. Sabe-se que o cérebro emocional aprende através de experiências repetidas. Portanto, depois de identificar os pontos fracos, é preciso centrar forças neles até desenvolvê-los. É necessário enxergar as oportunidades do dia a dia para praticar as competências em desenvolvimento.[8]

A inteligência emocional beneficia pessoas a terem melhores oportunidades de crescimento e condições de assumir posições de lideranças (pessoais e ou profissionais). É uma competência das mais procuradas no mundo corporativo e nos relacionamentos interpessoais, pois muitos dos insucessos são advindos da sua falta.

A inteligência emocional não é uma característica que nasce com a pessoa. Cabe as pessoas, por meio de persistência e esforço, desenvolver habilidades como reflexão/autocrítica; aprendizagem com erros e experiências anteriores; observar e enfrentar situações de fracasso e de sucesso; aprender, ler, assistir a filmes relacionados com o tema; conviver com pessoas para melhorar o desenvolvimento emocional.[8]

INTELIGÊNCIA SOCIAL

É um conceito que descreve a capacidade de se reconhecer os próprios sentimentos e os dos outros, assim como a capacidade de lidar com eles, através de valores como altruísmo, compaixão, preocupação e compreensão, caracterizadas em habilidades como (1) autoconhecimento emocional (emoções e sentimentos); (2) controle emocional (adequando-o a cada situação vivida); (3) automotivação (a serviço de objetivos ou realização pessoal); (4) reconhecimento de emoções em outras pessoas (empatia de sentimentos); e (5) habilidade de relacionamentos interpessoais (interações com outras pessoas).[9]

A inteligência social (IS) é, portanto, um modelo de inteligência baseado no emergente campo da neurociência social, decorrente da interação social que é capaz de moldar tanto o comportamento quanto o funcionamento do organismo, através da influência do humor e da química cerebral, na qual uma ofensa ou uma experiência social desagradável pode ser prejudicial e revelar efeitos de substâncias neuroquímicas que são liberadas em situações que envolvem amor e cuidados.[9]

Quanto maior a capacidade de identificar os próprios sentimentos e dos outros, de se motivar e gerir bem as emoções e relacionamentos, maior o coeficiente de inteligência emocional (IE). A inteligência social (IS), por sua vez, está atenta à forma como o indivíduo ocupa seu espaço nos ambientes coletivos, exercendo a capacidade para exercitar habilidades atrofiadas de convivência. Pelos preceitos da psicologia positiva, quando se treina constantemente determinadas habilidades, é possível melhorar algumas características pessoais e construir relacionamentos saudáveis.[9]

São seis as habilidades que devem ser trabalhadas: comunicação verbal, comunicação não verbal, assertividade, autoapresentação, *feedback* (retornos sem gerar mágoas) e empatia.[8,9]

Além de melhorar a capacidade individual para ouvir e saber a hora certa de se pronunciar, o corpo deve estar de acordo com o que se fala. O tom da voz, o ritmo, a intensidade da fala e até a roupa usada pelo interlocutor, autoapresentação, são itens que também compõem a inteligência social, que podem estar em desacordo com a palavra dita, além de saber ler e entender o interlocutor.[9]

ASSERTIVIDADE

É a habilidade social de expressar pensamentos, sentimentos e crenças de forma direta, transparente, honesta e apropriada ao contexto, sem violar o direito do(s) outro(s), dizendo "sim" e "não" quando for preciso, sem perder a relação.[10]

Ser assertivo é um processo que leva tempo para ser aprendido e precisa ser treinado.[11] Pessoas com comportamento assertivo têm menos ansiedade, maior grau de internalidade e melhor autoestima, consequentemente, menos agressividade e mais clareza na forma de se expressar e ser entendido.[10,11]

FEEDBACK

Define-se *feedback* como o processo de fornecer dados a uma pessoa ou a um grupo ajudando-o a melhorar o seu desempenho no sentido de atingir seus objetivos, dentro de uma relação de confiança e segurança mútua.[3,8-10]

O *feedback* pode ser aberto (obtido por meio de perguntas e de observação durante discussões, testes, revelando o que foi ou não captado; e velado, observando as reações do ouvinte a estímulos externos (expressão, posição, movimentos, atitudes).[3]

Quando se trabalham riscos e processos de qualidade, é muito importante a equipe, o desenvolvimento de pessoas e o *feedback*.

Para melhorias e segurança para o paciente serem obtidas, serão necessários processos gerenciais focados em prevenção de riscos de adoecimentos que poderão ser consequentes às práticas assistenciais. Assim, pensar na organização como um sistema de equipes integradas unidas por um propósito comum, sem ênfases para hierarquias e/ou fronteiras departamentais deve ser uma prioridade gerencial, e utilizar recursos de *feedback* pode ser um bom caminho.[8]

GESTÃO DE CRISES

Sempre soubemos que um simples boato poderia se transformar em uma crise. E trabalhar crises sempre deverá ser uma prioridade institucional, uma cultura...

"Uma crise não necessita de um fato. Pode se iniciar com um boato. No primeiro estágio da crise, acontece a simplificação do boato. Uma grande história é resumida.
No segundo estágio, ocorre o exagero. Os detalhes mais agudos são aumentados e a história ganha em dramaticidade.
No terceiro estágio, a opinião pública interpreta o boato de acordo com sua visão de mundo, com seus valores. Nesse momento, se não se gerenciou a crise os efeitos podem ser devastadores.
Normalmente, não estamos preparados para gerenciar a crise, pois nunca acreditamos que uma situação dessas irá nos atingir.
Para se evitar ou minimizar crises se faz necessário um plano para gerenciamento dela dentro da empresa"

CALDINI, Alexandre. Como gerenciar a crise. Exame. São Paulo, v.34, nº 2, p.116-18, janeiro 2000. Disponível em: <http://www.portal-rp.com.br/bibliotecavirtual/relacoespublicas/administracaodecrises/0087.htm>

O trabalho de gerenciamento de crises (rumores, incidentes que possam colocar em risco a vida de pessoas) busca minimizar os impactos causados por situações que podem vir a prejudicar a estrutura e imagem da empresa/instituição/hospital, cujo objetivo é o de disponibilizar as informações necessárias às equipes operacionais que estejam atuando nas crises, segundo um planejamento, organização e treinamento prévios e estruturados, evitando os desajustes, falhas e esquecimentos comuns nesses tipos de ocorrências.[12]

As crises acontecem sem qualquer aviso. Quando ocorrem, normalmente não há tempo para planejamento, organização ou treinamento. É fato comprovado que os momentos iniciais logo após a ocorrência de um sinistro ou crise são os mais importantes para evitar que essas eventualidades se transformem em um problema de grandes dimensões.[12,13]

Para garantir que esses minutos não sejam perdidos é fundamental o apoio de um processo sistematizado e automatizado de fornecimento de informações a fim de permitir aos responsáveis a tomada de ações que minimizem as ocorrências desfavoráveis, especialmente rumores internos e/ou externos.

No gerenciamento de crises são fundamentais: (1) análise de riscos e eventuais crises; (2) definição das ações de controle de crises; (3) cadastramento das ações no sistema; e (3) implementação do processo, treinamento e realização de exercícios.[12,13]

No gerenciamento de crises, em primeiro lugar, é fundamental ter calma e preparar-se para o evento/crise. Não se pode falar, sem antes saber o que realmente aconteceu ou está acontecendo e não passar adiante informações sem checar a fonte do rumor. Após saber a realidade dos fatos, cabe um pronunciamento claro, assertivo e verdadeiro/honesto sobre o evento/crise, com cuidado para termos técnicos e ou evasivos.[13]

A empresa/instituição/hospital deverá ter um comitê de crises, adequado aos padrões internacionais de qualidade e segurança, que deverá trabalhar rumores/eventos/incidentes em concordância com a assessoria de comunicação para que sejam preparados *press-releases*, depoimentos, listas de perguntas e respostas, testemunhas, entre outros, incluindo toda a relação com a mídia (escrita, falada, televisionada, *call center* e informática/redes sociais) e canais de comunicação com os governos (Quadro 9.2).[12,13]

Também deverá existir treinamento específico das lideranças/colaboradores de como se relacionar com a mídia (como se comportar, quem será o interlocutor, procedimentos/fluxos, divulgação de notícias e o que não fazer).

São objetivos da gestão de crises: (1) conhecer profundamente a instituição para o entendimento dos riscos a que ela possa estar exposta e saber o que fazer para reagir a situações não previstas; (2) fazer a gestão necessária ao tratamento ao evento grave e negativo, ao atendimento de ocorrências não consideradas dentro dos padrões de normalidade preestabelecidos pela instituição que configurem situações de emergência, urgência e/ou de contingência.[12,13]

O plano de gerenciamento de crises deverá fazer o atendimento de ocorrências anormais, que configuram situações de emergência, contingência, ou outros nomes similares. Qualquer ocorrência que possa provocar repercus-

Quadro 9.2 Contingências que podem gerar crises

Contingências internas de estrutura

- Fornecimento de energia elétrica
- Refrigeração e climatização
- Fornecimento e contaminação de ar comprimido
- Fornecimento do serviço de vácuo
- Fornecimento de água quente e vapor (caldeiras)
- Sistemas de transportes verticais
- Abastecimento e contaminação de água para consumo geral
- Fornecimento de água para processos dialíticos
- Instalações e estruturas prediais/esgoto
- Fornecimento de gases medicinais

Contingências internas de processo

- Instalações e infraestruturas inadequadas
- Aquisição de equipamentos com especificações inadequadas
- Conservação ou manutenção inadequada
- Oficinas de manutenção inadequadas
- Peças de reposição de baixa qualidade
- Falta de gerenciamento de informações ou de comunicação interna
- Falta de processos ou cultura de prevenção e calibração
- Não cumprimento de normas técnicas
- Profissionais com treinamento insuficiente para atividades com riscos
- Falta de conhecimento básico em casos de eventos adversos
- Pouca troca de informações entre hospitais, fabricantes, representantes, serviços terceiros
- Outros

Contingências externas

- Epidemias
- Desastres naturais ou envolvendo transportes coletivos
- Confrontos civis
- Explosões

sões públicas, que possam afetar a imagem de sua empresa, deve disparar o acionamento do seu plano de gerenciamento de crise.

A gestão de crise é definida como o processo de gestão necessário ao tratamento a um evento grave e negativo. Está relacionada ao **gerenciamento de riscos,** que são as atividades de identificação dos perigos existentes e de suas causas, cálculo dos riscos que esses perigos representam, elaboração e apli-

Estilos de Gerência

283

cação de medidas para redução deles, quando necessárias, com a posterior verificação da eficiência das medidas adotadas.

A empresa/instituição/hospital não pode descansar até que tudo seja resolvido e tenha voltado ao normal, ou seja, que a crise tenha sido encerrada. No final, quando a crise não mais existir, devem-se criar mecanismos de aprendizados, descobrir o que deu errado e por quê. Para isso, é fundamental a etapa de reconstrução da imagem institucional/hospital que poderá sofrer ranhuras apenas por um erro e/ou falta de treinamento para situações adversas (Quadro 9.3).

Quadro 9.3 Etapas do encerramento de crise[12]

- Decretar o "FIM da CRISE" após normalização da situação adversa
- Divulgar as notícias sobre a situação do hospital/instituição após a crise, com transparência e tranquilidade
- Quantificar os custos da crise
- Aprender com a crise e prepara-se para evitar situações similares, atualizando o manual de gerenciamento de crise e treinando equipes
- Divulgar uma comunicação para funcionários e *stakeholders**
- Retomar as atividades

Stakeholders: "pessoa ou organização" que possui um valor econômico ou que é responsável pela guarda de um dado valor.

No enfrentamento de situações adversas é importante que o hospital/ instituição de saúde tenha formação um comitê de Gerenciamento de Crise, composto por: um representante da Diretoria; um representante da Engenharia e Manutenção; um representante da TI (tecnologia da informação); um representante do segurança do trabalho; um representante de RH (recursos humanos); um represenatante de *Marketing* e Assessoria de Imprensa; um representante de *Facilities*; dois ou mais representantes das áreas de negócio (enfermagem e médica).[12]

São atividades do comitê de gerenciamento de crise: (1) identificar, conhecer as estruturas e as instalações/serviços do hospital/instituição essenciais e que não podem parar; (2) identificar lideranças envolvidas nos processos administrativos e assistenciais e disponibilizar listas de contatos; (3) participar do planejamento e visão geral das atividades do hospital/instituição; (4) reunir-se para discutir e treinar, situações de riscos potenciais; (5) estabelecer os locais e materiais para serem usados em caso de crise; (6) estar habilitado e treinado para atender a imprensa/mídia (definir quem fala, determinar procedimentos, divulgar notícias, o que não fazer; (7) ter autoridade e autonomia financeira para falar e agir em nome do hospital/instituição; (8) ter planos de contigências para cada procedimento de crise; (9) ter mais de um profissional habilitado, para cada função estratégica do comitê; (10) discutir e confeccionar um manual de Gerenciamento de Crise adaptado a realidade institucional.[12]

É preciso que a empresa/instituição/hospital tenha uma cultura para antecipar crises, através de estratégias com treinamento contínuo. Todas as lideranças/colaboradores devem ter conhecimento básico do plano de gestão de crise diante de situações de improviso, para saber como agir ao primeiro sinal de crise.

Várias são as maneiras de capacitação para crises que devem ser implantadas na empresa/instituição/hospital, que vão desde aulas, *e-learnings*, cursos, palestras, simulações realísticas e centro de experimentação até treinamento em procedimentos invasivos/cirúrgicos (intubação orotraqueal, cricortireoidostomia, drenagem do tórax, reanimação cardiopulmonar).[13]

Devem ser disponibilizados materiais (*folders*, cartazes, manuais de procedimentos), impressos ou via *Intranet* com todas as etapas, procedimentos e números de telefones para acionar a central de segurança, diretoria e supervisão geral diante de uma situação não considerada dentro de padrões de normalidade.

O Recursos Humanos (RH) e a Comissão Interna de Prevenção de Acidentes de Trabalho (CIPA) das instituições de saúde/hospitais têm um papel fundamental no processo de educação continuada dos profissionais de equipes multidisciplinares. As iniciativas adotadas deverão priorizar a motivação e o engajamento de todos, sem exceção, na busca de qualidade e segurança do paciente.[12,13]

As lideranças junto com as suas equipes e com a área de RH, devem elaborar planos de melhorias com foco em padrões de segurança e qualidade, que devem ser complementados por pesquisas de clima anuais, que revelam como as pessoas percebem e se relacionam com a empresa/ instituição/hospital.[12,13]

GERENCIAR RISCOS E MINIMIZAR ERROS

Erros além de causarem sequelas irreversíveis (físicas e/ou psicológicas) e/ou a vida do paciente, sejam por imperícia ou por falha gerencial da instituição de saúde/hospitais, são caros, com custos intangíveis para o paciente, familiares, sociedade e para imagem da instituição. Afinal, busca-se uma unidade de saúde acreditando que ela trará esperanças e vida.

Para minimizar falhas, erros as instituições de saúde/hospitais precisam buscar formas de minimizar riscos, por meio de investimentos em infraestrutra e inovações que as resguardem.[14-21]

Pelas metodologias já testadas e validadas, as instituições/hospitais em processo de certificações passam a sistematizar processos que permitem com antecedência a identificação de riscos durante toda a cadeia do cuidado do paciente.[14]

Com a adoção de protocolos, também fica mais transparente a gestão e a identificação da real causa-raiz de um erro (de processo ou de pessoa?).

O desgaste de um erro em uma instituição de saúde/hospital poderá ser imensamente maior do que o investimento na cultura da qualidade.[14]

Vários são os hospitais do Brasil, que buscam alinhar seus modelos de gestão a uma certificação de qualidade (seja nacional ou internacional), mas a maioria ainda tem restrições para esse tipo de investimento, por considera-rem-nos altos.[14]

A ANVISA (Agência Nacional de Vigilância Sanitária) vem estimulando as instituições de saúde/hospitais a buscarem modelos de gestão com padrões de qualidade e segurança para o paciente, desde o projeto Hospitais Sentinela.[21]

No momento, também estuda a adoção de um modelo de remuneração entre as operadoras e hospitais com valores diferenciados para quem pratica qualidade e no setor público já existem projetos de recuperação dos hospitais universitários para serem qualificados e seguros.[20,22,23]

Ainda existem mitos de que as instituições de saúde/hospitais, públicas, não atingem a excelência assistencial. Entretanto, já é realidade a existência de hospitais ligados à gestão pública certificados, até com padrões internacionais.[20,22] E nesse processo o papel das lideranças, em especial médicos, é fundamental para agregar não apenas conhecimentos técnicos, mas desenvolver atenção à saúde com ética e responsabilidade social e engajamento na gestão.[22]

Para se ter excelência assistencial, é preciso investir em PESSOAS, que precisam ser treinadas, valorizadas e inseridas em processos sistematizados como rotinas.

Erros de medicamentos são problemas observados em todo o mundo, pois o processo medicação é complexo e compreende o gerenciamento, armazenamento, prescrição, preparo, dispensação, administração e monitoramento dos efeitos adversos.[14,15] Além de que "errar é humano".[16]

No processo de gestão são pontos a serem trabalhados junto às lideranças e o RH: (1) rotativaidade; (2) absenteísmo, e (3) horas de treina mentos.[24]

Medicamentos

É preciso sistematizar processos mais seguros que minimizem as possibilidades de erros de medicação, mediante, por exemplo, fluxos para: (1) **prescrição:** digitadas, eletrônicas, de modo a diminuir as possibilidades de ilegibilidade; (2) **dispensação:** iniciado com a transcrição da prescrição para o sistema de gestão hospitalar, na qual o farmacêutco valida na prescrição os tópicos de maior relevância com foco em otimizar a terapia medicamentosa do paciente, avaliando também os pacientes que fazem uso dos medicamentos de alto risco; (3) **adminstração:** treinar a equipe de enfermagem no processo de medicamento, para observar a regra dos "5 certos" que sofre acréscimos a cada momento e que deve ser compartilhada pela equipe; (4) **monitoramento:** deve ser uma responsabilidade de todas as equipes multidisciplinares, especialmente seus efeitos e reações adversas.[14,16]

Cirurgia Segura

Um outro ponto a ser inserido nas gestões de qualidade é a sistematização da cirurgia segura, por meio da implementação do *checklist* da OMS (Organização Mundial da Saúde), que reduz a taxa de mortalidade (de 1,5% para 0,8%, p=0,003) e as complicações pós-operatórias (de 11% para 7%, p=<0,001).[17,18]

Mesmo sabendo dos benefícios dessa prática, implantar *checklists*, especialmente na área de cirurgia, ainda não é uma rotina fácil de ser observada. São muitas as resistências, pois há mudanças de rotinas e de estruturação de conceitos, como também a necessidade de ajustes das equipes multidisciplinares para um processo de educação continuada na adoção do processo. Ainda são muitos que acham desnecessário esse tipo de prática ou perda de tempo, como também desconfortos em ter de fazer os questionamentos sugeridos pelo *checklist* em voz alta, principalmente entre pessoas já conhecidas que trabalham diariamente como membros de uma equipe.[17,18]

Para atingir os objetivos de implantar uma rotina segundo o *checklist* da OMS, várias têm sido as estratégias que as instituições/hospitais têm trabalhado, tais como reuniões de lideranças multidisciplinares para a elaboração de instrumentos de verificação tendo como base o recomendado pela OMS, ajustando-o ao ideal e às necessidades das equipes; processo educativo contínuo das equipes; material de divulgação visual (*folders*, cartazes, *banner*); eventos para discussão do tema e artigos científicos; filmes e distribuição de livros.[18]

Sangue e Hemocomponentes

O controle de qualidade interno de sangue e hemocomponentes deve ser realizado segundo políticas e processos já estabelecidos.[19,21]

A infusão de sangue/hemocomponentes só deve ocorrer após indicação clínica justificada (perda sanguínea significativa ou alterações hematológicas decorrentes de doenças ou procedimentos como choque, traumatismo, hemorragia, doenças sanguíneas, intervenções cirúrgicas, entre outras). Como elementos de segurança são fundamentais: a confirmação da identidade do paciente e sua compatibilidade com o produto (glóbulos vermelhos, plaquetas, fatores da coagulação, plasma fresco congelado, glóbulos brancos) e a limitação, sempre que possível, ao componente sanguíneo que o indivíduo necessita, por ser mais segura e com menos reações.[25]

Testes de identificação de doenças transmitidas pelo sangue (HIV, hepatite, sífilis) devem ser feitos rotineiramente. Também é importante manter o sangue e alguns componentes por no máximo 30 minutos em temperatura ambiente antes de iniciar a infusão, ou de acordo com o protocolo institucional, assim como aquecer os componentes apenas em equipamentos apropriados e em temperatura controlada (não utilizar banho-maria ou micro-ondas).[19,25]

ATITUDES QUE PROMOVEM A SEGURANÇA DO PACIENTE

No processo gerencial é fundamental que se criem processos que garantam a segurança do paciente e a qualidade institucional. E, para isso é fundamental que se tenha o hábito de checar todos os processos/atividades. Implantar *checklists* é uma boa prática gerencial.

Deve-se assegurar uma boa identificação de pacientes, colaboradores, visitantes. Todos devem ser chamados pelo nome. Para pacientes, além do nome, deve-se usar o número do prontuário ou registro.[25-27]

Assim, antes de administrar um medicamento, fazer um exame, deve-se certificar se foi perguntado o nome do paciente, por meio de pergunta verbal e verificando sua pulseira de identificação/código de barras.Também é importante checar se o paciente/familiares entendeu as recomendações, orientações e/ou solicitações.

Antes de uma transferência intra ou extra-hospitalar é importante checar se foram retirados cateteres periféricos, para diminuir o uso desnecessário e, assim, evitar infecções.

Lembrar que a higienização das mãos é para todas as pessoas que estiverem prestando assistência aos pacientes, inclusive visitantes e/ou cuidadores.

É importante planejar a implantação de códigos de barras para checagem de exames e/ou medicamentos, assim como sistemas para prontuário eletrônico.

As gerências de riscos devem implementar ações para notificar erros e/ou quase erros, de preferência em sistemas eletrônicos, no qual as equipes fazem as suas notificações, o que torna mais fácil o processo. Ficar atento para as subnotificações, decorrentes da falta da cultura de notificação de eventos, principalmente por medo de punição, ou por convicção que não vale a pena fazê-la. É importante que todos os eventos capturados sejam levados aos gestores para análise das tendências.[10,25-27]

É importante que a instituição/hospital tenha análises de causa principal/raiz detalhadas, pelo menos dez no ano anterior.[27]

A instituição deverá ter um gerente de segurança do paciente qualificado e só trabalhando com esse foco. Além dele, deverá ter um comitê/comissão de gestão de riscos/segurança do paciente.

O gerente de riscos responsável pela segurança do paciente deve:

- Realizar busca ativa e passiva sobre os diversos elementos relacionados com qualidade assistencial prestada aos pacientes, familiares, visitantes e colaboradores nos diversos setores/manter banco de dados.

- Pesquisar qualidade das informações contidas no prontuário do paciente relativas às avaliações e serviços que garantam o diagnóstico/continuidade da assistência/manter banco de dados.

Estilos de Gerência

- Realizar busca ativa diária sobre pacientes internados com mais de 15 dias de internamento segundo seus planos diagnósticos e fatores mantenedores de hospitalização junto às equipes prestadoras de assistência.

- Realizar levantamento de dados para elaboração de relatórios/indicadores segundo dados referentes a internação e a qualidade assistencial, incluindo serviços terceirizados laboratórios/imagem–radiodiagnóstico.

- Participar como membro efetivo do programa de qualidade e controle de riscos (sanitário hospitalar, ambiental–ocupacional–assistencial).

Também é fundamental que existam intensivistas treinados nas unidades de terapia intensiva e hospitalistas nas unidades abertas, uma vez que esses profissionais levam a melhores resultados para os pacientes. Esses profissionais deverão ter habilidades básicas e específicas certificadas por sociedades de suas especialidades.[25,27]

Quanto a razão paciente–enfermeiro, razões de 6-7 para 1 em unidades abertas estão associadas a maiores taxas de erros. Em UTIs deveria ser 2 para 1. As taxas de erros também são maiores quando mais de 30% da equipe de enfermagem é composta por profissionais não formados (nível superior).[26,27]

Existem evidências que o envolvimento de farmacêuticos clínicos, em particular no processo de alta, melhora a segurança do paciente.

O hospital também deve oferecer treinamentos de simulação para as equipes, especialmente as críticas (UTIs, centro cirúrgico, urgências/emergências).

Deve-se sistematizar a repetição da ordem para as prescrições verbais e *checklists* antes de os pacientes serem transferidos entre unidades.

CULTURA DE INDICADORES

> " A comparação de indicadores ajuda
> a localizar as oportunidades de ganhos ..."
> Vicente Falconi

Em toda instituição de saúde/hospital é fundamental a identificação de riscos advindos da prática assistencial como forma de implantar barreiras de segurança, tanto corretivas quanto preventivas, para tornar o cuidado do paciente mais seguro. Todos os riscos deverão ser monitorados por meio de indicadores, como parte da cultura institucional de qualidade e segurança do paciente.

As ocorrências com dano moderado ou grave devem ser encaminhadas imediatamente ao gerenciamento de risco, por meio de formulário específico, para que ações possam ser tomadas precocemente evitando, assim, recorrências ou danos maiores ao paciente. O formulário de notificação deverá estar disponível em todas as unidades da instituição/hospital e pode ser preenchido por qualquer colaborador e/ou paciente e deverão ser bases para indicadores que avaliarão a qualidade assistencial prestada ao paciente.[28]

Para avaliar a segurança do paciente é necessário traduzir os conceitos e definições gerais, da melhor maneira, em critérios operacionais, parâmetros e indicadores, validados e calibrados pelos atributos da estrutura, processo e resultado.[28]

Indicadores são variáveis que medem quantitativamente as variações no comportamento dos critérios de qualidade anteriormente estabelecidos. É a variável que descreve uma realidade, devendo para isso ter as características de uma medida válida em termos estatísticos (exatidão, confiabilidade, pertinência e sensibilidade) e que ajuda na tomada de decisões.[28]

Para melhoria na qualidade e segurança do paciente, além de indicadores de qualidade à adesão ao Protocolo de Cirurgia Segura da OMS para garantir sua segurança durante os procedimentos cirúrgicos, pequenas ações são importantes, tais como consulta com o anestesista 24 horas antes da cirurgia, marcação do local a ser operado, planejamento da cirurgia, *time out* (*cheklist* antes do procedimento começar, garantindo a existência de tudo que é necessário para a cirurgia correr bem sem intercorrências previsíveis). Assim como triagem no pronto-atendimento, onde todos os pacientes devem ser atendidos pelo enfermeiro da triagem, treinado para realizar uma breve avaliação do quadro geral do paciente e classificá-lo quanto a sua gravidade, assim os pacientes mais graves têm atendimento prioritário (Quadro 9.4).[28]

Também é fundamental que exista um *time* de resposta rápida composto por profissionais capacitados e experientes em atender emergência, acionado sempre que o paciente apresenta piora no seu quadro geral ou quando o paciente apresenta alguns sinais e sintomas já preestabelecidos, o que garantirá a assistência ao paciente com segurança e excelência. Médicos hospitalistas deverão ser disponibilizados para atender as necessidades dos pacientes quando os seus médicos assistentes não estiverem presentes na instituição, para garantir que em momento algum o paciente fique sem atendimento médico, caso necessite.

O sucesso, portanto, de uma organização, vai depender de como serão definidos os problemas, quais as metas a serem trabalhadas, que planos de ações serão implementados, como serão executadas as atividades e como serão monitoradas e gerenciadas, afinal *"Só se gerencia aquilo que se mede".* (Kaoru Ishikawa).

Quadro 9.4 Indicadores selecionados relativos à qualidade assistencial*

Categoria	Indicadores propostos
Permanência	Média de permanência hospitalar Tempo de permanência na emergência/urgência Tempo de permanência ≥ 90 dias
Mortalidade	Geral por especialidades Óbitos por anestésicos
Resolutibilidade	Índice de retorno à emergência/urgência em 24 horas com o mesmo motivo clínico
Prescrição	Prescrição sem data, hora, assinatura e carimbo do conselho profissional Prescrições sem etiqueta de identificação Ilegibilidade nas prescrições evoluções
Informações de prontuário	Se uso de antibióticos terapêutico ou profilático Índice de prontuários incompletos (sem data, horário de evolução, assinatura, carimbo e plano diagnóstico/terapêutico Taxa de prontuários com primeira consulta/avaliação admissional em branco
Exames	Percentual de exames laboratoriais repetidos Tempo de realização de exames/laboratoriais/imagem/radiodiagnóstico – desde solicitação médica Tempo de emissão de laudos (laboratoriais/imagem/radiodiagnóstico)
Centro cirúrgico	Cancelamento de cirurgias (motivos administrativos e clínicos) Reintervenções não programadas Atrasos em cirurgia

(continua)

Quadro 9.4 Indicadores selecionados relativos à qualidade assistencial* (*continuação*)

Partos – cesarianas	Taxa de parto normal Taxa de cesarianas geral em pacientes sem cesariana prévia
Infecções	Episódios de infecção em sítio cirúrgico (ISC) Episódios de infecção urinária pós-cateterização Episódios de pneumonia associada à ventilação mecânica (PAV) Episódios de infecção associada a cateter central (CVC) Episódios de infecção por *Staphylococcus aureus* metilcilinorresistente (MRSA) Número de infecções de notificação compulsória admitidos na instituição
Microbiota hospitalar	Microrganismos identificados por material coletado Microrganismo identificado por setor do hospital Perfil de sensibilidade dos microrganismos aos antimicrobianos
Evento adverso**	Quantidade de quedas com dano em pacientes Quantidade de úlcera de pressão Quantidade de flebites Quantidade de broncoaspiração Quantidade de extubação acidental Quantidade de reações adversas decorrentes de sangue/hemocomponentes (imediatas e tardias) Quantidade de alergias a medicamentos Quantidade de perda acidental de sonda nasogástrica Quantidade de perda acidental de sonda nasoenteral Quantidade de perda acidental de sonda vesical de demora Quantidade de perdas de cateter venoso central (CVC)
Quase falhas**	Quantidade de não conformidades na administração de medicamentos
Evento-sentinela**	Morte materna Erro de cirurgia (local ou paciente) Quedas em centro cirúrgico ou unidade de terapia intensiva (com ou sem danos)
Administrativo	Índice de satisfação dos pacientes Índice de satisfação dos profissionais Acidentes de trabalho (biológicos, ergonômicos, físicos, químicos, outros)

*Adaptado: Hinrichsen SL *et al.*, 2012[28]

**Quase-falha: qualquer variação de um processo que não afeta um resultado, mas cuja a recorrência acarreta grande chance de uma consequência adversa grave. Evento adverso: ocorrência imprevista, indesejável ou potencialmente perigosa na instituição de saúde. Evento-sentinela: ocorrência inesperada que implique morte ou perda grave e permanente de função.[15]

Estilos de Gerência

QUESTÕES APLICATIVAS

Estilos de Gerências*

- "Eu me considero exigente, determinado e muito pragmático. Quem trabalha comigo sabe que quero que os contatos com os clientes apresentem resultados; quero trabalhar com os melhores e quero rapidez e eficiência. Se um gerente não dá ao cliente soluções rápidas, ele já fica com um ponto negativo e se não cumprir as metas anuais, ele não é tão bom quanto eu imaginava. Precisa ser substituído o mais rápido possível. Meu tempo é muito precioso, por isso não quero perder tempo com reuniões..."
- "Sou afável e gosto de manter contato estreito com a equipe. Faço o meu trabalho com discrição, não quero impressionar. Sou pragmático em relação ao que está estabelecido na política da empresa e na discrição do meu cargo. Quanto ao pessoal operacional, conheço todos pelo nome..."
- " Minha equipe é muito competente e por isso acredito que é perda de tempo ficar determinando que direção ela deve seguir. Pessoalmente, acho que estabelecer objetivos é um tanto incompatível com o que fazemos aqui. Não quero ser visto como um gerente que só administra de acordo com a burocracia da empresa. Decidimos segundo nossos julgamentos, afinal, somos adultos..."

*Conteúdo fictício apenas com objetivos didáticos.

Referências

1. Hunter JC. Como se tornar um líder servidor. Rio de Janeiro. Sextante. 2006. pp. 136.

2. Almeida PRA. Estilos de gerência: um estudo sobre as relações entre os tipos de gerência e a missão organizacional.Taubaté: UNITAU/ Departamento de Economia, Contabilidade, e Administração, 2002. pp.155. Disponível em: < http://www.ppga.com.br/mestrado/2002/almeida_paulo_roberto_araujo_de.pdf>.

3. Armstrong M. Como ser um gerente melhor: um guia complete de A-Z de técnicas comprovadas e conhecimentos essensiais. Clio Editora. 2008. pp. 367.

4. Falconi V. O verdadeiro poder. INDG. Instituto de Desenvolvimento Gerencial. Nova Lima. 2009. pp. 158.

5. Rodrigo Rodrigues. Desafio da segurança. Melhores práticas. Mar/Abr.2011> 28-30.

6. Crosby PB. Qualidade é investimento. José Olympio Editora. Rio de Janeiro. 1984. pp. 327.

7. Pedler M, Burgoyne J, Boydel Tl. The Learning Company: a strategy for sustainable development. London: McGraw-Hill, Book Company Europe. 1991.

8. Goleman D. Inteligência emocional. Objetiva. 2007. pp. 378.

9. Goleman D. Inteligência social. A nova ciência do relacionamento humano. Temas & Debates. 2010. pp. 438.

10. Martins V. Seja assertivo. Editora Campus, 2005. pp. 21.

11. Sipan CL, Hovell MF, Blumberg EJ, Himidisen SL, Dubeux CR. Regional training in AIDS prevention for health and behavioural science leadrs in North-Eastern Brazil. AIDS CARE. 1996; 8(1):71-84.

12. Gehrke LM. Plano de Gerenciamento de Crise em Empresas da Área da Saúde. Engenharia na Saúde. Disponível em: <http://engenharianasaude.wordpress.com/2009/08/02/plano-de-gerenciamento-de--crise-em-empresas-da-area-da-saude/>.

13. Viganó R. Gestão de crise. Melhores práticas. Mar/Abr. 2011:24-7.

14. Nagaoka K. Administração de medicamentos. Melhores Práticas. Mar/Abr. 2011:51-3.

15. Consórcio Brasileiro de Acreditação. Padrões de acreditação da Joint Commission International para Hospitais. Rio de Janeiro. CBA. 2010. pp. 288.

16. Kohn KT, Corrigan JM, Donaldson MS (eds). To err is human: Building a safer healthsystem. Washington, DC: National Academy Press, 1999.

17. Alex B, Haynes MD, MPH Thomas G, Weiser MD, MPH *et al.* A surgical safety checklist to reduce morbidity and mortality in a global population. N Engl J Med. 2009; 360: 491-9.

18. Nagaoka K. Hospitais de ponta comprovam a importância da cirurgia segura. Melhores Práticas. Mar/Abr. 2011:58-60.

19. Brasil. Ministério da Saúde. Secretaria de Atenção à Saúde. Departamento de Atenção Especializada. Guia para o uso de hemocomponentes. Brasília. 2008 (Série A. Normas e Manuais Técnicos). Disponível em: http://portalsaude.gov.br/portal/arquivos/pdf/hemocomponentes.pfdf>.

20. Brasil. Ministério da Saúde/REHUF. Portaria Nº 2.267, de 20 de setembro de 2011. Estabelece recursos financeiros destinados aos Hospitais Universitários Federais. Disponível em: < http://www.brasilsus.com.br/legislacoes/gm/109775-2267.html>.

21. Agência Nacional de Vigilância Sanitária (ANVISA). Rede de Hospitais Sentinela. Disponível em: < http://www.anvisa.gov.br/hotsite/sentinela/apresenta.htm>.

22. Saúde pública atinge novo patamar. Melhores Práticas. Mar/Abr. 2011:44-5.

23. Cerbelli C. Excelência começa no bem-estar interno. Melhores Práticas. Mar/Abr. 2011:37-39.

24. Associação Nacional de Hospitais Privados (ANAHP). Observatório. 2011. Disponível em: < http://www.anahp.org.br/files/OBSERVAT%C3%93RIO%20FINAL.PDF>.

25. Avelar AFM, Salles CLS, Bohomol E, Feldman LM. Dez passos para a segurança do paciente. Conselho Regional de Enfermagem do Estado de São Paulo-COREN-SP. Rede Brasileira de Enfermagem e Segurança do Paciente–REBRAENSP-Polo São Paulo. São Paulo. 2011.Disponível em: < http://inter.coren-sp.gov.br/sites/default/files/10_passos_seguranca_paciente.pdf>.

26. Silva HMS, Kaemmerer A, Schout D. Gestão do corpo clínico. Experiência dos hospitais da ANAHP. Medbook. Rio de Janeiro. 2008. pp. 285.

27. Wachter RM. Compreendendo a segurança do paciente. Artmed. 2010. pp. 171-83.

28. Hinrichsen SL, Hinrichsen PE, Vilella TAS, Oliveira CLF *et al.* Seleção de indicadores assistenciais para o monitoramento da qualidade em saúde. 2012. (prelo).

Como Inovar?

*Em 1902, Julio Verne no filme **Viagem a Lua**...*
"Imaginou o que poderia nos aguardar quando chegássemos lá..."

"Quando criança, assistíamos diariamente aos seriados da família *Jetsons*. Terminávamos as tarefas de casa, tomávamos banho e sentávamos comportadamente em frente à televisão.

Era fascinante e até mesmo *irreal* aquele mundo futuro que o Sr. e Sra. *Jetson* viviam.

A rotina diária daquela família era semelhante à da nossa casa, mas as facilidades que eles tinham, por causa das "máquinas", estavam completamente fora da nossa realidade.

A vida era comandada por **muitas estranhas máquinas..."**

Hanna Barbera's.The Jetson, 1962
Hinrichsen SL. A Odisséia cibernética. Crônica. Movimento em medicina.
Limay Editora. Ano VII. 1997, (3):2426.

NOVIDADE E INOVAÇÃO

Uma novidade é o fato da solução técnica em questão ainda não ter sido incluída no estado da arte, ou também estado da técnica que é o conjunto de informações tecnológicas que se acham disponíveis para conhecimento público. Isto é, são todas as tecnologias conhecidas pelo homem, em condições de serem utilizadas para resolver problemas técnicos específicos, podendo também ser compreendida como algo que inspire as pessoas a terem ideias inovadoras.[1,2]

Inovação significa novidade ou renovação que agrega valor e gera uma ação.[1] Em geral refere-se a uma ideia, método ou objeto que é criado e que pouco se parece com padrões anteriores. "Algo novo".[1]

Para que uma ideia inovadora, seja algo real na vida das pessoas, da empresa/negócio/instituição, é preciso que existam pessoas criativas, que sonhem, ousem e se apaixonem pelo que fazem.[1]

Um inovador é alguém que está sempre se redescobrindo, mudando, abrindo janelas e viajando para lugares novos e/ou já conhecidos, mas sempre com um olhar diferente, reflexivo e sonhador. É alguém que a todo tempo muda segundo conhecimentos adquiridos e/ou experiências vividas.

Um inovador busca incansadamente novos conceitos que quebrem paradigmas, alguns já antigos e que ainda existem, pois quem os cultua não mudou.[1]

O inovador precisa ter tempo para se descobrir, olhar dentro de si e ouvir. Precisa rever seus conceitos, estilo de vida, sentimentos e pensamentos. Precisa todos os dias ser uma pessoa aberta às ideias dos outros e estar continuamente estudando, aprendendo, sempre atento às forças das evidências científicas.[1]

Em um processo de qualidade é fundamental a inovação, o estar constantemente atento ao que ainda, às vezes, nem surgiu como uma ideia inovadora (que gera ação e agrega valor).[1]

Na prática, implantar uma política de qualidade e segurança do paciente exige ideias, não apenas novas, mas inovadoras para motivar as pessoas/profissionais a segui-las, não deixando-as apenas no papel, sem uma prática assistencial em todos os níveis da instituição. Nesse contexto, uma liderança que contagie equipes é fundamental para que todos acreditem na ideia inovadora e a incorpore no dia a dia, como um hábito.

REDES SOCIAIS E SAÚDE

Nos dias atuais é imensa a utilização do potencial das redes sociais, na vida pessoal e/ou profissional.[2-4]

Pelas redes sociais instituições/hospitais estão conhecendo melhor o público e o seu perfil, assim como criando um espaço para ouvir clientes/pacientes e divulgar as atividades existentes, através de um canal de comunicação – *Blogs*, *Twiter*, *Facebook*, *Flickr* e *Youtube*, entre outros, são postados textos, fotos, filmes, treinamentos e comentários.[2,3]

O computador, que antes parecia inacessível (pelo alto custo), e de difícil domínio, já não assusta tanto os profissionais de equipe multidisciplinares.

Além disso, a internet, com um imenso acervo de informação, acesso gratuito à Medline para pesquisas bibliográficas, correio eletrônico, revistas médicas *online*, e até a possibilidade de colocar a *homepage* de serviços/clínicas/hospitais na *web* é uma facilidade que atrai pessoas dia a dia.[2,3]

Tomar a decisão de informatizar não é assim tão fácil, na prática, nem tampouco rápida, pois envolve mudança de cultura para novos hábitos. Mas, mesmo assim, atualmente vários hospitais brasileiros, quase que em sua maioria, utilizam as redes sociais como novas ferramentas de gestão de *marketing* e relacionamentos, com objetivo de não só se aproximarem mais dos pacientes e de seus familiares ao trazer conteúdo diferenciado, como também programas de qualidade de vida.[2-5]

PROGRAMAS DE QUALIDADE DE VIDA

Investir na qualidade de vida é, hoje, uma prioridade para as pessoas, assim como para empresas/instituições/hospitais.[5,6]

Define-se como qualidade de vida, um conjunto de ações que visam à melhoria da saúde física e mental das pessoas, tanto no ambiente interno quanto externo, mediante prática de atividades físicas, lazer e esporte, com o objetivo de promover a saúde, a motivaçã e a integração social.[7]

Programas de qualidade de vida, na área da saúde, aumentam o nível de satisfação e o engajamento das pessoas, especialmente de colaboradores, sendo um excelente parâmetro para medir a cultura de qualidade na instituição/hospital.[6]

A ideia é a de investir no bem-estar dos colaboradores, que ficarão mais dispostos a cuidar cada vez mais de seus pacientes. As instituições passam então a sistematizar e gerenciar os processos de educação e qualificação profissional, integrando as diversas áreas.[6]

São, então, trabalhadas situações de "pressões" habituais da organização, preservação da saúde e desenvolvimento/retenção de talentos.[6]

As atividades contidas no programa vão desde palestras sobre saúde, caminhadas temáticas, treinamentos voltados ao desenvolvimento de lideranças (idiomas, especializações), melhoria de processos e relacionamentos, campanhas (antifumo, sobre colesterol, hipertensão, diabetes, estresse, obesidade, câncer, infecções sexualmente transmissíveis, alimentação saudável) e formação de grupos de dança, música, teatro e coral.[6,7]

Por meio de ferramentas de gestão como pesquisas de clima organizacional são percebidas as impressões que os colaboradores têm em relação a empresa/instituição/hospital e as possíveis oportunidades de melhorias.

São benefícios dos programas de qualidade de vida na gestão de pessoas: melhoria da produtividade, pessoas mais alertas e motivadas, menos absenteísmo, melhoria das relações humanas e profissionais, baixos índices de doenças, melhoria da força de trabalho, redução da letargia e fadiga, redução do *turnover*, entre outros.[8]

GESTÃO SOCIOAMBIENTAL – *"PRÉDIOS VERDES"*

Não só se deve investir em produtos e serviços, mas também em condutas socioambientais, como um diferencial de qualidade.

Hoje, as pessoas estão mais conscientes, exigentes e informadas o que as fazem mais conhecedoras das questões ambientais.

Em 1994 o inglês *John Elington* desenvolveu o conceito *Triple Bottom Line* (pessoas, planeta e lucro-harmonia entre a questão financeira e o ambiente), que fundamenta os princípios do desenvolvimento sustentável e responsabilidade corporativa/social.[9,10]

São ações socioambientais sustentáveis adotadas por empresas/instituições/hospitais (1) estudos de avaliação energética para a redução de consumo de água e energia; (2) uso de madeira certificada; (3) luminária de baixo consumo; (4) tintas à base de água; (5) papel reciclado; (6) gerenciamento de resíduos (radioativos, biológicos, químicos) tratados até serem convertidos em lixo comum; (7) otimização da coleta de sangue (com apenas um tubo, a máquina automatizada define quais os exames que podem ser realizados a partir desta amostra); (8) consumo consciente de água (com aproveitamento da chuva); (9) redução do descarte de resíduos sólidos (plásticos, papéis, vidros, papelões e sobras de alimentos); e (10) treinamento focado em sustentabilidade socioambiental.[10]

Empresas/instituições/hospitais produtivas são as que levam em conta o bem-estar dos seus colaboradores, por meio de projetos arquitetônicos ("prédios/edifícios verdes") inseridos em contextos socioambientais.[11]

Os "prédios verdes" aumentam a ventilação nas áreas onde as pessoas circulam, a produtividade pode crescer até 15% e uma iluminação natural tem capacidade de aumentar em cerca de 30% a capacidade de aprendizado. Além de poderem gerar mais energia do que consomem, o que representa uma enorme economia de dinheiro, diminuindo, principalmente a necessidade adicional de energia para manter ligados os aparelhos de ar-condicionado.[11]

Embora, sejam projetos mais caros, aos poucos, porém, as companhias estão percebendo que o investimento compensa a médio e a longo prazos, em termos de redução de custos e ganhos de produtividade dos funcionários.[11,12]

Com a ameaça do aquecimento global, os prédios terão de passar por mudanças importantes. Hoje são necessários diariamente cerca de 40 *watts* extras de energia elétrica *per capita* para o sistema de ar condicionado aplacar o calor que sente um executivo obrigado a vestir terno e gravata em um clima quente. Além de maior flexibilidade de espaços internos, pois são concebidos para facilitar o processo de reordenação dos departamentos, algo muito comum nas empresas/instituições/hospitais e permitirem aos funcionários controlar a seu gosto variáveis como temperatura e luz.[11,12]

Existem projetos de edifícios verdes com: (1) telhados verdes, com jardim, uma vez que a vegetação, além de promover a biodiversidade, ajuda a amenizar a temperatura do prédio, ou telhado com cobertura clara, que reflete a luz ajudando a bloquear o calor e, consequentemente, reduzindo o uso do ar-condicionado; (2) sistema de irrigação automático com reaproveitamento de água não potável; (3) água da chuva ou do esgoto captada para ser usada em vasos sanitários ou na lavagem de pisos; (4) aproveitamento da luz da ventilação naturais para iluminar e deixar ambientes mais frescos e ajudar no consumo de energia; (5) ar-condicionado e outros eletroeletrônicos com selo que garanta melhores níveis de eficiência energética; (6) sistema de ar condicionado com sensor de CO_2 (só promovendo a troca de ar quando o nível de gás carbônico está alto de acordo com o padrão da ANVISA, o que ajuda a economizar energia); (7) lâmpadas frias com melhor compensação energética (as de LED consomem 26 *watts* cada *versus* 32 *watts* da tradicional); (8) fontes de energia renováveis (eólica e fotovoltaica); (9) janelas com paisagem e produtos como cola e verniz sem cheiro; (10) controle da qualidade do ar através de ar-condicionado; (11) madeira certificada de reflorestamento ou de ciclo vegetativo rápido (bambu e eucalipto); (12) tintas ecológicas à base de água (epóxi com baixo teor de química e sem cheiro); (13) sistema duplo de envidraçamento que permite aproveitar a luz natural com bloqueio de calor; (14) gestão de resíduos de obra para não sobrecarregar aterros sanitários (envio de resíduos recicláveis para empresas de reciclagem); (15) sistema de descontaminação do ar; (16) vagas preferenciais para carros a álcool ou gás natural, desestimulando o uso de gasolina (para baixa emissão de poluentes), que ficam mais próximas aos acessos principais do prédio.[11]

LIVRE DE PAPEL – *PAPERLESS*

Já é uma realidade em muitas instituições/hospitais do Brasil a substituição dos registros das equipes multiprofissionais no prontuário do paciente em papel pelos documentos digitais, que não só promovem a sustentabilidade do ambiente, mas também permitem mais controle sobre os dados, mais velocidade na busca de documentos e na troca de informações, além da redução de erros em prescrições, como também menor risco de fraudes.[13,14]

Para validar as informações digitais, as instituições/hospitais, primeiro informatizam os seus processos com a implantação de um sistema interligado de prontuários, comunicação e armazenamento de informações e depois buscam a certificação digital propriamente dita, para garantir a veracidade que passa a ser assegurada pelo CFM (Conselho Federal de Medicina), que tem convênio de cooperação técnica com a Sociedade Brasileira de Informática em Saúde (SBIS) validada por uma certificadora-raiz que segue as "*Normas Técnicas Concernentes à Digitalização e Uso dos Sistemas Informatizados para a Guarda e Manuseio dos Documentos dos Prontuários dos Pacientes, Autorizando a Eliminação do Papel e a Troca de Informação Identificada em Saúde*".[13,14]

Algumas instituições/hospitais, livres de papel, utilizam além dos formulários/prontuário eletrônico, usam *palms* com código de barras para a dispensação de medicamentos e checagem de enfermagem nos leitos para as clínicas médica e cirúrgica.[14]

Apesar dos avanços tecnológicos ainda existem resistências a mudança de cultura do manuseio do papel e das garantias da segurança dadas pela certificação. Algumas instituições/hospitais recorrem a profissionais (*chief medical information officer*) para trabalhar junto às equipes médicas e quebrar as resistências, facilitando a mudança de paradigma.[14]

Também estão sendo abolidos os "papéis intermediários" usados para anotações e/ou pedidos de medicamentos, embora ainda com resistências, não só por parte do corpo clínico, mas também pelos auditores de convênios.[14,15]

Apesar dos investimentos serem altos compensa a mudança de cultura, pelos benefícios da digitalização de documentos que são: (1) economia de papel (impacto positivo no meio ambiente); (2) eficiência na gestão; (3)

qualidade da informação; (4) agilidade; (5) praticidade na distribuição dos documentos, que podem ser enviados por e-mail/intranet; (6) redução do custo de cópias; (7) melhoria no acesso aos documenos (restrito); e (8) maior preservação dos prontuários por não manuseio.[14,15]

Um paciente precisava agendar uma consulta no hospital. Assim, pegou o telefone e a assistente do *Call Center* lhe informou que poderia fazê-lo através do endereço X utilizando recursos da internet. Ele achou um pouco estranho, mas absorveu a informação, foi ao computador, criou uma senha e marcou sua consulta.

No dia agendado, chegou ao estacionamento do hospital, e através de biossensores digitais e de íris, entrou, parou o carro a diesel em uma vaga preferencial localizada no jardim telhado do prédio do centro diagnóstico. Ao descer, havia um *banner* eletrônico informando que ele estava em um edifício totalmente "verde", com todas as informações estruturais/logísticas, além de rotas de fuga, mapas de riscos e planos de contigência para incêndios. Toda a água utilizada no hospital e centro diagnóstico era proveniente da chuva e do seu reaproveitamento após uso.

Ao chegar na sala do consultório, identificou-se, novamente através de biossensores. Era um ambiente totalmente climatizado através de energia solar, com lâmpadas frias e ambiente livre de papel. Havia pontos de *netbooks*, com revistas eletrônicas, além de sistema individualizado de TV digital, com sistema *kinect,* permitindo que as pessoas tivessem suas escolhas de lazer, privacidade e tranquilidade, enquanto aguardavam ser chamadas. Uma secretária sorridente controlava o fluxo de pacientes apenas com seu *tablet.*

Quando chegou a sua vez, ele fez sua pré-consulta, respondendo a um *checklist* de identificação do prontuário eletrônico que estava integrado a todas as áreas do hospital, caso precisasse ir fazer exames e/ou se internar.

Também assinou, eletronicamente, todos os termos de consentimento informados para possíveis procedimentos que fossem necessários.

Ao entrar na sala do médico, este com o seu *tablet, smartphone* e computador, foi submetido a várias perguntas e em determinado momento, a janela *pop up* apareceu na tela para perguntar se ele era alérgico a algum medicamento assim como se ele tinha outros riscos de saúde prévios. Nessa hora o médico muito calmo e atencioso lhe informou que estava alimentando "os gatilhos de riscos".

Durante o procedimento, o paciente pôde observar várias outros alertas de verificação que fundamentavam com menos possibilidades de erros o seu plano diagnóstico e terapêutico.

Já no final da consulta notou sobre a mesa do médico, além do computador, *iPad* e *iPod*, impressora a *laser* um porta-retrato digital com várias fotos de sua família.

REALIDADE OU FICÇÃO?

INTELIGÊNCIA ARTIFICIAL E ROBÓTICA NA MEDICINA

A inteligência artificial (IA) estuda o comportamento inteligente com o objetivo de criar métodos ou sistemas computacionais "... eficientes que exibam comportamentos inteligentes" sem a preocupação de imitar o ser humano. Possibilita a construção de modelos funcionais de inteligência capazes da elaboração e teste de hipóteses, que são operados por máquinas, que potencializam o trabalho humano, mas não o substituindo; portanto, um instrumento auxiliar dependente da relação custo/benefício traduzida em tempo/resposta.[16-23]

O termo tecnologia da informação (TI), em seu sentido amplo, compreende toda a tecnologia concernente à coleta, armazenamento, processamento, uso, comunicação, transmissão e atualização de qualquer forma e tipo de informação, independentemente de suas técnicas de suporte. Dessa forma, a tecnologia da informação inclui todas as tecnologias relacionadas com documentação, processamento de dados, ciência da informação, tecnologias de computação, robótica, inteligência artificial, comunicação, tecnologias espaciais, bem como todas as tecnologias relacionadas com o processamento de sinais gráficos e audiovisuais. E o objetivo fundamental da informática médica é colocar à disposição do médico a informação, onde e quando ela for necessária.[16-23]

Uma área que aceita bem a inteligência artificial em medicina é a automatização de protocolos clínicos, possivelmente pelo fato de esses protocolos resultarem de amplas consultas e consensos. São sistemas de apoio à decisão médica cabendo ao médico a decisão clínica. Embora ainda exista resistência dos usuários que não utilizam maciçamente os sistemas de apoio à decisão seja por medo da perda da ligação com o paciente ou do controle da situação; inércia; não aceitação da capacidade da máquina/ferramenta; suspeita na inteligência artificial; receio de problemas legais; descontentamento com a entrada de dados e crença que há uma idade ideal para se aprender a usar as tecnologias, especialmente computadores.[16-23]

Nos últimos anos é crescente a utilização da Robótica, um ramo da informática que, englobando computadores, robôs e computação, trata de sistemas compostos por partes mecânicas automáticas e controladas por circuitos integrados, motorizados, controlados manualmente ou automaticamente por cirurcuitos elétricos. Tem sido usada (1) na nanotecnologia (para a construção de nanorrobôs a fim de realizar operações em seres humanos sem necessidade de anestesias); (2) na produção industrial (os robôs que são criados para produção e desenvolvimento de mercadorias); e (3) em produções avançadas como os *dummies* feitos para transcrição de colisões de carros, os chamados *crash tests*.[16-23]

Em 2009 foram realizadas nos Estados Unidos da América (EUA) cerca de 73 mil das 85 mil cirurgias de câncer de próstata com a assistência de robô e, no mundo, também em 2009, foram realizados 136 mil procedimentos cirúrgicos através do sistema robotizado *Da Vinci* o que representou um aumento de 60% do seu uso nos últimos dois anos. Outras tecnologias também estão disponíveis como o *HipNav*, um sistema que emprega técnicas de visão computacional para criar um modelo tridimensional da anatomia interna de um paciente, e depois utiliza controle robótico para orientar a inserção de uma prótese de substituição do quadril (Quadro 10.1).[19,20]

ENGENHARIA GENÉTICA

Engenharia genética e modificação genética são termos para o processo de manipulação dos genes em um organismo, geralmente fora do processo normal reprodutivo deste. Envolvem frequentemente o isolamento, a manipulação e a introdução do DNA em um chamado "corpo de prova", geralmente para exprimir um gene. O objetivo é introduzir novas características em um ser vivo para aumentar a sua utilidade, tal como aumentando a área de uma espécie de cultivo, introduzindo uma nova característica, ou produzindo uma nova proteína ou enzima.[24,25]

A clonagem de genes é uma técnica que está sendo amplamente usada em microbiologia celular na identificação e na cópia de um determinado gene no

Quadro 10.1 Exemplos de produtos gerados pela robótica/inteligência artificial[16-23]

• Camisetas inteligentes que registram vários parâmetros fisiológicos do indivíduo de forma não invasiva
• Controle de acesso por biometria
• Luva – sonar para cegos
• Luva vibrante para sensibilidade tátil
• Robô para carregar a tocha olímpica
• Robôs controlados pelo pensamento para pacientes paralisados
• Robôs para resgate em minas subterrâneas
• Robô-abelha para testar mecanismos de voos
• Robô enfermeiro para cuidar de pacientes e idosos
• Robô esférico para navegar dentro de reator nuclear
• Robô légolas com precisão de um *elfo*.
• Robô-verme com troca de pele
• Robô *Da Vinci* para procedimentos cirúrgicos
• Microrrobô bioinspirado para monitorar água
• Maçanetas livres de bactérias fabricadas com polipropileno com regulagem de altura que evita a abertura de portas por crianças e dá acesso a cadeirantes
• Mamografia com tecnologia de compressão otimizada que determina automaticamente a força adequada a ser aplicada à mama – diminuindo a dor
• Microavião que bate asas, plana e paira no ar para garantir boa qualidade de câmara a bordo
• Monitores cardíacos sem fio
• Nanorrobôs para tirar energia de uma fonte de luz externa através da pele – usado como neuroestimulador no controle da dor
• PET/CT que revela a se há alterações no funcionamento do cérebro indicando se presença de doença (demenciais)
• *PrimeSense* um sistema que escaneia o corpo do usuário e cria um avatar com as mesmas medidas de altura e peso, além das curvas e formato

• Pílulas inteligentes (*smart-pills*), ou pílulas que incorporam sensores que emitem sinais e retransmitem dados vitais após a sua ingestão
• Pulseiras *high-tech* que ajuda a reduzir casos de infecção hospitalar através de sensores e giroscópios que emitem sinais de alerta lembrando ao profissional o momento de lavar as mãos
• Roupas/gravatas com fibras sintéticas utilizando nanotecnologia resistentes a manchas/sujeira.
• Sensores feitos de substâncias encontradas em alimentos (cobre, magnésio e silício)
• Sensores conectados a telefones celulares.
• *Smartphone* (pequeno aparelho de ressonância magnética nuclear conectado a um aparelho celular e a uma agulha fina) para detectar tumores e analisar milhares de células, evitando biópsias com resultados em uma hora.
Software que sugere para o médico a conduta-padrão para cada procedimento assistencial e dá a ele um gabarito de condutas tradicionais e consagradas na literatura e alertas de verificação de riscos e procedimentos de segurança.
• *Software* com processo de leitura bidimensional para identificação e controle de medicamentos, que dispensa etiquetagem e usa o mesmo código emitido pelo fabricante.
• Tecnologia de geladeiras/câmaras de conservação com comandos digitais de fácil controle e programação, com alarmes para falta de energia, perfeito isolamento térmico e opcionais para o controle do produto armazenado, apresentando registros gráficos semanais, discadoras especiais, *back up*, system CO_2
• Tomógrafo por impedância elétrica (TIE) com capacidade de atravessar tecidos e com função de monitorar a condição do órgão
• Tornozeleiras antissequestro que alerta os deslocamentos através de *software* que regulamenta o perímetro de segurança do recém nascido
• Ultrassom de bolso com 4GB

interior de um organismo simples empregando como receptor, uma bactéria, por exemplo, processo muito importante na síntese de alguns subprodutos utilizados para o tratamento de várias doenças (Quadro 10.2).

Umas das mais conhecidas aplicações da engenharia genética são os organismos geneticamente modificados (OGM). Mas, outras possibilidades veem sendo usadas, como aplicações biotecnológicas da modificação genética (vacinas orais produzidas nas frutas), o que representa um desenvolvimento das modificações genéticas para usos médicos e abre uma porta ética para o uso da tecnologia para a modificação de genes humanos.[24,25]

Quadro 10.2 Aplicações da engenharia genética[24,25]

Interferon
Insulina
Interleucina
Proteínas do sangue: albumina e fator VIII
Ativadores das defesas orgânicas para o tratamento do câncer: fator necrosante de tumores
Vacinas sintéticas contra pneumonia, meningite, hepatite B
Biotecnologia para a pesquisa segura de substâncias cuja manipulação envolve alto risco biológico
Vacinas com vírus infecciosos
Mapear o sequenciamento do genoma das espécies animais, incluindo o ser humano (genoma humano) e dos vegetais
Criação de seres clonados (copiados)
Terapia genética
Seres transgênicos

Telemedicina agiliza diagnóstico

A partir do próximo ano consultas e até cirurgias poderão ser realizadas através da Internet.
Recife, Quinta-Feira, 23 de Abril de 1998

Um paciente chega a um centro de saúde localizado em um pequeno município pernambucano. A queixa é uma forte dor de cabeça. Como o posto não dispõe de um especialista ou médico de plantão, o cidadão é atendido por um enfermeiro com pouca experiência em diagnósticos. No posto também não existe um tomógrafo ou máquina de raios X. Resultado: a causa daquela dor de cabeça permanece inexplicável e o pobre paciente é mandado para um hospital de referência no Recife, piorando o quadro de superlotação com um caso de dengue.

Essa história de deslocamentos desnecessários para tratamentos de saúde rotineiros, entretanto, está com os dias contados...

<http://www.dpnet.com.br/anteriores/1998/04/23/urbana8_0.htm>l

Em abril de 1997, tivemos nossa primeira experiência em telemedicina quando em visita oficial em uma missão entre os Estados de Pernambuco e Georgia/*Partners of Americas*, participando de um treinamento no Centro de Telemedicina do *Medical College of Georgia* (EUA).

Em dezembro de 1997 realizamos nosso *Workshop Internacional em Telemedicina* como uma atividade prática do projeto de Diagnóstico e Assistência Utilizando Recursos da Telemática da Universidade Federal de Pernambuco com a primeira teleconferência entre Recife e a *Kansas University* (EUA).

"Telemedicina para 98. Diário de Pernambuco. Informática. 10/12/97".

"Pernambuco dá início à Telemedicina. Folha de São Paulo. Cotidiano. 7/12/97".

"Profissionais discutem futuro da telemedicina. Jornal do Comércio. Informática. 03/12/97".

"EUA e Universidade implantam telemedicina em Pernambuco. Comunicampus. UFPE. Encartado no Jornal do Comércio. Ano III. Nº 32. Maio de 1997".

UFPE torna real a medicina a distância. Jornal do Comércio. Informática. 2/06/97.

TELEMEDICINA

A telemedicina é definida como o conjunto de tecnologias e aplicações que permite a realização de ações médicas a distância, que vem sendo aplicadas mais frequentemente em hospitais e instituições de saúde que buscam outras instituições de referência para consultar e trocar informações.[26-28]

Tem sido muito útil na prática médica para discussões de casos clínicos, auxílio diagnóstico, assistência a pacientes crônicos, idosos e gestantes de alto risco, assim como na assistência direta ao paciente em sua casa.

Tem sido bastante aplicada na assistência primária a pequenas comunidades em regiões geográficas e/ou socioculturais distantes dos grandes centros urbanos, onde é difícil o acesso a profissionais e são escassos os recursos de auxílio diagnóstico e de prevenção.[27]

Atualmente, é regulada pelo órgão norte-americano ATA (*American Telemedicine Association*). É uma realidade em muitos países e apresenta em sua forma mais básica o uso de infraestrutura convencional de telefonia.[28]

Congrega uma redução de custos com ampliação da atuação médica, sendo importante, ainda, no acompanhamento remoto de resultados de exames e execução de discussões técnicas. Também é usada em serviços de atendimento aos clientes (SAC) para esclarecimento de dúvidas sobre medicamentos, intoxicações, para a busca de auxílio no combate ao tabagismo, entre outras.

São benefícios da telemedicina: (1) redução do tempo e custos de deslocamentos de pacientes; (2) auxilia no gerenciamento de recursos de saúde pela avaliação e triagem por especialistas; (3) permite acesso rápido a especialistas em casos de catástrofes/acidentes/emergências; (4) descentraliza a assistência à saúde; e (5) permite atualizações/educação continuada a distância entre profissionais de equipes multidisciplinares.[26-28]

Em maio de 2003 visitamos o Serviço de Doenças Infecciosas do Hospital São João na Cidade do Porto, Portugal. Lá, tivemos a nossa primeira experiência com a Saúde do Viajante. Chegando em Recife, iniciamos nossas atividades com alunos intercambistas da Universidade Federal de Pernambuco e começamos um projeto de pesquisa no Polo Médico de Recife para conhecer o perfil dos viajantes em nossa cidade.

Estabelecemos parcerias com outras instituições nacionais e internacionais para estudo da geografia das doenças e prevenção de riscos de adoecimentos antes, durante e após viagens.

Hinrichsen SL, Vilella TAS, Rêgo L, Cavalcanti R, Almeida L, Falcão E, Lira C. Travel Medicine: A prospective study in Recife, Northeastern Brazil. Rev. Panam Infectol. 2011;13(2):33-37.

TURISMO MÉDICO

As pessoas estão constantemente se deslocando de um lugar a outro, seja por lazer, trabalho e/ou tratamento da saúde. E, durante viagens, são necessários, em algumas vezes, cuidados com aquelas em condições ou necessidades especiais, como recém-nascidos, gestantes, idosos ou pessoas com doenças preexistentes ou outras situações de saúde. Nesses casos, são fundamentais o aconselhamento médico e precauções especiais, assim como informação adequada sobre os serviços médicos disponíveis no destino da viagem.[29-33]

Um Serviço de Medicina de Viagem – Saúde do Viajante tem como objetivo diminuir os riscos de aquisição de doenças durante viagens, garantindo maior segurança aos que chegam ou partem de algum lugar. Em todo o mundo, essa área de assistência médica vem sendo desenvolvida há cerca de 15 anos e no Brasil desde 2000.[31]

Nos últimos anos, têm aumentado as viagens para tratamento de saúde. Vários são as instituições de saúde que investem nesse segmento, por meio de pesquisas, capacitação profissional e equipamentos de última geração, para transformar alguns hospitais em destino de pacientes. Nos próximos dois anos, estima-se que milhões de pessoas em todo o mundo saiam de seus países para fazer tratamento de saúde no exterior.

Define-se como turismo médico o deslocamento de pessoas para países que não o de origem com o objetivo de obterem cuidados de saúde, (médicos, cirúrgicos ou estéticos). As especialidades mais procuradas pelos viajantes em busca de saúde são: oncologia, urologia, cardiologia e ortopedia, além de cirurgias plástica e bariátrica.[29-33]

Com a introdução de conceitos como segurança do paciente e gestão de riscos, os serviços de saúde também passaram a se adequar a padrões internacionais de qualidade. Muitos são os hospitais ou clínicas que buscam selos de acreditação hospitalar como um diferencial para os viajantes que buscam tratamentos em países estrangeiros.[29,30]

Para a segurança do viajante do turismo médico, que muitas vezes sai de um local sem grandes riscos sanitários para outros com mais riscos, além da identificação de agravos à saúde segundo os destinos, a escolha do hospital e do profissional multidisciplinar é essencial. Nesse contexto, a biossegurança, o controle de infecções e o risco sanitário hospitalar são essenciais para que se possa ter segurança do paciente viajante.

Hoje, os estabelecimentos de saúde, assim como todo o seguimento do turismo, adotam e sistematizam a biossegurança de modo a garantir maior controle de processos infecciosos advindos dos procedimentos realizados por esses viajantes/pacientes. Hotéis, por exemplo, já se preocupam com todos os resíduos gerados por esses hóspedes, em cuidados especiais, assim como os meios de transporte, em especial, aviões e aeroportos (Quadro 10.3).[29-33]

Quadro 10.3 Facilidades implantadas em hospitais para pacientes em turismo médico[29,33]

Horários específicos para limpeza do apartamento

Serviços pessoais de compras fora do hotel e apoio logísticos

Transporte diferenciado de ida e volta à clínica (possibilidade de acomodar cadeira de rodas) integrado a aeroportos

Disponibilidade do *room service* para 24 horas por dia

Massagistas treinados para complementar os processos de recuperação

Cosmetologista especializada em "camuflagem cosmética"

Nutricionista e/ou menus especiais (p. ex., cirurgia bariátrica)

Apoio de enfermagem (próprio ou terceirizado)

Apartamentos mais isolados / corredores mais silenciosos

Registro discreto – Entradas discretas alternativas

Acesso para cadeiras de rodas, banheiros adaptados

Roteiros turísticos antes e/ou após tratamento

Hotéis de apoio com infraestrutura/mobiliário adaptadas a pessoas em convalescença/doentes

Corpo clínico multiprofissional capacitado e treinado para assistirem estrangeiros/barreiras linguísticas

---

Quinta-feira, 29 de setembro de 2011

"A última fábrica que produzia máquinas de escrever não elétricas, a Godrej and Boyce em Bombaim, na Índia, encerrou em abril de 2011, depois de ter vendido menos de 1.000 exemplares no último ano"

"....definitivamente a máquina de escrever tornou-se uma peça de museu".

Adaptado: Hinrichsen BL. O fim da máquina de escrever. Disponível em: <http://mitridatizar.blogspot.com/2011_09_01_archive.html >

Referências

1. Tavares C. Superdicas para inovar, criar oportunidades e virar o jogo. Ed. Saraiva. 2009. pp. 136.

2. Fonte.mitti. É possível um hospital trabalhar com mídias sociais? Disponível em: <http://fonte.miti.com.br/blog/e-possivel-um-hospital-trabalhar-com-midias-sociais>.

3. Berol L. Além dos consultórios. Melhores Práticas. Mar/Abr 2011. 2011: 48-50.

4. Empreender Saúde. Hospital Infantil Sabará investe em mídias sociais. Disponível em:< http://www.empreendersaude.com.br/2011/07/hospital-sabara-de-jose-luiz-setubal-investe-em-midias-sociais-e-vira-fundacao/>.

5. Memorial São José Hospital e Clínicas. Vida em alta. Disponível em: <http://www.vidaemalta.com.br/index.php/colaboradores/>.

6. Ceribelli C. Excelência começa no bem-estar interno. Melhores Práticas. Mar/Abr. 2011: 36-39.

7. Oliveira PM, Limongi-França AC. Avaliação da gestão de programas de qualidade de vida no trabalho. ERA-eletrônica. V. 4, n.1, Art 9, jan/jul.2005. Disponível em: <http://www.scielo.br/pdf/raeel/v4n1/v4n1a05.pdf>.

8. RH portal. Qualidade de vida no trabalho. Disponível em: <http://www.rhportal.com.br/artigos/wmview.php?idc_cad=a7o2sdrwi>.

9. Estender AC, Pitta TTM. O conceito do desenvolvimento sustentável. Disponível em: <http://www.institutosiegen.com.br/artigos/conceito_desenv_sustent.pdf>

10. Balbino, M. De olho na saúde dos negócios. Melhores Práticas. Mar/Abr. 2011: 40-42.

11. Pessoa D. Na onda dos prédios verdes. Veja Rio. 2011. Disponível em: <http://vejario.abril.com.br/especial/predios-verdes-sustentabilidade-646852.shtml>.

12. Revista Exame. Os prédios verdes são mais lucrativos. Disponível em: <http://planetasustentavel.abril.com.br/noticia/desenvolvimento/conteudo_231676.shtml>

13. Conselho Federal de Medicina. Resolução 1.821/07.Publicada no DOU de 23 de novembro de 2007, Secção I, pág. 252. Aprova as normas técnicas concernentes à digitalização e uso dos sistemas informatizados para a guarda e manuseio de documentos dos prontuários dos pacientes, autorizando a eliminação do papel e a troca de informação identificada em saúde. Disponível em: <http://professor.unisinos.br/ileres/aula06/resolucao1821cfm.pdf>.

14. Navarro K. Do papel à certificação digital. Melhores Práticas. Edição 2. Ano 1: 46-49. Disponível em: <http://www.revistamelhorespraticas.com.br/qualidade-gestao/2/artigo225860-2.asp>.

15. MGS. Imagem e Informação. Hospital de Clínicas de Porto Alegre. RS. Digitalização de Documentos. Disponível em: <http://www.mgsii.com.br/clientes/estudo_de_caso_hcpa.html>.

16. Super. Saúde. Robôs roubarão o lugar de médicos nas salas de operação. Disponível em: <http://super.abril.com.br/saude/robos-roubarao-lugar-medicos-salas-operacao-619485.shtml>.

17. Sigulem D, Anção MS, Ramos MP, Leão BF. Sistema de apoio à decisão em medicina. Disponível em: <http://www.virtual.epm.br/material/tis/curr-med/sad_html/sistema.htm>.

18. Wu JL, Chen FC, Chuang MK, Tan KS. Near-infared laser-driven polymer photovoltaic devices and their biomedical applications. Energy Environ. Sci. 2011, 4: 3374-3378. Disponível em: <http://pubs.rsc.org/en/content/articlelanding/2011/ee/c1ee01723c >.

19. Inteligência artificial na medicina. Disponível em: <http://pt.shvoong.com/medicine-and-health/1790380-intelig%C3%AAncia-artificial-medicina/#ixzz1ZiZsekrV>

20. Superinteressante. Médicos na encruzilhada. Janeiro. 01.2011. Disponível em:< http://planetasustentavel.abril.com.br/noticia/saude/medicos-encruzilhada-617115.shtml >

Como Inovar?

21. Bonsor K. Como tudo funciona. Como funcionará a cirurgia robótica. Disponível em: <http://saude.hsw. uol.com.br/cirurgia-robotica1.htm>.

22. Revista Melhores Práticas em Saúde, Qualidade e Acreditação. Tecnologia. Disponível em: < http://www. revistamelhorespraticas.com.br/>.

23. Revista Fornecedores Hospitalares. Disponível em: < http://catalogohospitalar.com.br/revista-fornecedores-hospitalares.html>.

24. Wikpedia. Engenharia genética. Disponível em: <http://pt.wikipedia.org/wiki/Engenharia_gen%C3% A9tica>.

25. Brasil. Presidência da República. Casa Civil. Lei 11.105, de 24 de março de 2005. Estabelece normas de segurança e mecanismos de fiscalização de atividades que envolvam organismos geneticamente modificados (OGM) e seus derivados. Disponível em: < http://www.planalto.gov.br/ccivil_03/_ato2004-2006/2005/lei/l11105.htm>.

26. Wikpedia. Telemedicina. Disponível em:<http://pt.wikipedia.org/wiki/Telemedicina>.

27. RedeNutes. Telemedicina. Disponível em: < http://www.redenutes.ufpe.br/index.php?option=com_cont ent&view=article&id=381:telemedicina-ajuda-a-aumentar-adesao-ao-tratamento-contra-a-hipertensao-na-atencao-primaria-em-pernambuco>.

28. American Telemedicina Association. Disponível em: <http://www.americantelemed.org/i4a/pages/index. cfm?pageid=1>.

29. Hinrichsen SL. Turismo médico e a saúde do viajante. Programa de educação continuada. Sociedade Brasileira de Infectologia. Disponível em: <http://www.infectologia.org.br/default.asp?site_Acao=mostr apagina&paginaId=136&mNoti_Acao=mostraNoticia&categoriaId=6&noticiaId=535>.

30. Veja. Cinco hospitais se unem por turismo médico. Disponível em: <http://veja.abril.com.br/noticia/ economia/cinco-hospitais-se-unem-por-turismo-medico>.

31. Hinrichsen SL. As doenças e seus movimentos. Prática hospitalar. Ano XII. Jan-Fev/2010; (67):6-7.

32. Rocha M. Multinacional de turismo médico anuncia investimentos no NE. Gestão em Saúde. Diagnóstico Web. 06/12/2012. Disponível em: <http://www.diagnosticoweb.com.br/noticia/multinacional-de-turismo-medico-anuncia-investimentos-no-ne/874>.

33. Bergamo G. Profissionais e preços atraem estrangeiros a hospitais da capital. Veja. São Paulo. 26/05/2010. Disponível em: <http://vejasp.abril.com.br/revista/edicao-2166/estrangeiros-hospitais-clinicas-capital>.

Comentários Finais...

"Por mais crítica que seja a situação e as circunstâncias em
que te encontrares, não te desesperes...
Quando tiveres sem nenhum recurso, deves contar com todos.
Quando fores surpreendido, surpreende o inimigo".

Sun Tzu

Implantar uma cultura de qualidade e segurança do paciente em tempos de acreditação não é uma experiência fácil em qualquer lugar do mundo, especialmente no Nordeste do Brasil.

Pensar de forma tímida gera atitudes e resultados pequenos e previsíveis. Mas, ousar no pensamento e nas atitudes sempre será uma virtude das pessoas inovadoras. Ser obstinado em prever detalhes e planejar a longo prazo são pontos determinantes para se virar um jogo e ganhar várias conquistas.

Sonhar também faz parte do processo de mudanças. E quanto mais impossível um sonho, mas prazer se terá em realizá-lo, em fazê-lo real. Hoje empresas/instituições contratam pessoas que pensam e sonham para identificar o impossível e torná-los possíveis em seus futuros.

E na realização de sonhos, líderes são vitais, pois estimulam equipes a se superarem, não impondo limites em suas ambições. Ficar no lugar-comum, só faz com que se tenha resultados comuns. E inovar é reinventar o passado, o presente e o futuro.

Sempre soubemos que "juntos" seríamos fortes. Agregar talentos, sempre foi uma meta em nossas atividades. Delegar funções, desenvolver pessoas, amadurecer ideias e comemorar o fato de não se estar sozinho, com alegria para manter o sonho e a ousadia para realizar projetos é a chave do sucesso da mudança.

Ter pensamentos proativos, desenvolver atividades lúdicas (arte, teatro, música) e deslumbrar pessoas pode ser um caminho para aguçar a sensibilidade e alcançar objetivos propostos.

Criar alguma coisa, mudar conceitos e paradigmas, sempre gera efeitos adversos e inesperados, que, entretanto, deverão ser vistos como oportunidades de melhorias para outros sonhos e projetos mais ousados.

Estabelecer metas, pequenas e exequíveis, pode ser um aprendizado para se ter paciência em manter o curso de uma história. E emocionar-se, poderá ser uma estratégia, uma forma didática, para se chegar a algum lugar.

Também é importante entender a cultura local, as raízes dos pensamentos e atitudes das pessoas. Diferenças culturais podem condenar a realização de sonhos, antes mesmo de serem sonhados.

Um inovador, um sonhador, um realizador de projetos é um eterno aprendiz. Sempre estará aprendendo, discutindo, pensando, criando e compartilhando ideias que acelerarão o conhecimento. Para ele, o passado é experiência acumulada, oportunidades de crescimento e novas formas de ser.

Foi assim que um dia vivemos um sonho real...

É crescente no ambiente das empresas/instituições/hospitais a existência de uma nova cultura de como são realizados os processos e negócios, face às influências da globalização e avanços tecnológicos.

Tem sido cada vez mais complexo o desenvolvimento econômico, a disponibilização de produtos e serviços, em um mercado cada vez mais consumidor e exigente por preço, qualidade e inovação.

Hoje, os gestores são obrigados a criar novos produtos, que requerem muita criatividade e inovação, a começar pelos projetos, que precisam satisfazer as necessidades dos clientes. E nesse processo de construção de uma nova forma de posicionamento de mercado, tem sido fundamental o uso de ferramentas como informatização, automatização, *benchmarking*, gestão participativa, inovação tecnológica, *empowerment* (delegação de autoridade), alianças estratégicas, *dowinsizing* (eliminação da burocracia corporativa desnecessária), desenvolvimento sustentável, entre outras.[1-3]

Além do uso de ferramentas também é necessário que sejam tomadas ações, que dependem das atitudes de seus gestores, da maneira como se comportam e se relacionam com os seus colaboradores.

Atualmente, privilegiam-se profissionais com características empreendedoras, que criam um novo modelo de sistemas de valores na sociedade,

Comentários Finais...

onde os comportamentos individuais dos participantes são fundamentais para a base do desenvolvimento econômico.[1,2]

COMPORTAMENTO EMPREENDEDOR (*ENTREPRENEUR*)

> *"A inovação quase nunca acontece em grandes organizações sem que haja um indivíduo ou pequeno grupo apaixonadamente dedicado a fazê-la acontecer".*
>
> Pinchot, 1989

O empreendedorismo pode ser definido como "uma revolução silenciosa, que leva a uma alternativa para o gerenciamento de empreendimentos", Thimmons, 1985.[1-3]

Empreendedorismo é, portanto, o conjunto de fatores ligados à preparação do empreendedor e ao seu esforço na tentativa de anular ou diminuir quaisquer probabilidades de fracasso no negócio, que podem surgir ao longo de sua trajetória.

O empreendedor desenvolve ou tem a capacidade de tomar iniciativa quando esta é necessária e de atuar buscando soluções inovadoras para problemas econômicos, sociais, pessoais ou de outros departamentos. Identifica oportunidades e busca os recursos necessários para transformar um negócio.[1-4]

É *"alguém que tem força para vencer a si mesmo"* (Henri Lacordaire). É *"a pessoa criativa, marcada pela capacidade de estabelecer e atingir objetivos e que mantém alto nível de consciência do ambiente em que vive usando-as para detectar oportunidades de negócios... que continua a aprender a respeito de possíveis oportunidades e tomar decisões moderadamente".*[1,2]

Não é fácil ser um empreendedor e cabe ao gestor propiciar condições para que os colaboradores tenham prazer no que fazem e possam entusiasticamente fazer as mudanças necessárias. Ser empreendedor não é só traçar metas e cobrar resultados, mas apaixonar-se e fazer outros também se apaixonarem pelo que fazem. O empreendedor é fundamentalmente um motivador, um educador, um transformador.

Sabe-se que uma organização é o reflexo dos objetivos de seus gestores, que são responsáveis pela forma como determinam a sua condução. Por isso é fundamental compreender o comportamento organizacional para o entendimento do processo humano das decisões relativas ao empreendedor. E o ambiente de trabalho é o local ideal para o desenvolvimento profissional, desde que sejam dados estímulos.[1]

Para que se tenha gestores empreendedores deve-se criar uma cultura organizacional que estimule profissionais proativos que possam ousar, correr riscos, mas que também encontrem soluções para os problemas. E conseguir empreendedores não é algo rápido, mágico. Exige tempo e aprendizagem institucional.

São qualidades de um empreendedor: (1) iniciativa; (2) visão; (3) coragem; (4) firmeza; (5) decisão; (6) atitude de respeito humano; (7) capacidade de organização; e (8) direção.[1-4]

São caminhos a serem percorridos pelo empreendedor: (1) autoconhecimento; (2) perfil; (3) aumento/domínio da criatividade; (4) visão visionária (identificar oportunidades); (5) rede de relações; (6) saber avaliar as condições para iniciar um plano/projeto; (7) criar um plano de negócio (metas mensuráveis, flexibilidade, indicadores de evolução, compromisso coletivo, revisão de metas e aprender com a experiência); e (8) capacidade de negociar e apresentar uma ideia (cooperação entre pessoas, parceiros ou empresas para alcançar objetivos).[4]

Conquista-se a autonomia profissional quando se é perseverante, determinado, aprendiz, flexível e se tem: (1) positividade; (2) organização; (3) criatividade; (4) inovação; e (5) foco.[3]

Vários foram os gestores que nos conduziram ao longo de anos, seja no setor público e/ou no privado.

Alguns com perfil **empreendedor**, que transformavam a situação mais trivial em uma oportunidade excepcional, um visionário, sonhador, que vivia no futuro, nunca no passado e raramente no presente e que nos negócios era sempre inovador, grande estrategista e criador de novos métodos para penetrar nos novos mercados.

Outros do tipo **administrador**, pragmático, que viviam do passado, almejavam a ordem, criavam esquemas extremamente organizados para tudo e todos e vários do tipo **técnico**, executor, consertador de coisas, que viviam no presente e ficavam extremamente satisfeitos no controle do fluxo de trabalho, individualistas determinados.

> No entanto, sempre nos adaptamos a eles, pois eram eles, que durante suas gestões, determinavam o que queriam e como deveríamos ser e atuar nas suas instituições.
>
> Interessante observar que sempre criávamos algo novo quando éramos guiados por gestores empreendedores. As nossas maiores produções técnicas, filosóficas, práticas e acadêmicas estão relacionadas com gestores do tipo empreendedores.
>
> Gestores que nos desafiavam a ousar, pensar, criar e fazer algo que transformasse realidades. E que também nos permitia sonhar, emocionar-nos e empreender.

COMO IMPLANTAR A CULTURA DA QUALIDADE E SEGURANÇA DO PACIENTE EM TEMPOS DE ACREDITAÇÃO

Desde 2000 vem sendo realizados estudos descritivos, com base no modelo de gestão organizacional desenvolvido para gerências de riscos de hospitais públicos ou privados, terciários e de alta com objetivos de desenvolver planos de melhoria da qualidade e segurança do paciente.[5-7]

Uma metodologia que pode ser utilizada é a pesquisa-ação cujos objetivos são diagnosticar os processos assistenciais existentes e os seus impactos junto à qualidade/padrão de conformidade universal de uma política de qualidade sustentável.[8-11]

A pesquisa-ação é uma abordagem metodológica usada para estudar soluções para problemas originados na sociedade e nas organizações, na qual os programas de melhoria organizacional são vistos como situações de pesquisa e constituem bases para o avanço de teorias e o desenvolvimento de práticas.[11] Os problemas escolhidos como objeto de pesquisa e as próprias pesquisas são desenvolvidos para a busca de soluções, que compreendem ações facilitadoras de intervenções que evoluem à medida que vão sendo usadas, dentro do escopo desenhado e das suas limitações.[10,11]

As etapas da pesquisa-ação são fundamentadas (1) no diagnóstico; (2) na ação; (3) na avaliação; e (4) na reflexão.[13,14] Na construção metodológica são definidos o contexto geral do problema; a complexidade do ambiente e o escopo da pesquisa-ação (Fase I – estudo do ambiente organizacional por meio da avaliação diagnóstica; Fase II – fundamentação teórica da qualidade/ construção dos modelos; Fase III – mapeamento dos processos; e Fase IV – análise dos resultados).[10,11]

Como instrumentos de avaliação diagnóstica e de coleta de dados, elaborados pelos pesquisadores, são realizadas visitas observacionais *in loco* e análise de documentos relativos ao gerenciamento das unidades obtidos por meio de livros de atas de reuniões/treinamentos; fluxogramas/protocolos; documentação de processos operacionais técnicos/administrativos; políticas; programas; planilhas/fichas e/ou outros tipos de evidências escritas e/ou identificadas nas práticas assistenciais.

Nos critérios de inclusão devem ser consideradas todas as unidades assistenciais da instituição de saúde.

Utilizam-se como técnicas de estudo a observação da rotina assistencial, tendo como instrumento a anotação das práticas assistenciais segundo padrões de qualidade e segurança do paciente.[5,12,13]

A análise dos dados é do tipo qualitativa, tendo como referências as observações realizadas durante visitas e análise da documentação existente nas diversas áreas assistenciais e o esperado, segundo padrões recomendados.[5,7,12,13]

Os resultados obtidos sintetizam as bases e a evolução da metodologia em seus diferentes locais e momentos de aplicação.

Fase I – Avaliação Diagnóstica

Nessa fase observam-se se existem ou não padrões de gestão processuais sistematizados nas rotinas da prestação do cuidado ao paciente; se há nos serviços/setores visitados integração entre as informações (escritas e ou verbais) assim como conhecimento sobre práticas gerenciais segundo padrões de excelência de qualidade. Todas as atividades assistenciais devem seguir modelos de gestão formais (e não informais), tendo como base as experiências pessoais dos profissionais envolvidos no cuidado do paciente. Devem ser identificadas políticas, procedimentos operacionais padrão/técnicos, fluxogramas, protocolos e/ou outras ferramentas de gestão para a condução das rotinas de assistência.

As ferramentas de avaliação diagnóstica encontradas nessa fase I são obtidas a partir das visitas observacionais *in loco* focadas em padrões de biossegurança/controle de infecções/risco sanitário hospitalar – realizadas por meio de um *checklist* previamente elaborado e validado.[5,12,13]

Também deve ser feito um diagnóstico observacional institucional para informações relativas à organização sobre os dirigentes da alta gestão/ governança; corpo profissional/especialidades; missão e valores existentes/publicados; número total de leitos; média diária de internações; atendimento anual de paciente externo/ambulatórios; atendimentos de emergência; relação dos tipos de serviços médicos/equipe profissional/interfaces; principais diagnósticos/procedimentos cirúrgicos; lista de departamentos/serviços; lista de serviços terceirizados; se existência de serviços de transporte médico; demografia local/unidades-leitos/centros cirúrgicos/clínicas-serviços externos/horários de funcionamento; planos/processos/infra-estrutura/ resultados/indicadores, gestão de pessoas (lideranças e dificuldades existentes: técnicas/infraestrutura/resultados) – que também não estavam sistematizadas, implantadas e formalizadas por meio de processos gerenciais inter-relacionados.

À medida que são observadas as não conformidades, são emitidos relatórios de caráter educacional com objetivos de promover melhorias mediante elaboração de planos de ações que devem ser inseridos dentro do planejamento estratégico da instituição, segundo prioridades estabelecidas pela governança/alta-gestão.

Fase II – Sensibilização para a Qualidade

As ferramentas utilizadas na fase II devem ter como fundamentos os resultados obtidos na avaliação diagnóstica da fase I que embasaram as estratégias utilizadas para despertar nas equipes multidisciplinares o desejo de implantarem uma política/programa de qualidade sustentável dentro da instituição.

Utilizam-se nessa fase autoavaliações periódicas e ações/medidas corretivas (processo/infraestrutura/resultados) que possibilitem a existência de atividades diárias de melhoria de sistemas e operações sustentáveis, independentemente da necessidade de uma preparação focada em uma avaliação diagnóstica para uma certificação/acreditação, seja qual for a instituição acreditadora que possa vir a ser escolhida pela alta gestão/governança.[3,15,16]

A visão inicial deve ser embasada na importância de sensibilizar o corpo profissional para a necessidade de serem criados, em todos os níveis da organização, processos que garantam a manutenção de cuidados seguros de qualidade, e melhor desempenho institucional.

Nessa fase devem ser realizadas as seguintes atividades: identificação das lideranças/corpo clínico profissional – se conscientização da alta gestão/ governança sobre a importância de se ter líderes médicos junto às diversas lideranças de equipe multiprofissional já existentes dentro da estrutura organizacional de uma instituição com corpo clínico fechado/público.

O objetivo dessa ação é identificar uma equipe multiprofissional envolvida não só com a assistência técnica ao paciente, mas também com os aspectos organizacionais do desenvolvimento de uma política de qualidade assistencial sustentável; equipe multiprofissional – se identificadas pela alta gestão/governança as lideranças médicas com bases nos serviços/departamentos prioritários da instituição e lideranças existentes/competências profissionais.

Também é importante definir alguns temas prioritários para a mudança de cenários identificados como problemas durante a fase I diagnóstica, tais como fardamento/postura dos colaboradores; adequação dos funcionários de equipe multidisciplinar às normas de segurança do trabalhador (Norma Regulamentadora 32 do Ministério do Trabalho); melhoria do prontuário, especialmente na sistematização do seu conteúdo escrito e se legível; monitoramento da microbiota hospitalar para o uso racional de antimicrobianos (custo × efetividade); desenvolvimento do trabalho em equipe multidisciplinar, além de temas focados nos princípios da qualidade e desenvolvimento de pessoas.[5,6,12-14]

Fase III – Definindo os Processos

As ferramentas utilizadas nessa fase III devem ter como fundamentos a introdução de temas focados na gestão da qualidade e gerenciamento de riscos.

A metodologia usada para atingir os objetivos propostos deve ser o de introduzir como elemento catalisador de equipes a educação continuada *online/e-learning*, inicialmente para as lideranças identificadas nos diversos serviços.

Estimula-se, mediante palestras, que os líderes compartilhem conhecimentos entre si e com outros (novas lideranças internas/externas) de equipe multiprofissional (técnicas e administrativas), seguindo um modelo de difusão do conhecimento.

Pelas atas de reuniões são identificadas evidências. As lideranças reúnem-se semanalmente, durante pelo menos uma hora, com equipes da gerência

Comentários Finais... **321**

de risco para discussão das observações diagnósticas/problemas identificados e estratégias de mudanças, desenhando os seus planos de melhorias.

Fase IV – Monitorando Desempenho

As ferramentas utilizadas nessa fase IV têm como fundamentos a introdução de temas focados na gestão da qualidade e no gerenciamento de riscos por meio de recursos de *Internet/Intranet* – ensino *online/e-learning* para o desenvolvimento de processos escritos focados na qualidade e segurança do paciente. São temas trabalhados: qualidade em serviços de saúde; metodologias de certificação da qualidade; gestão do risco; biossegurança/hotelaria hospitalar/hospitalidade/controle de infecções e práticas seguras no uso de medicamentos/antimicrobianos.

Nessa fase também são trabalhados temas como elaboração e uso de documentos administrativos (cartas, ofícios, relatórios e atas) e uso da agenda; planejamento, organização e acompanhamento de reuniões; otimização do uso do tempo; apresentação pessoal; atitudes e percepção; comportamento grupal; conflito nas organizações; gerenciamento de crises; motivação; comprometimento organizacional e trabalho em equipe.

Após observações, identificados os processos e se indicadores existentes, inicia-se um trabalho de análise das potencialidades dos setores para o monitoramento da qualidade e melhoria institucional que deem suporte a sustentabilidade às ações a serem implantadas e desenvolvidas de forma sistemática e habitual por todos os profissionais envolvidos na prática assistencial, segundo realidade existente na instituição (Quadro 11.1). [5-7,12,13,15]

Quadro 11.1 Padrões aplicáveis no suporte do processo de melhoria da qualidade e segurança do paciente e *status* institucional

Padrões	Aplicável*
Ter profissional qualificado responsável pelo gerenciamento do programa de qualidade e gestão do risco dentro de padrões universais segundo política institucional	
Ter plano/política ou outro documento escrito definindo a organização e o gerenciamento do uso das inovações tecnológicas/medicamentos	
Ter processos escritos para monitorar a assistência prestada aos pacientes segundo padrões universais e políticas institucional	

(continua)

Tabela 11.1 Padrões aplicáveis no suporte do processo de melhoria da qualidade e segurança do paciente e *status* institucional (*continuação*)

Padrões	Aplicável*
Ter processo escrito e estabelecido para identificar e analisar quase-falhas, assim como o gerenciamento de riscos clínicos e não clínicos	
Ter pessoal e recursos adequados alocados no programa de controle de infecção abrangente para toda a instituição.	
Ter os responsáveis pelo governo recebendo regularmente relatórios do programa de qualidade e segurança do paciente e atuando sobre eles, garantindo a sustentabilidade das ações desenvolvidas pelas diversas equipes	
Ter serviços de diagnóstico, consultorias e tratamentos, realizados por profissionais da instituição e/ou externos segundo privilégios concedidos de acordo com as especialidades e legislações pertinentes	
Ter uma avaliação contínua da prática profissional de cada membro do corpo médico; equipe multidisciplinar, baseada nos resultados das atividades de melhoria da qualidade praticados por eles segundo padrões universais	

*sim ou não.

Sempre achamos, e continuamos com o mesmo pensamento, que uma certificação ou uma conquista de um selo de qualidade/acreditação, é uma consequência da implantação de uma cultura de segurança do paciente sustentável.

Todas as nossas ações sempre foram voltadas para a motivação da mudança, da aglutinação de talentos das equipes multidisciplinares e da introdução de novos conceitos para a quebra de paradigmas.

Buscamos ao longo de anos criar processos, sistematizar atividades, monitorar indicadores e desenvolver ferramentas proativas de prevenções de riscos de adoecimentos como estratégia da qualidade organizacional.

Aprendemos dia a dia, que só se conseguem mudanças quando se conhece a si próprio, quando se têm pessoas ao lado, sempre motivadas e empreendedoras.

Manualizar atividades só por meio do seguimento de manuais não permite, necessariamente, a mudança sustentável em qualquer que seja o segmento.

A mudança só ocorre quando vem do interior para o exterior. Quando se acredita nela. Quando ela é a própria acreditação pessoal.

Quando conseguimos acreditar em uma instituição, fazê-la também ser acreditada por outro alguém, a sensação que se tem é de êxtase, por ter defendido uma tese, lutado por ela, buscado alternativas para ela não morrer diante das adversidades inerentes a ela própria.

Sonhar sempre será um ideal a ser perseguido por todos, individual e/ou profissionalmente. Achar que sonhadores são pessoas que estão "fora da realidade", do contexto organizacional/*business* é totalmente sem propósito, pois só se consegue atingir metas, buscar resultados e ser alguém, quando se sonha.

Sempre ouvimos que éramos sonhadores, idealistas, pessoas inadequadas à realidade da vida do "mundo dos negócios". Éramos apenas acadêmicos.

No entanto, graças aos sonhos e aos academicismos conseguimos construir novas realidades em nosso meio, estando em algum lugar do mundo, onde muitos achavam que não poderia ir além-mar.

Conseguimos acreditar e ser acreditados ao implantar padrões internacionais de segurança para o paciente, fazendo com que ele fosse foco do cuidado assistencial.

Acreditamos, portanto, a qualidade, o diferencial, a percepção.

Chegamos a um porto seguro e a nossa tese foi, portanto, compreendida e finalmente validada.

Vivemos etapas... amadurecemos processos... mas sempre teremos de melhorar ainda mais... cada vez mais... e sempre mais...

"... a maturidade é como o futuro: não chega nunca".

Danusa Leão

ALGUMAS REFLEXÕES...

Vive-se momentos profissionais bastante interessantes!

Existe em todos a vontade de acertar, fazer mudanças, introduzir novos conceitos, mas às vezes há histórias antigas e resistentes aos novos paradigmas que a globalização trouxe.

Também observam-se pessoas que buscam crescer, mas sem muito embasamento ético-teórico e/ou prático, e que encenam ... Pessoas que não pensam no coletivo, mas só no individual.

Diante dessas situações, fica-se atônito, triste, chora-se e revolta-se. Mas o que fazer, se sempre foi assim? E esse tipo de personagem, que sempre existiu e ainda existe... Há livros e filmes contando as suas histórias...

Ao longo das diversas e interessante experiências nas quais hoje encontram-se inseridos dogmas e paradigmas chegando-se a algumas conclusões, momentâneas, pois como o processo é contínuo, muda-se a cada dia, e que instigam e motivam para um aprimoramento, especialmente como profissional de saúde, e não só apenas como gestor.

E aí, percebe-se que não se pode e não se deve deixar que a gestão tire o tempo de ser também um profissional que tem como objetivo dar qualidade de vida a outro que lhe confiou a vida.

Hoje se está como gestor, mas amanhã poder-se-á não mais estar.

Ser gestor exige adaptações às instituições e às suas lideranças. Também exige que se tenha uma certa anulação de alguns preceitos próprios, que nem sempre serão aceitos individualmente, pois dependem da forma que se vê, eticamente, a vida.

Sendo um profissional liberal, sente-se livre, a relação é só com o paciente. Dentro do próprio espaço de atuação decidindo o que for melhor para ambos, através de princípios escolhidos e validados pelos dois atores.

Como gestores, há, dia a dia, reflexões e decisões a serem tomadas. Algumas fazem com que haja rupturas de valores, injustiças que algumas vezes não são suficientes para manter situações, pois pode-se, no apagar de luzes, ser descartado por não atender às expectativas de quem contratou. Vários são os registros diários de experiências como essas nos diversos folhetins da vida.

A gestão passa... mas o profissional, não. Ele, a cada dia, aprimora-se, dependendo da sua fome de saber.

Deve-se, portanto, sempre investir nos talentos e quando exigidos para a gestão fazê-la segundo as realidades existentes, sempre dentro do que a instituição espera de nós, e não dentro, apenas da visão individual. Afinal, se está como gestor seguindo normas/políticas/diretrizes institucionais.

Cada um tem suas histórias dentro de suas comunidades. E para se continuar escrevendo histórias, precisa-se ter tempo e dedicação e também QUALIDADE DE VIDA, pois esta passa e quando menos se espera ela também prega peças.

Os objetivos a serem perseguidos dentro de um aprendizado de vida e qualidade, aqui agora definida como processo e segurança, como resultado, devem estar focados em rotinas institucionais sistematizadas. Para se atingir às expectativas de todos e as próprias tem-se de manter constante vigília técnica para que o doente esteja sempre mais seguro durante o seu internamento, que é a principal responsabilidade de qualquer profissional/ organização.

Tem sido um aprendizado constatar que o melhor é ser uma pequena gota de água em um imenso oceano. Lembrar que o trabalho e os seus resultados serão uma consequência, e não o fim.

SUSTENTABILIDADE DE PROCESSOS

Ainda se tem a ideia que obter uma conquista, uma certificação de qualidade é o término de um envestimento institucional. Mas, uma gestão de processos que vise uma acreditação da segurança do paciente deverá ser encarada como um programa contínuo de trabalho e não somente como um projeto de início, meio e fim. E se não for conduzida com esta visão, há uma tendência de criar apenas um modismo, apenas um diploma fixado em paredes.

Conquistar e manter um programa gestão de processos é uma constante oportunidade de melhoria dos resultados e um exercício contínuo de assimilação das mudanças.

E até que as mudanças criem raízes consistentes na organização, sempre se correrá riscos de regressão, a volta dos "velhos hábitos", de que não é mais necessário tanto empenho...

> *"O momento mais perigoso na vida das organizações é o intervalo entre sistemas – quando não mais se acredita nas soluções antigas, mas os novos hábitos e instituições ainda não se firmaram"*
> Michael Novak

E para que uma conquista seja de longo prazo há necessidade de fundamentá-la nas diretrizes institucionais de qualidade, pois o que é *"duradouro não é o que resiste ao tempo, mas o que muda com ele"* (Peter Muller).

Para garantir a sustentabilidade de um programa de qualidade é fundamental:[16]

1. *ESTRUTURA PRÓPRIA E IMPARCIAL:* assim como RH (Recursos Humanos), TI (Tecnologia na Informação) ou Finanças, a gestão de processos também deve ter uma equipe fixa (coordenadores e analistas), preocupada com o planejamento e condução de todas as atividades inerentes ao trabalho que se reporte diretamente à alta direção da empresa conduzida junto com as atividades da gestão da qualidade/riscos.

2. *VISÃO HOLÍSTICA:* que expresse a necessidade de se olhar a gestão de processos não só como uma atividade de análise e revisão de processos, mas também com o foco na implantação de melhorias contínuas, automação dos processos e análise de desempenho por indicadores bem definidos, com a visão do todo.

3. *PLANEJAMENTO E VISÃO DE LONGO PRAZO:* tendo um olhar em objetivos de médio e longo prazos esperados para o programa, sem imediatismo pela busca de grandes resultados a curto prazo que poderá levar à frustração caso os resultados não surjam logo. Cabendo à equipe de gestão processo administrar a ansiedade da empresa e manter a visão nos objetivos traçados.

4. *IMPLEMENTAÇÃO CONTÍNUA:* de grande importância para que os resultados apareçam, por menores que sejam, desde o início do trabalho, o que dará ânimo aos usuários e à empresa trazendo apoio para alcançar os objetivos de longo prazo desejados.

5. *BUSCA PELO COMPROMETIMENTO:* se a gestão de processos for encarada como algo somente "da equipe de processos", a sua sustentabilidade está ameaçada e para que isso não ocorra todas as pessoas precisam ser envolvidas no trabalho de processos, conhecendo os conceitos conscientes que estes ajudarão no seu dia-a-dia, desde que bem conduzido.

E para que um programa de qualidade completo abranja todos os sistemas de integridade todos, sem exceção, deverão compartilhá-lo como uma política, uma diretriz institucional.

E nesse sentido será fundamental a atitude da governança/lideranças para que se mantenha a gestão da qualidade profissional interligada e focada em processos desenhados por todos da equipe. Serão necessários programas originais/criativos que continuem auxiliando as mudanças e substituam os "velhos hábitos", focando-se o reconhecimento e a valorização dos esforços individuais e coletivos.

Para que se consiga manter a qualidade focada na segurança do paciente é preciso investir em pessoas, retendo talentos através de: melhorias salariais/ benefícios, estabilidade/segurança, oportunidade de crescimento/meritocracia, qualidade de vida no ambiente de trabalho, satisfação/clima organizacional, sentimento de pertencimento, orgulho da organização, treinamentos, liberdade para trabalhar, consideração e respeito.[16]

Reconhecer as não conformidades como "oportunidades de melhorias" sem personagens definidos pode ser um caminho para o amadurecimento institucional... afinal não existe perfeição.

Como dar segurança ao paciente e tratá-lo com respeito e amor, se ainda se persiste em práticas inseguras? Se ainda não se acordou para os riscos diários a que ele está exposto? Se não se trata o outro como se gostaria de ser tratado?

"... somos responsáveis por aqueles que cativamos...
O pequeno Príncipe
Saint –Exupéry
1943

"O seu tempo é limitado, então não o gaste vivendo a vida de um outro alguém.

Não fique preso pelos dogmas, que é viver com os resultados da vida de outras pessoas.

Não deixe que o barulho da opinião dos outros cale a sua própria voz interior.

E o mais importante: tenha coragem de seguir o seu próprio coração e a sua intuição.

Stay Hungry, Stay Foolish."
Steve Jobs

Continue esfomeado. Continue tolo.
Publicado na revista Wish, nov. 2005.

Referências

1. Bueno AM, Leite MLG, Pilatti LA. Empreendedorismo e comportamento empreendedor: como transformar gestores em profissionais empreendedores. XXIV Encontro Nac. de Eng. de Produção. Florianópolis, SC, Brasil. Enegep. 2004. Aepro: 4748-4753. Disponível em: <http://pg.utfpr.edu.br/dirppg/ppgep/ebook/2004/14.pdf>.

2. Filion LJ. Empreendedorismo: empreendedores e propietários-gerentes de pequenos negócios. ERA. Revista de Administração de Empresas. São Paulo, abil/julh. 1991: 63-71.

3. Wikpedia. Empreendedorismo. Disponível em: <http://pt.wikipedia.org/wiki/Empreendedorismo>.

4. Leite E. O fenômeno do empreendedorismo: criando riquezas. Recife: Bagaço, 2000.

5. Consórcio Brasileiro de Acreditação. Padrões de Acreditação da Joint Commission International para Hospitais. Rio de Janeiro. CBA. 2010. pp. 288.

6. Hinrichsen SL. Princípios da administração de qualidade e o controle de infecções. Gerenciamento de riscos. Prática Hospitalar. 2008; 60: 57-63.

7. Salvador HM, Kaemmerere A, Schout D. Gestão do corpo clínico. Experiências dos hospitais da ANAHP. Rio de janeiro (RJ): Medbook; 2008. pp. 286.

8. Baskerville R, Myers MD. Special issue on action research in IS: Making IS research. relevant to practice – foreword. MIS Quarterly. 2004; 28: 329-35.

9. Godoi CK, Bandeira-de-Melo R, Silva AB. Pesquisa qualitativa nas organizações: paradigmas, estratégias e métodos. São Paulo (SP): Saraiva; 2006.

10. Susan G, Evered R. An assessment of the scientific merits of action rsearch. Administrave Science Quarterly. 1978; 23: 582-603.

11. Infante M, Santos MAB. A organização do abastecimento do hospital público a partir da cadeia produtiva: uma abordagem logística para a área de saúde. Ciência & Saúde Coletiva. 2007; 12(4):945-54.

12. ONA. Organização Nacional de Acreditação. Diretrizes do Sistema e do processo de acreditação. Normas técnicas, norma oreintadora, N01. Manual da Organização Nacional de Acreditação. Brasília: ONA. 2001. Disponível em:< http://www.onal.org.br/ >.

13. Instituto Qualisa de Gestão. Accreditation Canada. Disponível em:< http:// www.iqg.com.br/acreditaao--cchsa.php>.

14. Brasil. Ministério do Trabalho e Emprego. Portaria 485, de 11 de novembro de 2005. Aprova a norma regulamentadora 32 (Segurança no trabalho em estabelecimentos de saúde); 2005. Disponível em: < http:// www.mtegov.br/legislacao/Portarias/2005/p_20051111_485.pdf>.

15. Donabedian A. The seven pillars of quality. Arch Pathol Lab Med. 1990; 114(11):1115-8.

16. Chiavenato J. Gestão de Pessoas: O novo papel dos recursos humanos nas organizações. Rio de Janeiro. Ed. Campus, 1999. pp. 461.

Epílogo

"A melhoria da qualidade do cuidado e da segurança do paciente precisa estar contemplada na política dos governos e ser incluída na agenda dos gestores das organizações de saúde como prioridade"
Adélia Quadros Farias Gomes

Ainda não terminamos a nossa caminhada e com certeza outros desafios surgirão, assim como novas metas deverão ser alcançadas.

Sabemos que construir modelos assistenciais na área de saúde sempre será uma tarefa difícil de ser realizada, pois são muitos os paradigmas que precisam ser quebrados.

Descobrir conceitos e rever antigas práticas serão objetos de estudos, que deverão começar nas academias, através do ensino e pesquisas para práticas seguras, como rotina, diferencial e percepção. As novas turmas de profissionais deverão ter esse tema em seus curriculuns.

Após tanta luta e descobertas estamos convictos que buscar e ter qualidade não é caro, e que na realidade ela é um dom, algo atingível, mensurável e até lucrativo, que poderá ser estabelecido, desde que se tenha compromisso e compreensão sobre as suas vantagens.

Todos, em qualquer que seja o seguimento do cuidado do paciente devem buscar a qualidade como padrão individual e coletivo. E a melhoria contínua e diária da qualidade através da prevenção de riscos, parece ser o caminho da conformidade de padrões que salvam vidas.

Uma gestão da qualidade sistemática como política institucional garante que as atividades organizadas aconteçam de acordo com o planejado e não apenas baseadas em padrões individuais (pessoais do administrador), mas do planejamento estratégico definido pela instituição.

Modificar atitudes e conceitos antigos é sem a menor dúvida uma das mais difíceis tarefas da gestão de riscos para a busca da qualidade. E só se enfrenta problemas, mudanças, quando se tem uma metodologia disciplinada que seja capaz de lutar contra as resistências do mudar.

Leva-se anos para se conseguir e estabelecer uma duradoura e sustentável melhoria assistencial e mesmo assim, sempre existirão incertezas, erros e não conformidades. Pois, a melhoria da qualidade de um programa nunca chegará à idade da razão. Sempre novos cenários com seus riscos surgirão. É um processo cíclico.

A melhor maneira e mais eficaz de envolver pessoas na busca da qualidade é fazer com que todos acreditem nos propósitos institucionais. E para isso há necessidade de se trabalhar com transparência, com ética, respeito e consideração pelo próximo. Precisa-se ter orgulho do local onde se está inserido. E a liderança necessita contagiar pelo exemplo!

Não se consegue qualidade apenas apontando erros. Mas mudando atitudes que não os façam ocorrer. Coisas boas, só acontecem quando são planejadas, e as ruins surgem por si mesmas.

No processo de mudanças é fundamental: escutar, cooperar, ajudar, transmitir, criar, implementar, aprender, liderar, seguir, fazer e sonhar... sonhar... e sonhar...

Assim, enfrente todos os desafios que surgirem na sua caminhada, escale montanhas, cruze todos os rios e mares, siga todas as estradas e arco-íris até encontrar o seu sonho... não olhe para trás e siga sempre em frente. Pois, para chegar em algum lugar é preciso procurar a própria vida sabendo que quando uma porta se fecha uma enorme janela se abre, pois nada vem do acaso. Por isso, comece hoje, agora! Alguém em algum lugar espera por você!

Vamos em frente...

Índice Remissivo

A
Accountability, 60
Aceitabilidade, 57
Acidente vascular encefálico isquêmico, 144
Acreditação, 4, 14, 317
- lista de instituições certificadoras, 5
Acupuntura, autorgas de privilégios, 217
Agressividade, 14
Alergia, sinais e sintomas, 126
Alta, 33
- berçário, 212
Anestesiologia, autorga de privilégios, 217
Aparelho respiratório, sinais e sintomas de doenças, 124
Aprender com experiências, 18
Aptidão social, 277
Apuração de infração administrativa, 204
Artroplastia, 146
Assertividade, 279
Assistência a pacientes, lista de atitudes seguras, 75
Autoconhecimento, 7
Autoconsciência, 277
Autogerenciamento, 277
Autoridade, 10
Avaliação baseada em padrões, 33

B
Benchmarking, 16
Berçário, alta, 212
Biossegurança, 68
- níveis, 72
Brainstorming, 252
Bundles, 131-152
- gerenciar riscos, 132
- sistematização da assistência, 135

C
Cadastro/credenciamento, 207
Cardiologia, autorgas de privilégios, 218
Carta de controle, 251
Checklist, 253
- cirurgia segura, 30
- UTI, 267
Cirurgias
- aparelho digestivo/gastrocirurgia, autorgas de privilégios, 220
- cabeça e pescoço, autorgas de privilégios, 218
- cardíaca, autorgas de privilégios, 219
- craniomaxilofacial, autorgas de privilégio, 217
- geral, autorgas de privilégios, 220
- pediátrica, autorgas de privilégios, 221
- plástica, autorgas de privilégios, 221

- segurança, 28, 286
- - *checklist*, 30
- - conduta, 209
- torácica, autorgas de privilégio, 222
- vascular, autorgas de privilégios, 222
Clínica médica, autorgas de privilégio, 222
Comissão
- controle de infecções hospitalares (CCIH), 90
- - ações programáticas, 101
- - atividades diárias na prática assistencial, 100
- - atuação/atividades, 91
- - conduta, 212
- - enfermeiro/coordenador do programa, 96
- - farmacêutico, 97
- - médico infectologista, 98
- - metodologia, 103
- - microbiologista, 95
- - presidente, 94
- - principais pontos programáticos, 102
- - representante da administração, 99
- controle de infecções relacionadas com a assistência à saúde, 200
- ética
- - enfermagem, 199
- - médica, 198

- extraordinárias da comissão intra-hospitalar de transplantes, 201
- gestão de riscos, 84
- - responsabilidades, 86
- revisão
- - óbitos, 201
- - prontuários, 200
Comportamentos, 12
Comunicação entre profissionais da assistência, 26
Consciência social, 277
Consentimento informado, 33
Continuidade do cuidado, 33
Corpo profissional, 33
- clínico, 187
- - admissão, 192
- - aprovação cadastro/ credenciamento, 193
- - cadastro/credenciamento, 207
- - comissão(ões)
- - - CCIH/IRAS, 212
- - - controle de infecções relacionadas com a assistência à saúde, 200
- - - ética de enfermagem, 199
- - - ética médica, 198
- - - extraordinárias da comissão intra-hospitalar de transplantes, 201
- - - revisão de óbitos, 201
- - - revisão de prontuários, 200
- - composição, 192
- - conduta
- - - casos cirúrgicos e obstétricos, 209
- - - maternidade, 210
- - descredenciamento, 194
- - direitos e deveres dos membros, 190
- - diretorias, 195
- - equipes médicas, 202
- - internação, 207
- - médicos
- - - assistente, 208
- - - intensivistas, 211
- - - neonatologistas, 212
- - - plantonistas, 210
- - modelo de regimento, 189
- - organização, 195
- - procedimento de apuração de infração administrativa, 204

- - revalidação do credenciamento, 194
Credenciais, 33
Credenciamento, 33, 182
Crise, gerenciamento, 280
Cuidados continuados, 33

D
Dermatologia, autorgas de privilégio, 223
Derrame, 144
Desempenho profissional, autorga de privilégios, 214
- acupuntura, 217
- anestesiologia, 217
- cardiologia, 218
- cirurgia
- - aparelho digestivo/ gastrocirurgia, 220
- - cabeça e pescoço, 218
- - cardíaca, 219
- - craniomaxilofacial, 218
- - geral, 220
- - pediátrica, 221
- - plástica, 221
- - torácica, 222
- - vascular, 222
- clínica médica, 222
- dermatologia, 223
- endocrinologia, 223
- gastroenterologia, 224
- geriatria, 224
- ginecologia/obstetrícia, 225
- hematologia/hemoterapia, 225
- homeopatia, 225
- infectologia, 226
- medicina intensiva, 226
- nefrologia, 227
- neurocirurgia, 228
- neurologia, 228
- nutrologia, 229
- oftalmologia, 229
- oncologia, 229
- ortopedia, 230
- otorrinolaringologia, 230
- pediatria, 231
- pneumologia, 231
- psiquiatria, 232
- reumatologia, 233
- urologia, 233
Diagrama de Ishikawa, 251

Diretoria
- clínica, 196
- executiva, 195
- médica, 195
Diretrizes clínicas, 38
Documentos, 40
Dossier, 255

E
Efeito colateral, 33
Efetividade, 57
Eficácia, 57
Eficiência, 57
Empreendedorismo, 315
Endocrinologia, autorgas de privilégios, 223
Engenharia genética, 303
Entusiasmo, 13
Equidade, 57
Equipe, 8
- médica, 202
- suporte, 213
Erros associados à assistência, 31
- medicação, 33
- notificação, 258
Estilos de gerência, 269
Estratégia, 51
Estudos epidemiológicos, tipos, 122
Evento adverso, 33
Excelência, 35

F
Failure Mode and Effects Analysis (FMEA), 262
Feedback, 279
Felicidade, 12
Ferramentas de gestão, 241-267
- análise de capacidade, 253
- - *checklist*, 253
- - dossier, 255
- - PDCA, 258
- - reunião, 255
- - *total quality management*, 257
- - *workflow*, 256
- - *workout*, 255
- - *workshop*, 256
- bases da cultura de indicadores, 242
- FMEA, 262

- gerenciamento de riscos, 242
- qualidade, 243-247
- - *brainstorming*, 252
- - carta de controle, 251
- - diagrama de causa e efeito, 251
- - fluxograma, 247
- - folha de verificação, 248
- - gráfico
- - - dispersão, 250
- - - Pareto, 249
- - - tendências, 250
- - histograma, 248
- sistema de notificação, investigação de eventos/incidentes, 258
Fluxograma, 247
Folha de verificação, 248

G

Gastroenterologia, autorgas de privilégios, 224
Gerência, estilos, 269
- atividades, 276
- critérios de avaliação de desempenho, 274
Gerenciamento do processo, 38
Geriatria, autorgas de privilégios, 224
Gestão em saúde, 23-44
- atitudes que promovem a segurança do paciente, 287
- crises, 280
- cultura de indicadores, 289
- definindo a qualidade, 23
- documentação, 40
- entendimento do sistema, 53
- erros associados à assistência, 31
- excelência em tempos de acreditação, 35
- ferramentas, 241-267
- - análise de capacidade, 253
- - - *checklist*, 253
- - - dossier, 255
- - - PDCA, 258
- - - reunião, 255
- - - *total quality management*, 257
- - - *workflow*, 256
- - - *workout*, 255

- - - *workshop*, 256
- - bases da cultura de indicadores, 242
- - FMEA, 262
- - gerenciamento de riscos, 242
- - qualidade, 243-247
- - - *brainstorming*, 252
- - - carta de controle, 251
- - - diagrama de causa e efeito, 251
- - - fluxograma, 247
- - - folha de verificação, 248
- - - gráficos, 249-250
- - - histograma, 248
- - sistema de notificação, investigação de eventos/incidentes, 258
- gerenciar riscos e minimizar erros, 284
- qualidade em saúde, 24, 36, 41
- risco, 76, 79
- - comissão, 84
- - escopo, 81
- - estrutura e funcionamento, 84
- - programa e segurança do paciente, 83
- segurança na saúde, 25
- socioambiental, 298
Gestor de qualidade, 3
Ginecologia, autorgas de privilégio, 225
Governança corporativa, 60, 149
Gráficos
- dispersão, 250
- Pareto, 249
- tendências, 250

H

Hematologia, autorgas de privilégio, 225
Hemocomponentes, 287
Hemoterapia, autorgas de privilégios, 225
Histograma, 248
Homeopatia, autorgas de privilégios, 225
Hospital, 189
- epidemias, 118
- surtos, 118

I

Identificação dos pacientes, 26
Indicadores, 289
Indiferença, 13
Infarto agudo do miocárdio (IAM), 145
Infecções associadas aos cuidados de saúde
- comissão de controle de infecções hospitalares, 90
- construções, recomendações de prevenção, 116
- controle, ações, 101-107
- fontes, 118
- generalizada, sinais e sintomas, 127
- hospitalares, fatores de risco, 120
- programa de prevenção, 88, 89
- programa de supervisão sistemática dos processos, 107
- riscos, 29
Infectologia, autorgas de privilégio, 226
Inovação, 295
Inteligência
- artificial, 302
- emocional, 277
- social, 278
Internação, 207

L

Legitimidade, 57
Leis, 60
Líder, 8
- democrático, 9
- dirigente, 9
- ideal, 9
- treinador, 9
Liderança
- conteúdo da agenda, 50
- exemplos, 9
- gestão, 8
Lista de notificação compulsória, 82

M

Mapeamento de riscos, 70
Maternidade, conduta, 210
Medicações de alta vigilância, 33
- segurança, 27, 286

Medicina intensiva, autorgas
de privilégios, 226
Médico
- assistente, 208
- berçarista, 212
- intensivista, 211
- neonatologistas, 212
- plantonista, 210
Medidas de segurança, 25
Motivação, 7, 11
Mudanças, 1-20
- como fazer, 6
- hábitos, 73
- motivação, 11

N
Nefrologia, autórgas de
privilégios, 227
Neurocirurgia, autorgas de
privilégios, 228
Neurologia, autorgas de
privilégios, 228
Notificações de erros em
saúde, 258
Nutrologia, autorgas de
privilégios, 229

O
Oftalmologia, autorgas de
privilégios, 229
Oncologia, autorgas de
privilégios, 229
Operações, 54
Organização em serviços de
saúde, 54, 58
Ortopedia, autorgas de
privilégios, 230
Otimização, 57
Otorrinolaringologia, autorgas
de privilégios, 230

P
Pacientes, qualidade e
segurança, 155-169
- direitos e deveres, 188
- diretrizes, 159
- estrutura, 163
- identificação, 26
- oportunidades de
melhorias, 161

- processos, 163
- resultados, 163
- riscos clínicos e não
clínicos, 158
Padronização, 38
Paperless (livre de papel), 300
PDCA, 258
Pediatria, autorgas de
privilégios, 231
Planejamento estratégico, 51
Pneumologia, autorgas de
privilégios, 231
Poder, 10
Políticas e protocolos, 171-239
- autorga de privilégios e
habilidades-avaliação de
desempenho profissional, 214
- credenciamento, 182
- criação de uma cultura de
qualidade na saúde, 172
- documentação, 176
- manualização, 174
- prontuário, 179
- regimento e regulamentos, 187
- sistema de resposta rápida e
hospitalistas, 236
Precauções de isolamento
e prevenção de infecções
hospitalares
- aerossóis, 109
- ambiente protetor, 109
- centro cirúrgico, 110
- contato, 109
- empíricas, 109
- gotículas, 109
- pacientes
- - imunodeprimidos, 110
- - microrganismos
multirresistentes, 110
- padrão, 108
Privilégios, autorga, 33, 214
- acupuntura, 217
- anestesiologista, 217
- aparelho digestivo/
gastrocirurgia, 220
- básicos, 214
- cardiologia, 218
- cirurgia
- - cabeça e pescoço, 218
- - cardíaca, 219
- - craniomaxilofacial, 217
- - geral, 220

- - pediátrica, 221
- - plástica, 221
- - torácica, 222
- - vascular, 222
- clínica médica, 222-223
- dermatologia, 223
- endocrinologia, 223
- especiais, 215
- gastroenterologia, 224
- geriatria, 224
- ginecologia/obstetrícia, 225
- hematologia/hemoterapia, 225
- homeopatia, 225
- infectologia, 226
- medicina intensiva, 226
- nefrologia, 227
- neurocirurgia, 228
- neurologia, 228
- nutrologia, 229
- oftalmologia, 229
- oncologia, 229
- ortopedia, 230
- otorrinolaringologia, 230
- pediatria, 231
- pneumologia, 231
- psiquiatria, 232
- radiologia, 232
- reumatologia, 233
- urologia, 233
Processos, 54
Profissionais da assistência,
comunicação, 26
Programas
- controle de infecções
hospitalares/IRAS, 106
- gestão de riscos e segurança
do paciente, 83
- prevenção de infecções, 88
- - objetivos, 89
- supervisão sistemática
dos processos
infecciosos/IRAS, 107
Prontuário, 33, 179
- elementos de segurança, 34
Protocolos assistenciais, 38
Psiquiatria, autorgas de
privilégios, 232

Q
Qualidade em saúde, 2, 24
- atributos, 57
- como investimento, 41

Índice Remissivo

- cultura, criação, 55
- definição, 23
- ferramentas, 243-247
- - *brainstorming*, 252
- - carta de controle, 251
- - diagrama de causa e efeito (Ishikawa), 251
- - fluxograma, 247
- - folha de verificação, 248
- - gráfico
- - - dispersão, 250
- - - Pareto, 249
- - - tendências, 250
- - histograma, 248
- gestão, 36
- paciente, 155
- primeiros passos, 3
- segundo Avedis Donabedian, 59
- vida, programas, 297
Quedas, redução de riscos, 29, 143

R
Radiologia, autorgas de privilégios, 232
Recém-nascidos, conduta
- alto risco, 212
- normais, 212
Redes sociais e saúde, 296
Regimento, 187
Regulações, 60
Regulamentos, 187
Reprocessamento de artigos/produtos, 111
- comitê, 113
- lista de produtos médicos enquadrados como de uso proibidos, 114
- pré-requisito, 111
Reumatologia, autorgas de privilégios, 233
Reunião, 255
Riscos
- acidentes, 71

- biológico, 71
- ergonômico, 71
- físico, 71
- gestão, 76, 79
- - atuação/atividades, 84
- - composição da comissão, 84
- - escopo, 81
- - indicadores que podem ser monitorados, 87
- - programa e segurança do paciente, 83
- - responsabilidade da comissão, 86
- grau, 71
- mapeamento, 70
- químico, 71
- tipos, 71
Robótica na medicina, 302

S
Sangue, controle de qualidade, 287
Segurança na saúde, 25
- assegurar cirurgias, 28
- erros associados, 31
- identificação dos pacientes corretamente, 26
- infecções associadas aos cuidados, 29
- lesões aos pacientes decorrentes de quedas, 29
- medicações de alta vigilância, 27
- melhora da afetividade da comunicação entre profissionais da assistência, 26
- paciente, 75, 83, 155, 287
- - classificação internacional, 148
- - diretrizes, 159
- - estrutura, 163
- - oportunidades de melhorias, 161
- - processos, 163

- - resultados, 163
- - riscos clínicos e não clínicos, 158
- padrões, definição, 33
Sistematização de processos, 47-64
- *accountability*, 60
- desempenho, 54
- gestão, entendimento, 53
- governança corporativa, 60
- leis, 60
- planejamento estratégico, 51
- processo assistencial, 55
- regulações, 60
Sorte, 13
Sumário de alta, 33
Surtos hospitalares, 118
- etapas de investigação, 120
Sustentabilidade de processos, 325

T
Telemedicina, 306
TQM (*Total Quality Management*), 256
Trato gastrointestinal, sinais e sintomas de doenças, 123, 124
Turismo médico, 308

U
Úlcera de pressão, 142
Urologia, autorgas de privilégios, 233
UTI, checklist, 267

V
Vigilância, 74
Virtude, 13

W
Workflow, 256
Workout, 255
Workshop, 256